高コレステロールに効く おいしいレシピ200

医学監修 山田 信博（筑波大学学長）

**料理研究家20人による
厳選レシピ一挙200点!!**

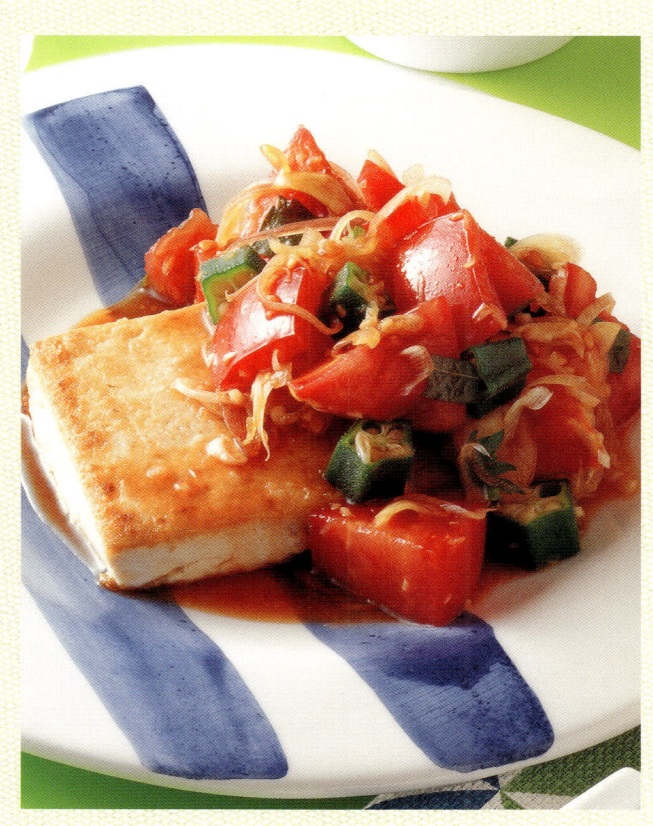

はじめに
おいしく、楽しい食事で、高コレステロールを予防

近年、わが国では健康診断で「コレステロールが高め」を指摘される人や、治療中の人が増えています。問題になるのは、主にLDLコレステロール値が高い場合で、この状態が続くと、自覚症状がないままに動脈硬化が進行し、心筋梗塞や脳梗塞を引きおこす危険性が高くなります。高コレステロール予防の基本は生活習慣の見直しで、とくに大切なのが毎日の食事です。

この本では、コレステロールが高めの方、コレステロールが気になる方が、おいしく食べられるレシピを200品紹介しています。どれも20人の料理研究家が、味と栄養にこだわって工夫をこらした料理です。高コレステロール対策を必要とする方だけでなく、家族みんなで楽しく食卓を囲める、健康によいレシピとなっていますので、ぜひ、毎日の献立作りに役立ててください。

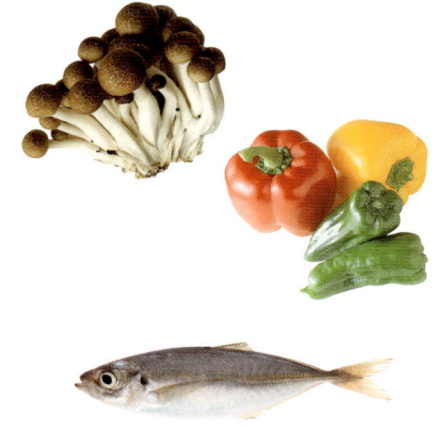

もくじ

はじめに……3
この本の使い方……7
写真入りインデックス……8
食材別インデックス……135

主菜、副菜からセットメニューまで
自由に選べる高コレステロール対策レシピ

主菜になるおかず

魚

あじのわかめ蒸し……24
あじの南蛮漬け……25
いわしの磯辺巻き……25
いわしの和風レモン煮……26
揚げいわし入りそばサラダ……27
かじきのホットサラダ……27
かじきのムニエル トマトソース添え……28
かつおのごま風味串焼き……28
かつおの木の芽卵焼き……29
かつおとキムチの炒め物……29
かつおのたたきサラダ……30
きんめだいとかぶのクリームシチュー……31
さけの奉書焼き……31
魚介のブロシェット……32
さけとかぶのくず煮……33
さけとかぶのくず煮……33
秋ざけとなすのプロヴァンス風……34
さばの豆鼓みそ蒸し……34

揚げさばと野菜のみそだれかけ……34
さわらのかぶら蒸し桜あんかけ……35
さんまの香草焼き……35
さんまの韓国風刺身……36
さんまとごぼうの煮つけ……36
白身魚のおろしにんじん煮……37
たらのスパイシシチュー……38
たらの蒸し煮……38
はまちの照り焼き……39
ぶりの中華風煮つけ……39
ぶりのオリエンタルソテー……40
ぶりのレモン蒸し……41

えび・かに・貝

えびのチリソース……41
海の幸のロールキャベツ……42
かにのエスニック蒸し……43
えび・いも・豆の中華風かき揚げ……43
かきとブロッコリーのみそグラタン……44

魚介加工品

八宝菜……44
ツナと玉ねぎのしゅうまい……45
和風ツナバーグ……45

牛肉

肉じゃがカレー風……46
牛しゃぶサラダ……47
ハッシュドビーフ……47
牛肉とにんじんのクイックスパイス煮……48
ステーキとレタスのオイスターソースがけ……48

鶏肉

棒棒鶏（バンバンジー）……49
里いも入りチキンシチュー……50
レンジ・チキンロール……51
鶏のレンジから揚げ……51
白い筑前煮……51
鶏胸肉の青じそソテー……52
鶏手羽肉と長いもの酢煮……53

豚肉・ラム肉

ポークソテーのきのこあんかけ……53
豚肉ともやしの梅肉辛蒸し……54
ポーク＆ビーンズ……55
酢豚……55
酢豚……56

ひき肉

牛ひき肉とグリンピースのカレー煮 … 58
野菜たっぷりハンバーグ … 59
レタスのミルフィーユ … 60
かぼちゃとにんじんのラザニア風 … 61
鶏だんごとキャベツのポトフ … 61
ひじき肉だんご … 62

豆腐・大豆加工品

マーボー豆腐 … 62
豆腐ステーキトマトの薬味だれ … 63
ツナの豆乳グラタン … 64
おからとれんこんのハンバーグ … 65
豆腐きのこバーグ … 65

副菜になるおかず

果菜

トマトカップの雑穀えびサラダ … 66
和風トマト漬けサラダ … 66
トマトとあじ干物とあしたばのあえ物 … 67
ししとうと大豆の炒め物 … 67
ゴーヤと豚肉のマヨ炒め … 67
夏野菜のグリル・ローズマリー風味 … 68
なすと桜えびの田舎煮 … 68
ゆでなすのサラダ … 68

あっさりとんかつ … 57
ピーマンポテトの豚肉巻き … 57
ラムとじゃがいもの炒め物 … 58

かぼちゃとにらのジョン … 69
かぼちゃの塩煮 … 69
揚げかぼちゃとさんまの和風ドレッシング … 69
ピーマンと豚こまのみそ炒め … 70

葉菜

レタスとゆばのシーザースサラダ … 70
水菜のおろしサラダ … 70
にら、トマト、豆腐のピリ辛炒め … 71
ほうれんそうとぶどうのサラダ … 71
小松菜のあさりあんかけ … 72
小松菜のキムチ風 … 72
野菜レンジ炒め … 72
キャベツディップ … 73
ビーフキャベツキャセロール … 73
白菜の水なし煮 … 74

根菜

玉ねぎの丸ごとロースト … 74
れんこんの梅風味サラダ … 74
レンジピクルス … 75
ほっとき野菜の肉あんかけ … 75
揚げ根菜とささ身の甘辛がらめ … 75
いろいろ野菜の水キムチ … 76
根菜入りラタトゥイユ … 76
にんじんと豆乳の洋風茶碗蒸し … 77

茎菜・花菜

たけのこの白あえ … 77
もやしと鶏肉の炒め物 … 77

アスパラガスとゆばの炒め物 … 78
フレンチ風ねぎサラダ … 78
スプラウトとオレンジのサラダ … 79
ブロッコリーと牛肉の炒め物 … 79
ブロッコリーとカリフラワーの酒かすあえ … 79
カリフラワーのポテサラ風 … 80
菜の花とぶりのごまあえ … 80
菜の花のとろろ昆布巻き … 80

豆・いも・きのこ

そら豆のアボカド白あえ … 81
枝豆チリコンカーン … 81
さつまいものきんぴら … 82
さつまいものヨーグルトサラダ … 82
スタッフドポテト … 82
里いものピーラー煮 … 83
里いもと塩ざけのサラダ … 83
じゃがいも、キウイの酢の物 … 83
イタリア風しいたけの肉詰め焼き … 84
きのこのレモンおろしあえ … 84

野菜加工品

大豆の梅ポン酢漬け … 84
こんにゃくとにんにくの芽の中華炒め … 85
ひじきとひき肉の炒め煮 … 85
ところてんときゅうりの酢の物 … 86
たっぷり海藻のごまソース … 86

魚介・肉

あじとアボカドと納豆の粒マスタードあえ … 86

いわし入りポテトサラダ……87
かつおの梅ごまあえ……87
さんまの磯辺焼きサラダ……88
まぐろの納豆ドレッシング……88
あさりとキャベツの炒め蒸し……88
いかのオクラあえ……89
ささ身とこんにゃくのピリ辛あえ……89
チキンとポテトのハーブ焼き……89
メキシカンサラダ……90

豆腐・大豆加工品
揚げ豆腐の薬味ソースがけ……90
豆腐と海藻サラダの梅ドレッシング……91
豆腐ときのこの煮やっこ……91
ビーンズマッシュの豆腐ソースグラタン……91
高野豆腐とかぶの葉の辛み炒め……92
いりおからのトマト風味……92
生ゆばのあんかけ……92

あと一品の小さなおかず
いんげんのバジルソースあえ……93
きゅうりの炒め漬け……93
かぶのミモザ風……93
サーモンとりんごの紅白なます……93
黄パプリカとツナのナッツ炒め……94
菜の花の昆布漬け……94
もやしとくらげのあえ物……94
紫キャベツのマスタードドレッシング……95
タイ風にんじんサラダ……95

具だくさんの汁・スープ・鍋
ガスパチョ……104
焼きあじの冷や汁……104

さば缶と梅干しのチャーハン……96
さけとブロッコリーのピラフ……96
ねばねば丼……97
いかとたっぷり野菜の中華丼……97
里いもとたこの混ぜごはん……98
おろしゆで豚丼……98
炒めナムル丼……98
にんじんとセロリのドライカレー……99
糸こんにんじんの混ぜごはん……99
牛乳入りはと麦がゆ……99
いり黒豆の炊き込みごはん……100
さんまとオリーブのスパゲッティ……100
ペペロンチーノ風キャベツパスタ……101
高野豆腐とひじきの混ぜずし……101
チキン梅肉のパスタ……101
サラダ風ひやむぎ……102
さばと緑黄色野菜のパスタ……102
せん切り野菜入りそばの肉みそかけ……102
しじみ入りフォー……103

主菜もかねたごはん・めん・パスタ
ブロッコリーとまいたけのからし酢みそ……95
にんじんと新ごぼうのきんぴら……95
焼きしいたけのとろろ仕立て……95

体にやさしいデザート
ストロベリージェラート……110
アボカドとマンゴーのシェイク……110
グリンピース茶巾……111
アップルナッツケーキ……111

もてなし上手のパーティーメニュー
●トマトフォンデュとサフランおにぎりの
欧風パーティー
トマトフォンデュ/サフランおにぎり/
長いもの黒オリーブ炒め……112
●肉だんご鍋とおこわの中華風パーティー
肉だんごときのこのチャイナ鍋/中華風
おこわ/にんじんとわかめのごま炒め……114

キャベツとあさりのさっぱりチャウダー……105
ピーマンのタイ風スープ……105
きのこと鶏肉のスープ……105
ブロッコリーと豆乳のスープ……106
具だくさんミネストローネ……106
赤いんげん豆のガンボ風……106
キムチのサンラータン……107
ぜんまいとわかめのスープ……107
ぶりのあら汁……107
ミルクみそスープ……108
ピリ辛いわし鍋……108
かきと白菜の豆乳バター鍋……108
鶏肉ともやしの中華風鍋……109

この本の使い方

●本書にはエネルギー量、コレステロール量が控えめで、食物繊維が豊富な主菜、副菜を中心に、野菜がもう1品ほしいときの小さなおかず、栄養バランスの補充に便利な汁・スープ、主食と主菜をかねたごはんやめん料理などを、多数掲載しています。

それぞれの料理について、健康な食事の基本となるエネルギー量、コレステロール量、血液中のLDLコレステロールを減らす食物繊維量を表示しています。

食べたい料理をピックアップし、1日の適正エネルギー量を考慮しながら上手に組み合わせて、献立を立ててください。

●本書の表記について

＊材料は4人分を目安に表記していますが、料理によっては作りやすい分量となっています。

＊材料表の量の単位は、小さじ＝5㎖、大さじ＝15㎖、1カップ＝200㎖です。ただし米には1カップ＝180㎖＝1合の炊飯器用カップを用いています。

＊電子レンジの加熱時間は、とくに表記のない場合500Wを目安としています。400Wの場合は1.2倍、600Wの場合は0.8倍にしてください。

＊揚げ油の温度の目安は低温150〜160℃、中温170℃前後、高温180〜190℃です。

＊だしは昆布、削り節などでとったものを使用しています。市販の和風だしの素を用いる場合は、塩分量に注意してください。

＊スープは市販のコンソメやブイヨンなどの固形、または顆粒スープを利用しています。原則としてパッケージの表記に従って溶かしますが、濃さは好みで調節してください。

＊中華スープは市販の鶏がらスープの素、中華スープの素を利用しています。

〈協力者一覧〉
ブックデザイン／山口秀樹（SunWood）
本文イラスト／なかいえひろこ
編集協力／安達正子　渡辺百合　簑口季代子　戎谷真知子
DTP／D.Free

バランスよく食べて高コレステロール対策
高コレステロールを改善する食生活のポイント

- コレステロール高めは動脈硬化を招く ……… 122
- 食生活改善は脂質、エネルギー量対策から ……… 124
- 高コレステロール対策に食物繊維やDHAなどが有効 ……… 127
- 食べ方を工夫してコレステロール値上昇を防ぐ ……… 129

おもな調味料の重量・エネルギー量・塩分量の目安 ……… 22
おもな主食のエネルギー量・塩分量の目安 ……… 120
よく用いる加工食品のエネルギー量・塩分量の目安 ……… 120

● シシカバブ風つくねとスープのアジアンパーティー
あじと豆腐のシシカバブ風／トマトときゅうりの卵スープ ……… 116

ワンプレートレシピ

● 大根めしのハーブプレート
大根めし／豆腐と野菜のハーブ焼き ……… 118

● 黒米ごはんのセサミプレート
あじのセサミソテー／黒米ごはん／キムチ味のわかめみそ汁 ……… 119

写真入りインデックス

一目で食べたい料理が選べるように、この本のすべての料理の写真をジャンル別に並べました。主菜は魚介、肉、卵・大豆製品別に、副菜や汁、ごはんなどはそれぞれまとめてエネルギー量順に並べ、献立を立てやすい構成になっています。

●料理はジャンル別・エネルギー順に並んでいます。(1人分)　エネルギー(kcal)　コレステロール(mg)　食物繊維(g)

主菜 — 魚介

42ページ
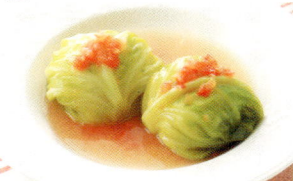
海の幸のロールキャベツ
148 ｜ 56 ｜ 2.3

24ページ
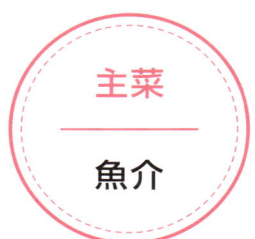
あじの磯辺巻き
124 ｜ 58 ｜ 2.2

45ページ
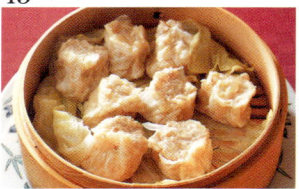
ツナと玉ねぎのしゅうまい
164 ｜ 7 ｜ 1.7

38ページ
たらの蒸し煮
124 ｜ 50 ｜ 1.0

41ページ
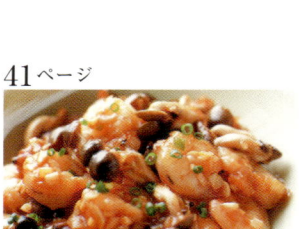
えびのチリソース
78 ｜ 85 ｜ 2.4

30ページ
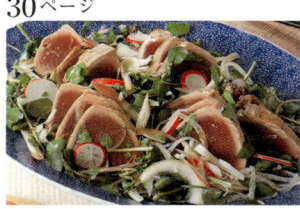
かつおのたたきサラダ
178 ｜ 45 ｜ 1.5

32ページ
魚介のブロシェット
142 ｜ 80 ｜ 2.3

44ページ
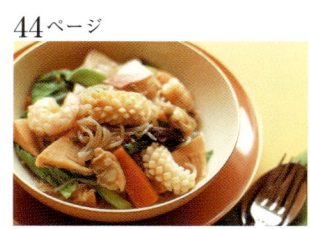
八宝菜
96 ｜ 84 ｜ 6.0

25ページ
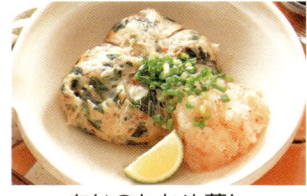
あじのわかめ蒸し
182 ｜ 35 ｜ 2.5

38ページ
たらのスパイスシチュー
145 ｜ 47 ｜ 5.6

33ページ
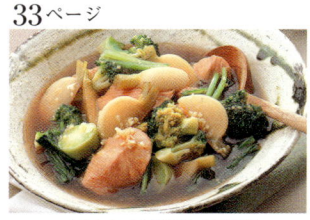
さけとかぶのくず煮
103 ｜ 30 ｜ 2.0

| エネルギー(kcal) | コレステロール(mg) | 食物繊維(g) |

28ページ
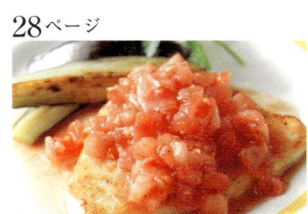
かじきのムニエル トマトソース添え
250 / 72 / 2.5

25ページ
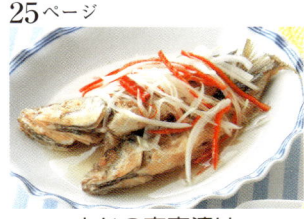
あじの南蛮漬け
220 / 70 / 1.0

43ページ
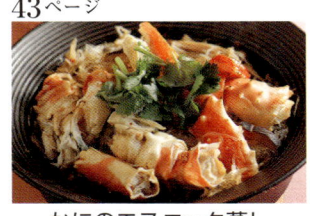
かにのエスニック蒸し
188 / 16 / 4.2

41ページ
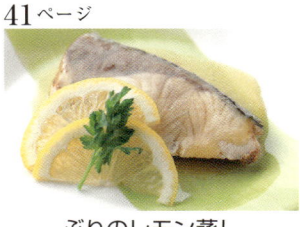
ぶりのレモン蒸し
252 / 72 / 0

45ページ
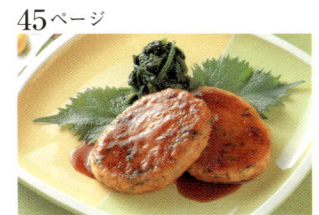
和風ツナバーグ
228 / 76 / 3.5

44ページ
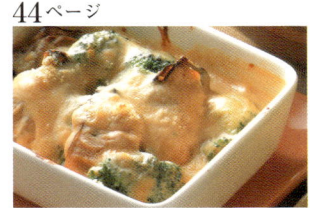
かきとブロッコリーのみそグラタン
192 / 50 / 2.1

26ページ
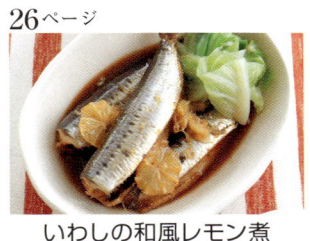
いわしの和風レモン煮
280 / 65 / 2.0

29ページ
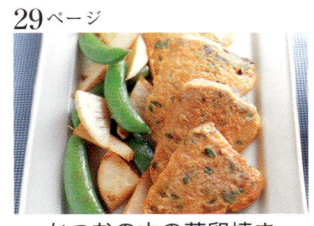
かつおの木の芽卵焼き
240 / 160 / 1.4

37ページ
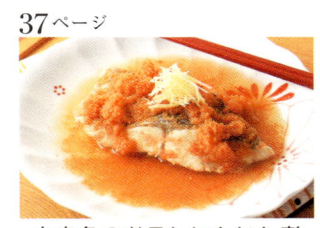
白身魚のおろしにんじん煮
195 / 59 / 2.7

31ページ
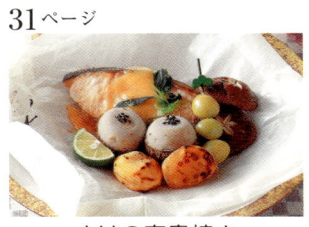
さけの奉書焼き
283 / 42 / 5.1

27ページ
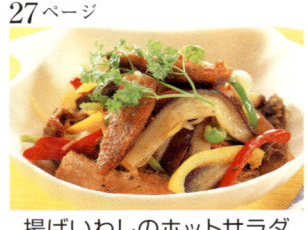
揚げいわしのホットサラダ
241 / 33 / 2.2

28ページ
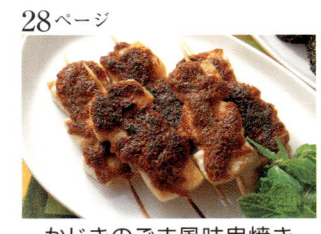
かじきのごま風味串焼き
201 / 53 / 0.9

31ページ
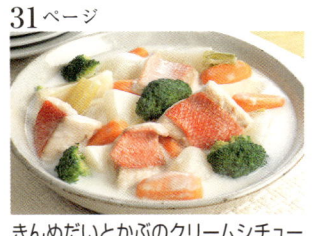
きんめだいとかぶのクリームシチュー
284 / 63 / 5.4

35ページ
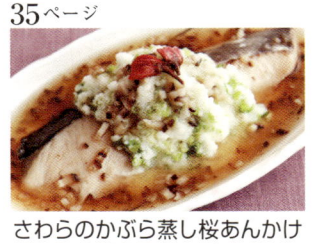
さわらのかぶら蒸し桜あんかけ
241 / 60 / 3.3

29ページ
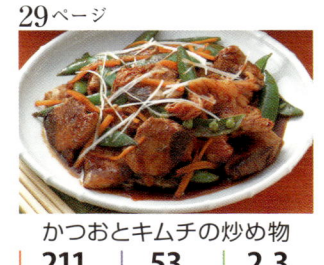
かつおとキムチの炒め物
211 / 53 / 2.3

| エネルギー(kcal) | コレステロール(mg) | 食物繊維(g) |

36ページ
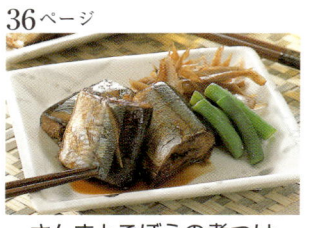
さんまとごぼうの煮つけ
388 / 62 / 2.9

34ページ
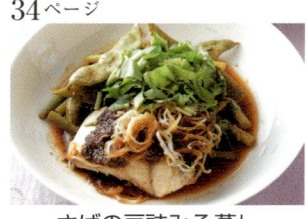
さばの豆豉みそ蒸し
321 / 64 / 3.8

27ページ
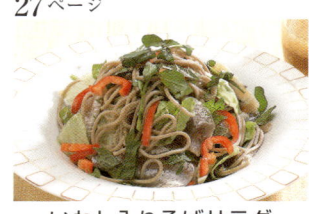
いわし入りそばサラダ
286 / 33 / 2.7

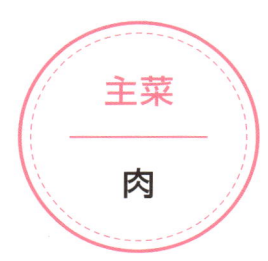
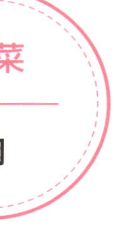

主菜 — 肉

36ページ
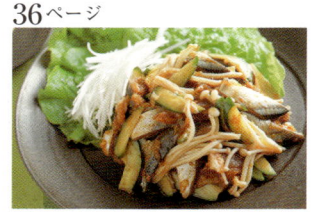
さんまの韓国風刺身
342 / 60 / 1.5

39ページ
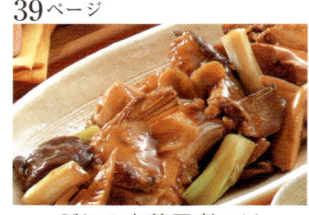
ぶりの中華風煮つけ
287 / 49 / 1.8

59ページ
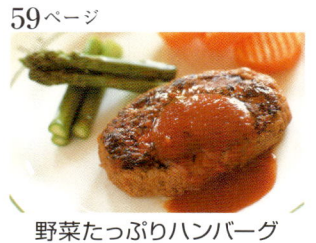
野菜たっぷりハンバーグ
128 / 26 / 4.9

43ページ
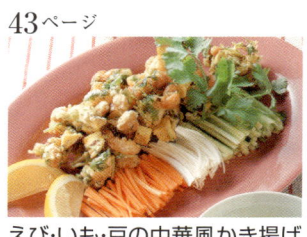
えび・いも・豆の中華風かき揚げ
348 / 122 / 4.4

39ページ
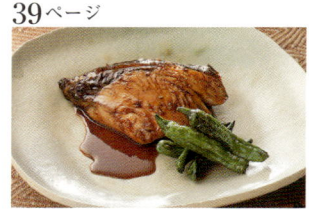
はまちの照り焼き
291 / 72 / 0.6

51ページ
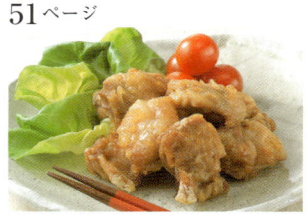
鶏のレンジから揚げ
162 / 92 / 0.9

35ページ
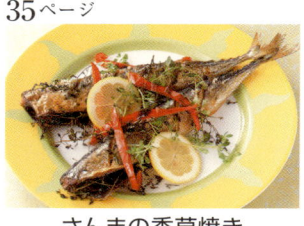
さんまの香草焼き
365 / 55 / 1.9

33ページ
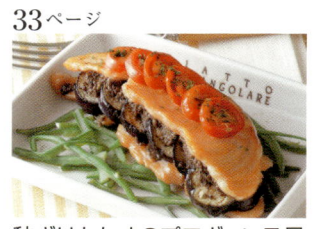
秋ざけとなすのプロヴァンス風
318 / 66 / 3.3

54ページ
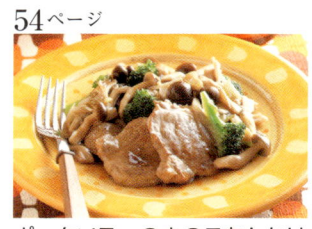
ポークソテーのきのこあんかけ
166 / 56 / 5.0

34ページ
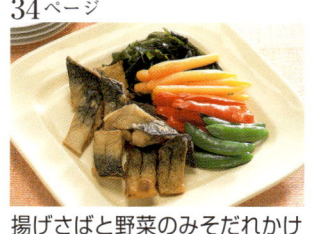
揚げさばと野菜のみそだれかけ
379 / 56 / 3.1

40ページ
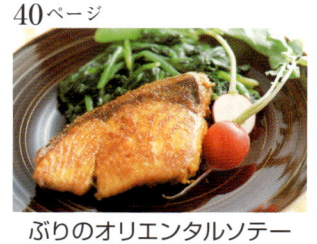
ぶりのオリエンタルソテー
319 / 74 / 1.6

| エネルギー(kcal) | コレステロール(mg) | 食物繊維(g) |

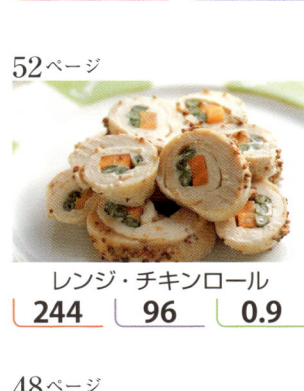

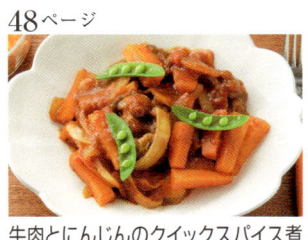

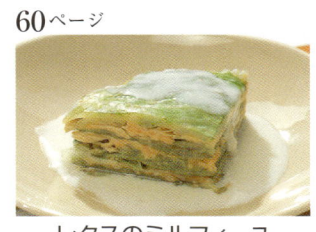

52ページ
レンジ・チキンロール
244 / 96 / 0.9

60ページ
レタスのミルフィーユ
207 / 129 / 2.8

56ページ
酢豚
168 / 32 / 7.7

48ページ
牛肉とにんじんのクイックスパイス煮
247 / 27 / 3.5

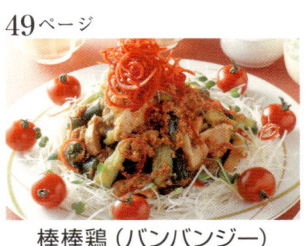

47ページ
牛しゃぶサラダ
226 / 40 / 3.6

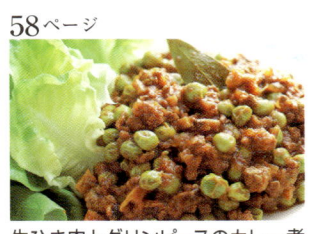

57ページ
あっさりとんかつ
168 / 56 / 2.1

49ページ
棒棒鶏（バンバンジー）
252 / 62 / 3.9

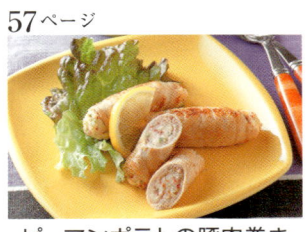

58ページ
牛ひき肉とグリンピースのカレー煮
228 / 23 / 7.1

62ページ
ひじき肉だんご
180 / 39 / 4.8

57ページ
ピーマンポテトの豚肉巻き
260 / 51 / 1.6

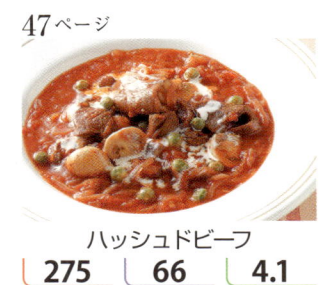

48ページ
ステーキとレタスのオイスターソースがけ
230 / 51 / 3.4

51ページ
白い筑前煮
184 / 49 / 5.0

47ページ
ハッシュドビーフ
275 / 66 / 4.1

50ページ
里いも入りチキンシチュー
238 / 63 / 4.9

55ページ
豚肉ともやしの梅肉辛蒸し
191 / 50 / 1.9

| エネルギー(kcal) | コレステロール(mg) | 食物繊維(g) |

64ページ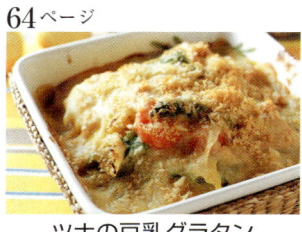
ツナの豆乳グラタン
224 | 12 | 3.8

58ページ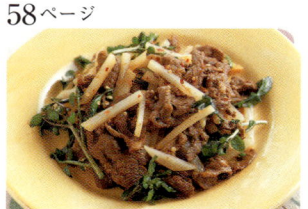
ラムとじゃがいもの炒め物
322 | 51 | 1.0

53ページ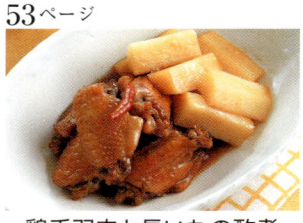
鶏手羽肉と長いもの酢煮
278 | 59 | 1.2

63ページ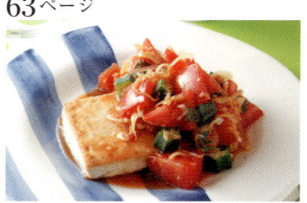
豆腐ステーキ トマトの薬味だれ
248 | 0 | 3.1

61ページ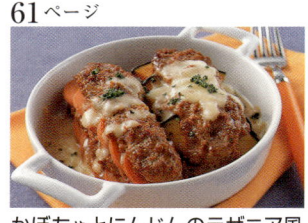
かぼちゃとにんじんのラザニア風
438 | 97 | 4.2

55ページ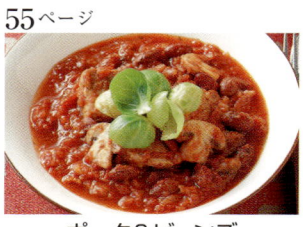
ポーク＆ビーンズ
290 | 67 | 7.7

65ページ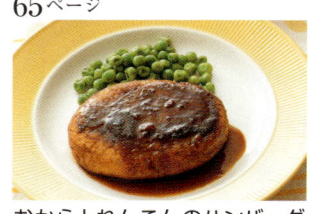
おからとれんこんのハンバーグ
394 | 117 | 12.6

主菜
豆腐・大豆加工品

46ページ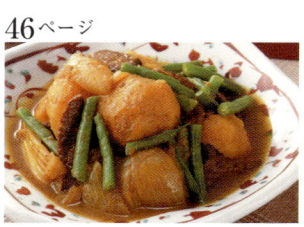
肉じゃがカレー風
294 | 31 | 3.9

副菜

62ページ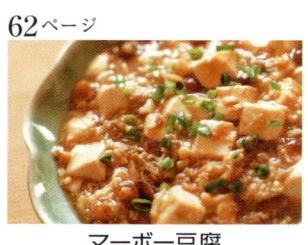
マーボー豆腐
111 | 13 | 3.6

53ページ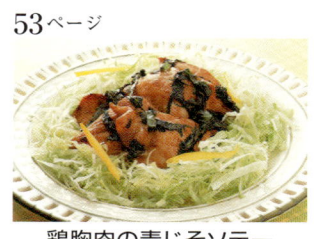
鶏胸肉の青じそソテー
299 | 108 | 1.2

80ページ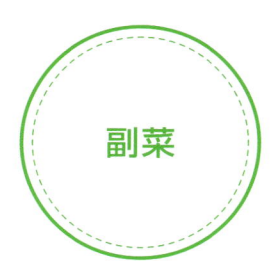
菜の花のとろろ昆布巻き
23 | 0 | 3.2

65ページ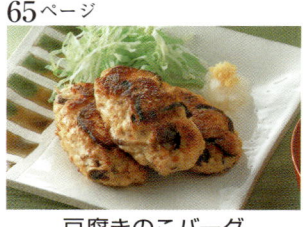
豆腐きのこバーグ
223 | 87 | 2.8

61ページ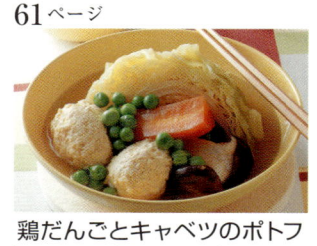
鶏だんごとキャベツのポトフ
303 | 114 | 8.6

| エネルギー(kcal) | コレステロール(mg) | 食物繊維(g) |

72ページ
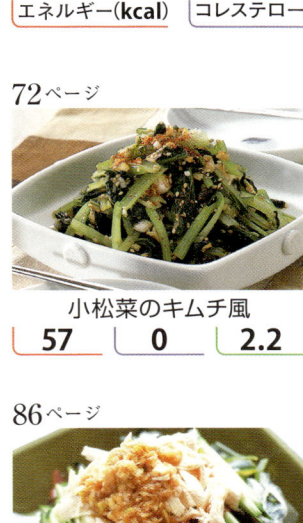
小松菜のキムチ風
57 / 0 / 2.2

85ページ
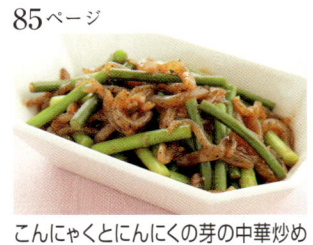
こんにゃくとにんにくの芽の中華炒め
50 / 0 / 2.1

66ページ
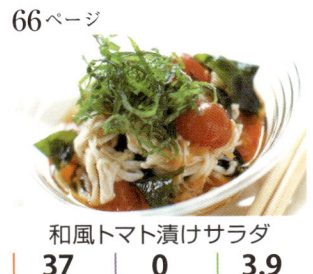
和風トマト漬けサラダ
37 / 0 / 3.9

86ページ
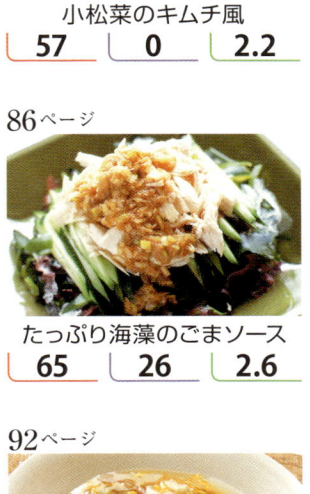
たっぷり海藻のごまソース
65 / 26 / 2.6

71ページ
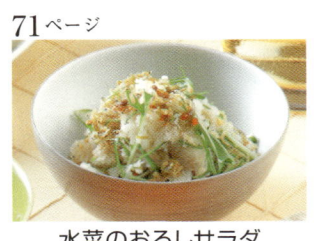
水菜のおろしサラダ
52 / 20 / 3.0

76ページ
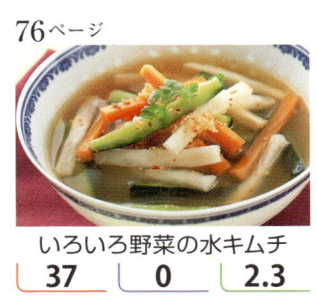
いろいろ野菜の水キムチ
37 / 0 / 2.3

92ページ
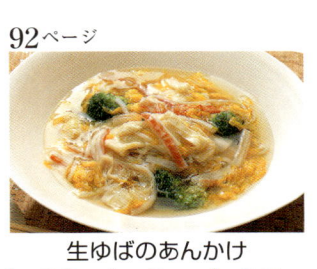
生ゆばのあんかけ
66 / 2 / 0.7

88ページ
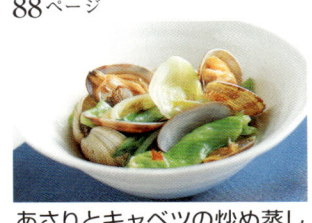
あさりとキャベツの炒め蒸し
52 / 8 / 1.3

86ページ
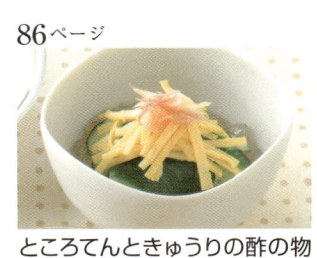
ところてんときゅうりの酢の物
38 / 58 / 0.6

72ページ
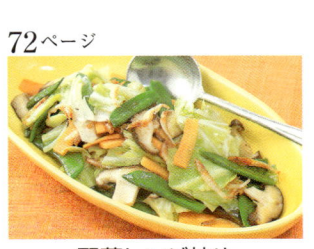
野菜レンジ炒め
70 / 35 / 3.3

89ページ
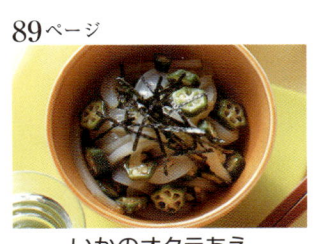
いかのオクラあえ
52 / 105 / 1.1

84ページ
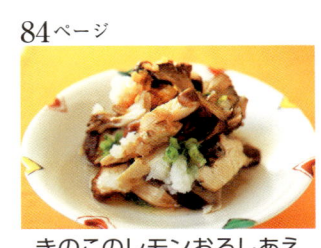
きのこのレモンおろしあえ
42 / 0 / 2.9

83ページ
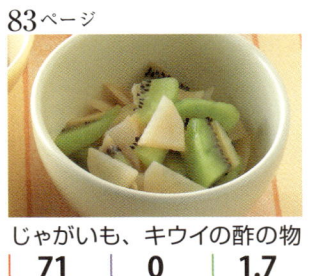
じゃがいも、キウイの酢の物
71 / 0 / 1.7

75ページ
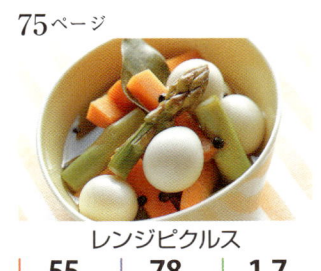
レンジピクルス
55 / 78 / 1.7

79ページ
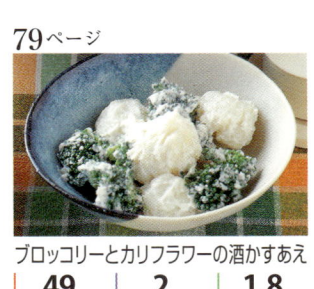
ブロッコリーとカリフラワーの酒かすあえ
49 / 2 / 1.8

| エネルギー(kcal) | コレステロール(mg) | 食物繊維(g) |

79ページ
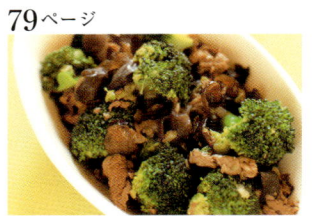
ブロッコリーと牛肉の炒め物
92 | 20 | 5.7

91ページ
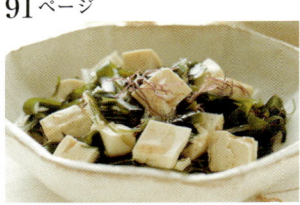
豆腐と海藻サラダの梅ドレッシング
78 | 1 | 4.1

80ページ
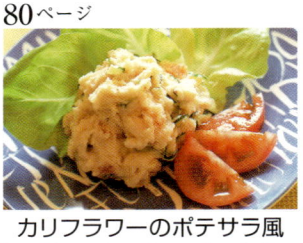
カリフラワーのポテサラ風
73 | 3 | 4.8

68ページ
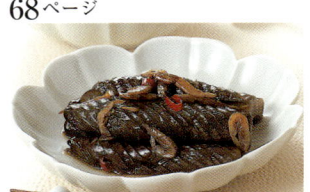
なすと桜えびの田舎煮
94 | 37 | 3.7

73ページ
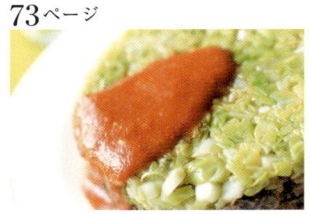
ビーフキャベツキャセロール
79 | 16 | 6.5

84ページ
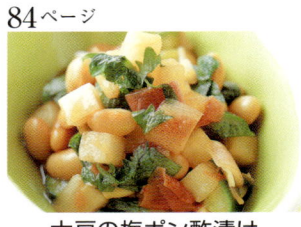
大豆の梅ポン酢漬け
73 | 0 | 4.2

72ページ
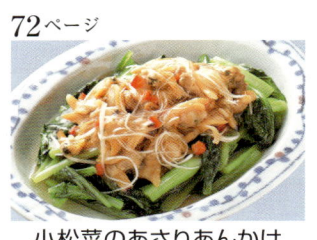
小松菜のあさりあんかけ
97 | 10 | 2.8

83ページ
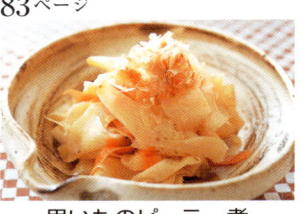
里いものピーラー煮
79 | 2 | 2.6

89ページ
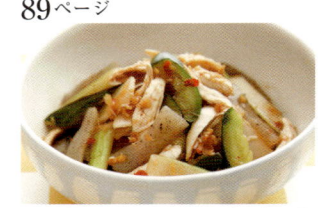
ささ身とこんにゃくのピリ辛あえ
74 | 124 | 1.3

82ページ
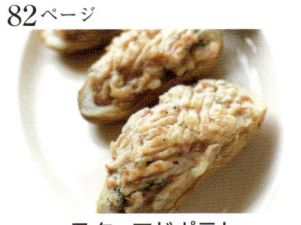
スタッフドポテト
100 | 6 | 1.8

71ページ
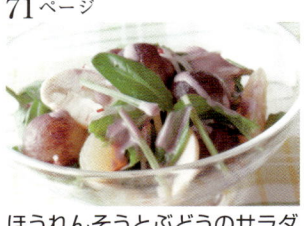
ほうれんそうとぶどうのサラダ
87 | 2 | 5.0

75ページ
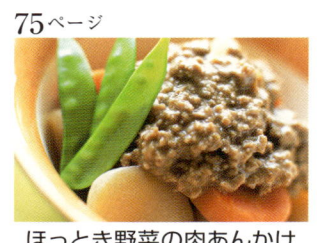
ほっとき野菜の肉あんかけ
77 | 13 | 2.4

90ページ
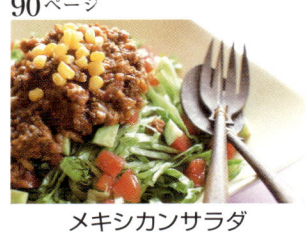
メキシカンサラダ
102 | 17 | 3.3

81ページ
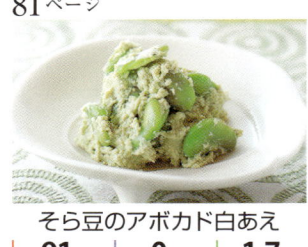
そら豆のアボカド白あえ
91 | 0 | 1.7

74ページ
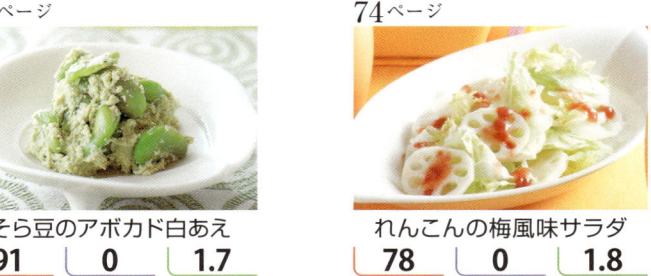
れんこんの梅風味サラダ
78 | 0 | 1.8

| エネルギー(kcal) | コレステロール(mg) | 食物繊維(g) |

75ページ
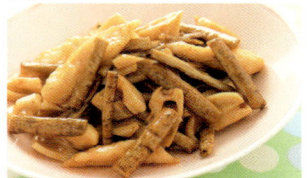
揚げ根菜とささ身の甘辛がらめ
145 / 149 / 16.0

92ページ
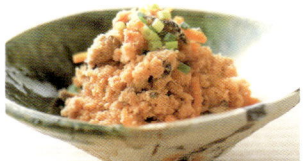
いりおからのトマト風味
125 / 0 / 9.2

87ページ
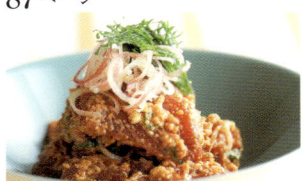
かつおの梅ごまあえ
105 / 30 / 1.4

77ページ
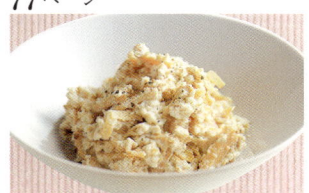
たけのこの白あえ
152 / 0 / 3.1

79ページ
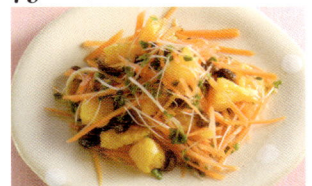
スプラウトとオレンジのサラダ
129 / 0 / 2.2

67ページ
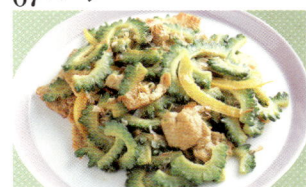
ゴーヤと豚肉のマヨ炒め
108 / 20 / 0.9

70ページ
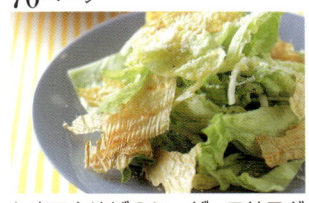
レタスとゆばのシーザースサラダ
154 / 9 / 2.0

69ページ
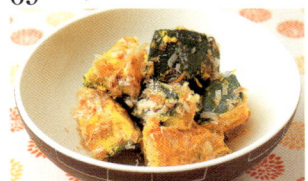
かぼちゃの塩煮
141 / 2 / 5.1

68ページ
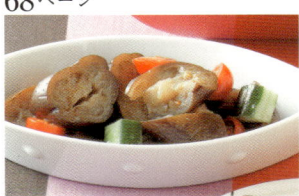
ゆでなすのサラダ
110 / 2 / 4.6

68ページ
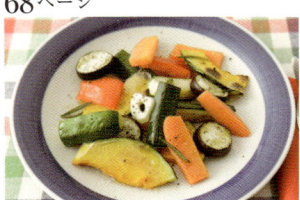
夏野菜のグリル・ローズマリー風味
158 / 1 / 5.1

67ページ
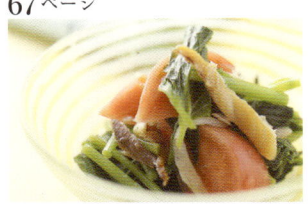
トマトとあじ干物とあしたばのあえ物
144 / 24 / 4.0

91ページ
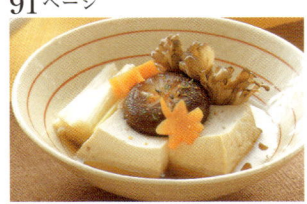
豆腐ときのこの煮やっこ
118 / 0 / 2.5

69ページ
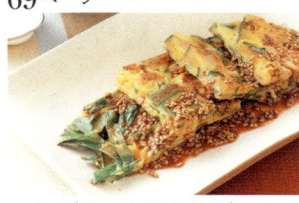
かぼちゃとにらのジョン
158 / 64 / 2.8

76ページ
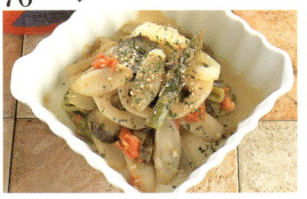
根菜入りラタトゥイユ
144 / 0 / 7.3

67ページ
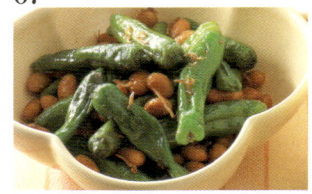
ししとうと大豆の炒め物
121 / 20 / 3.8

| エネルギー(kcal) | コレステロール(mg) | 食物繊維(g) |

90ページ
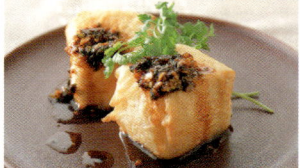
揚げ豆腐の薬味ソースがけ
185 / 0 / 0.7

74ページ
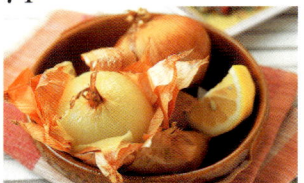
玉ねぎの丸ごとロースト
169 / 7 / 3.1

74ページ
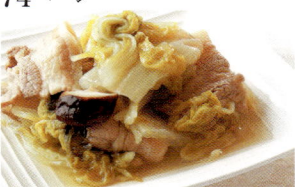
白菜の水なし煮
162 / 26 / 2.2

87ページ
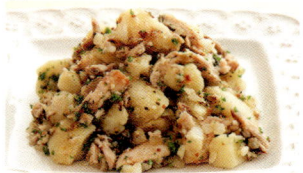
いわし入りポテトサラダ
186 / 21 / 1.4

84ページ
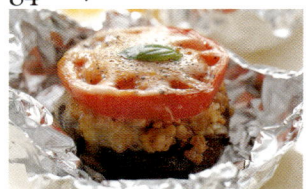
イタリア風しいたけの肉詰め焼き
172 / 30 / 2.7

77ページ
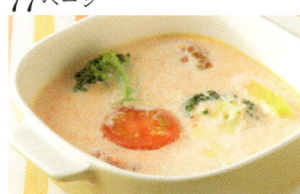
にんじんと豆乳の洋風茶碗蒸し
163 / 116 / 1.3

89ページ
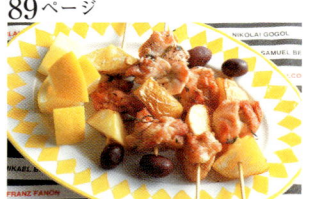
チキンとポテトのハーブ焼き
187 / 49 / 1.1

85ページ
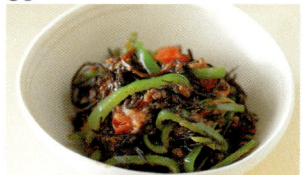
ひじきとひき肉の炒め煮
173 / 25 / 3.7

70ページ
ピーマンと豚こまのみそ炒め
166 / 16 / 2.6

71ページ
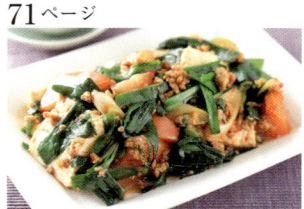
にら、トマト、豆腐のピリ辛炒め
192 / 20 / 2.8

66ページ
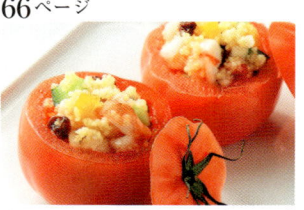
トマトカップの雑穀えびサラダ
179 / 9 / 3.6

82ページ
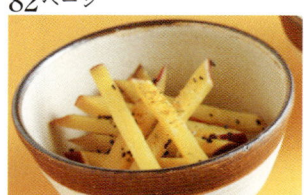
さつまいものきんぴら
166 / 0 / 1.5

80ページ
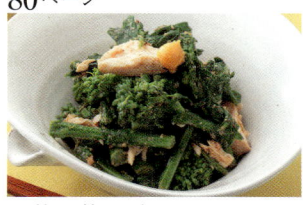
菜の花とぶりのごまあえ
192 / 36 / 3.1

88ページ
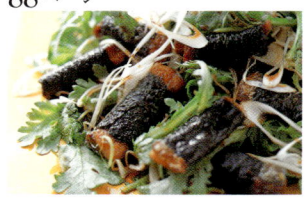
さんまの磯辺焼きサラダ
182 / 25 / 2.4

82ページ
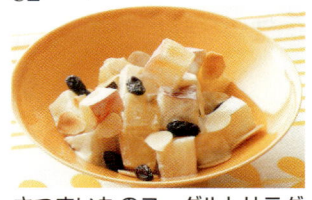
さつまいものヨーグルトサラダ
166 / 6 / 2.0

| エネルギー(kcal) | コレステロール(mg) | 食物繊維(g) |

91ページ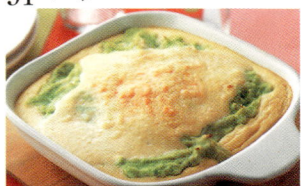
ビーンズマッシュの豆腐ソースグラタン
281 | 123 | 6.3

92ページ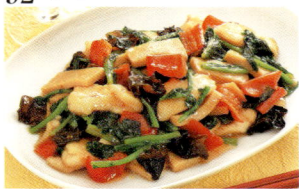
高野豆腐とかぶの葉の辛み炒め
231 | 35 | 2.0

77ページ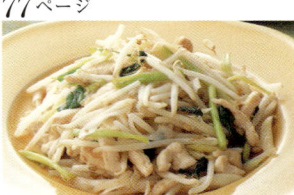
もやしと鶏肉の炒め物
194 | 40 | 1.4

73ページ
キャベツディップ
240 | 95 | 0.9

88ページ
まぐろの納豆ドレッシング
197 | 25 | 1.3

小さなおかず

86ページ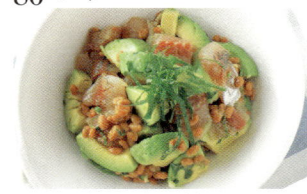
あじとアボカドと納豆の粒マスタードあえ
252 | 39 | 5.5

78ページ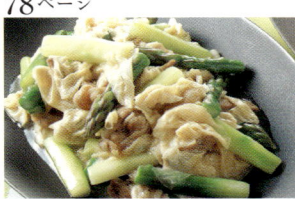
アスパラガスとゆばの炒め物
202 | 18 | 1.2

94ページ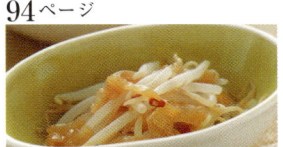
もやしとくらげのあえ物
14 | 5 | 0.6

83ページ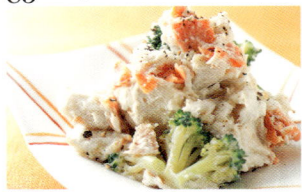
里いもと塩ざけのサラダ
253 | 33 | 4.6

69ページ
揚げかぼちゃとさんまの和風ドレッシング
204 | 14 | 3.5

94ページ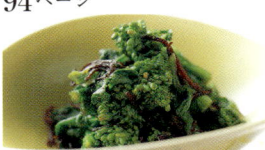
菜の花の昆布漬け
26 | 0 | 2.8

95ページ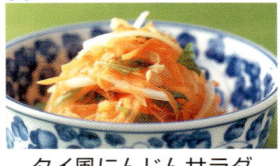
タイ風にんじんサラダ
44 | 0 | 2.2

81ページ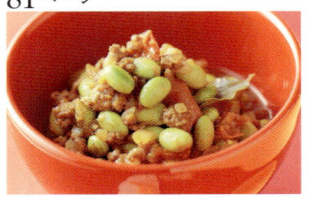
枝豆チリコンカーン
277 | 33 | 7.0

78ページ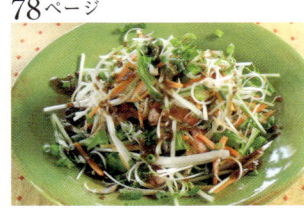
フレンチ風ねぎサラダ
225 | 9 | 4.8

| エネルギー(kcal) | コレステロール(mg) | 食物繊維(g) |

100ページ
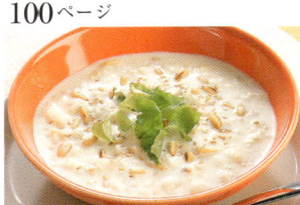
牛乳入りはと麦がゆ
| 206 | 70 | 0.8 |

100ページ
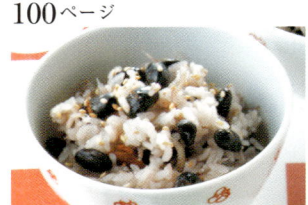
いり黒豆の炊き込みごはん
| 234 | 10 | 3.4 |

97ページ
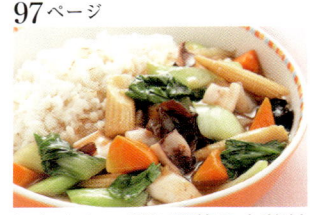
いかとたっぷり野菜の中華丼
| 316 | 135 | 0.5 |

99ページ
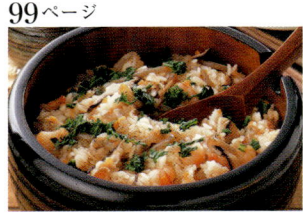
糸こんとにんじんの混ぜごはん
| 345 | 56 | 3.4 |

98ページ
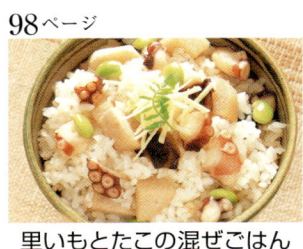
里いもとたこの混ぜごはん
| 380 | 38 | 1.8 |

93ページ
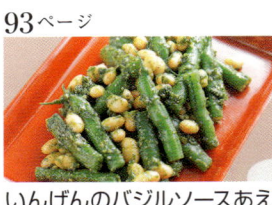
いんげんのバジルソースあえ
| 79 | 1 | 4.4 |

94ページ
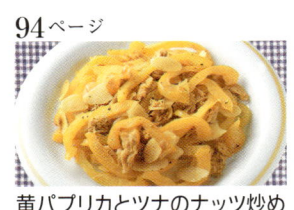
黄パプリカとツナのナッツ炒め
| 110 | 7 | 1.5 |

95ページ
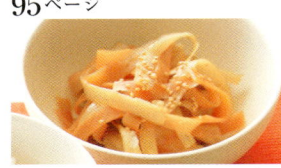
にんじんと新ごぼうのきんぴら
| 133 | 0 | 4.7 |

ごはん
めん
パスタ

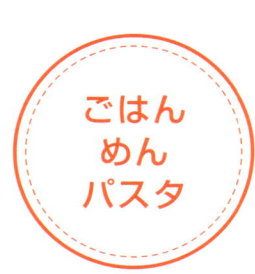

102ページ
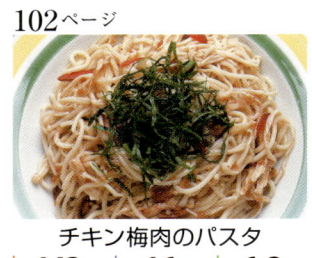
チキン梅肉のパスタ
| 143 | 16 | 6.2 |

93ページ
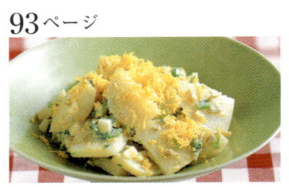
かぶのミモザ風
| 48 | 60 | 1.1 |

93ページ
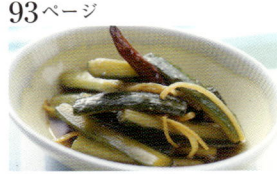
きゅうりの炒め漬け
| 56 | 0 | 0.9 |

93ページ
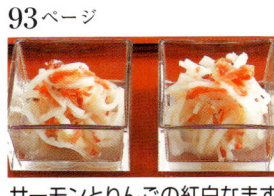
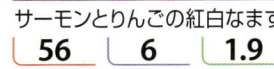
サーモンとりんごの紅白なます
| 56 | 6 | 1.9 |

95ページ
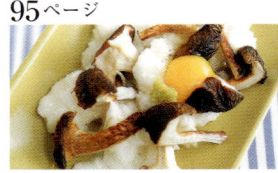
焼きしいたけのとろろ仕立て
| 64 | 40 | 1.6 |

95ページ
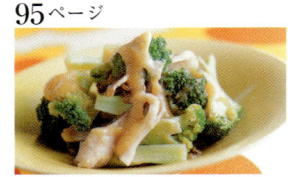
ブロッコリーとまいたけのからし酢みそ
| 66 | 0 | 3.4 |

94ページ
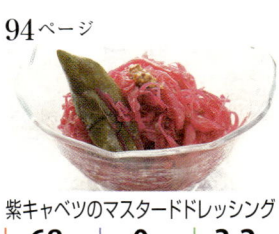
紫キャベツのマスタードドレッシング
| 68 | 0 | 3.2 |

| エネルギー(kcal) | コレステロール(mg) | 食物繊維(g) |

102ページ
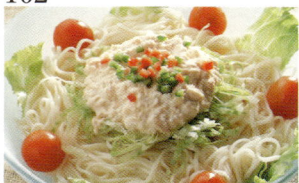
サラダ風ひやむぎ
491 / 12 / 3.4

97ページ
ねばねば丼
441 / 93 / 5.0

103ページ
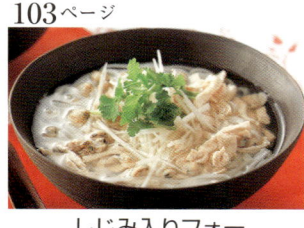
しじみ入りフォー
382 / 63 / 1.1

102ページ
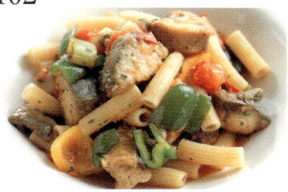
さばと緑黄色野菜のパスタ
508 / 58 / 3.8

99ページ
にんじんとセロリのドライカレー
445 / 34 / 4.1

98ページ
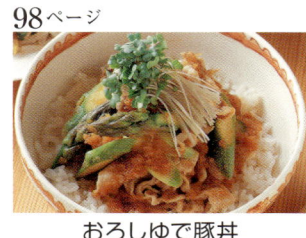
おろしゆで豚丼
401 / 53 / 1.8

101ページ
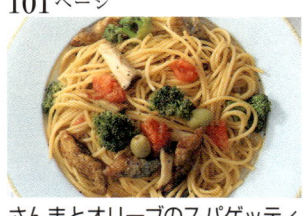
さんまとオリーブのスパゲッティ
576 / 28 / 5.7

101ページ
ペペロンチーノ風キャベツパスタ
446 / 6 / 3.9

100ページ
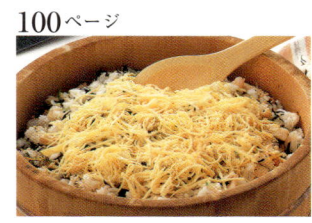
高野豆腐とひじきの混ぜずし
415 / 161 / 3.0

汁
スープ
鍋

98ページ
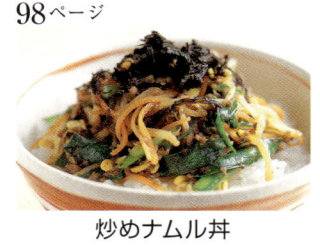
炒めナムル丼
456 / 27 / 4.0

103ページ
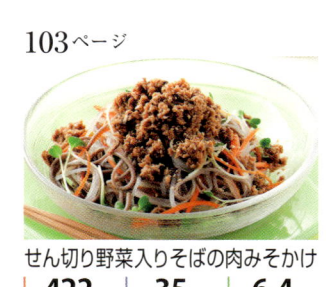
せん切り野菜入りそばの肉みそかけ
422 / 35 / 6.4

107ページ
ぜんまいとわかめのスープ
28 / 0 / 1.8

96ページ
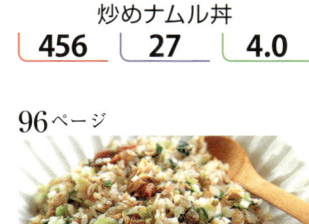
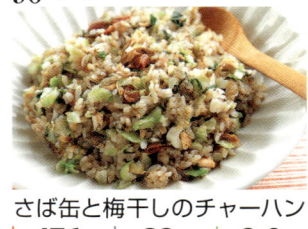
さば缶と梅干しのチャーハン
476 / 33 / 2.9

96ページ
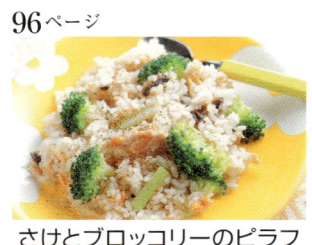
さけとブロッコリーのピラフ
429 / 51 / 2.5

| エネルギー(kcal) | コレステロール(mg) | 食物繊維(g) |

106ページ
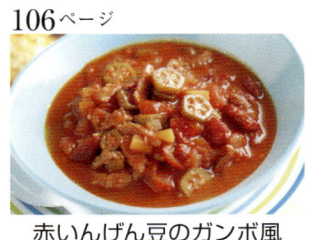
赤いんげん豆のガンボ風
186 / 16 / 8.0

104ページ
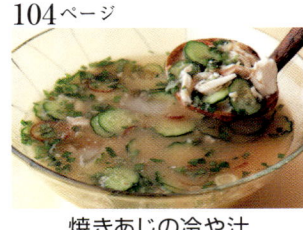
焼きあじの冷や汁
116 / 12 / 1.7

104ページ
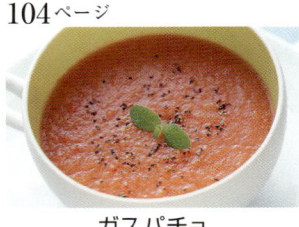
ガスパチョ
50 / 0 / 1.7

108ページ
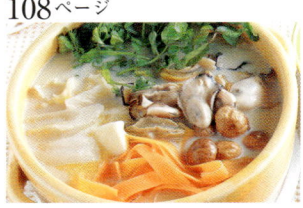
かきと白菜の豆乳バター鍋
197 / 51 / 3.8

106ページ
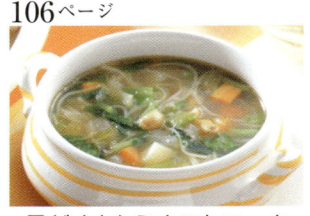
具だくさんミネストローネ
128 / 1 / 4.8

105ページ
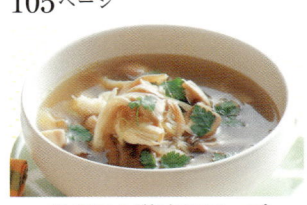
きのこと鶏肉のスープ
92 / 16 / 2.8

109ページ
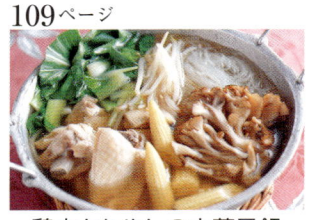
鶏肉ともやしの中華風鍋
246 / 66 / 3.9

107ページ
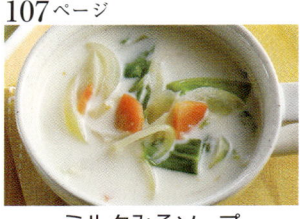
ミルクみそソープ
135 / 13 / 2.8

105ページ
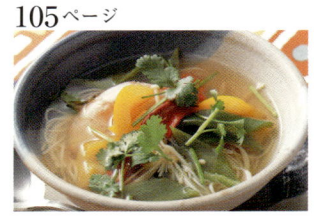
ピーマンのタイ風スープ
93 / 50 / 1.8

108ページ
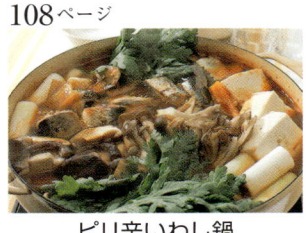
ピリ辛いわし鍋
269 / 33 / 7.4

107ページ
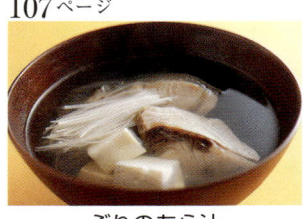
ぶりのあら汁
157 / 41 / 0.2

106ページ
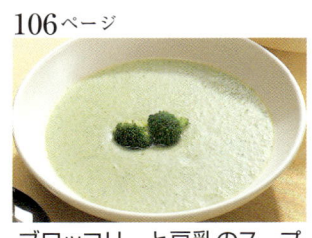
ブロッコリーと豆乳のスープ
95 / 0 / 2.6

105ページ
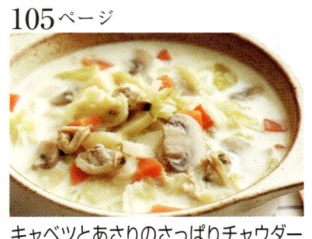
キャベツとあさりのさっぱりチャウダー
175 / 29 / 2.9

107ページ
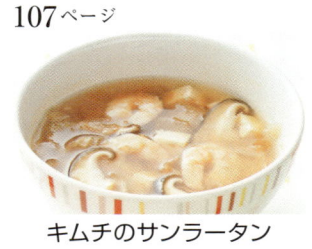
キムチのサンラータン
103 / 51 / 1.9

エネルギー(kcal) コレステロール(mg) 食物繊維(g)

ワンプレートレシピ

パーティーメニュー

デザート

119ページ
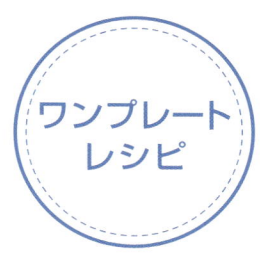
黒米ごはんのセサミプレート
（あじのセサミソテー・黒米ごはん・キムチ味のわかめみそ汁）
573 ／ 78 ／ 4.3

118ページ
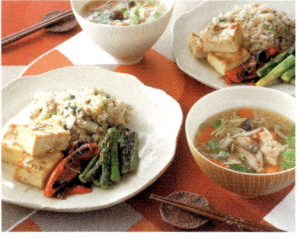
大根めしのハーブプレート
（大根めし・豆腐と野菜のハーブ焼き）
584 ／ 24 ／ 4.1

116ページ
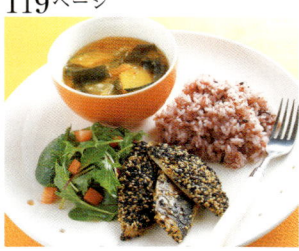
アジアンパーティー
（あじと豆腐のシシカバブ風・トマトときゅうりの卵スープ）
401 ／ 209 ／ 6.6

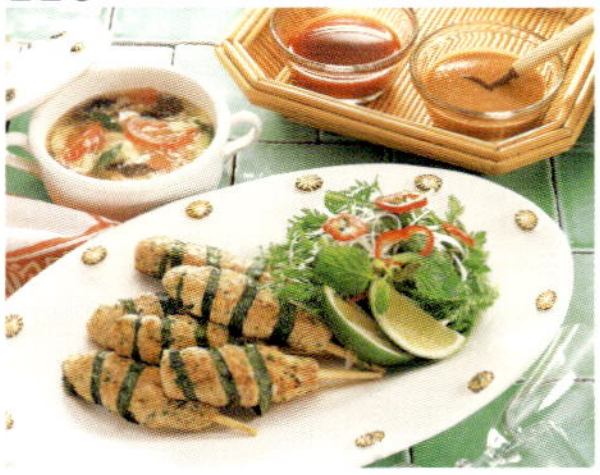

114ページ
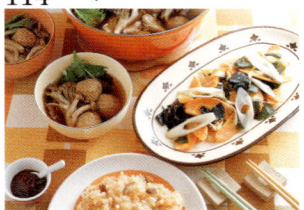
中華風パーティー
（肉だんごときのこのチャイナ鍋・中華風おこわ・にんじんとわかめのごま炒め）
520 ／ 125 ／ 9.8

112ページ
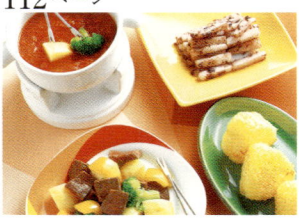
欧風パーティー
（トマトフォンデュ・サフランおにぎり・長いもの黒オリーブ炒め）
676 ／ 38 ／ 6.9

110ページ
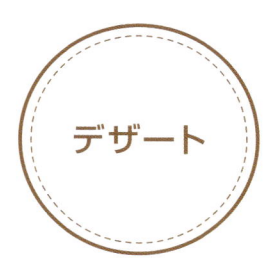
ストロベリージェラート
45 ／ 1 ／ 0.5

111ページ
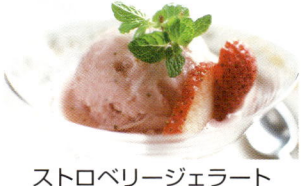
アップルナッツケーキ
64 ／ 28 ／ 0.5

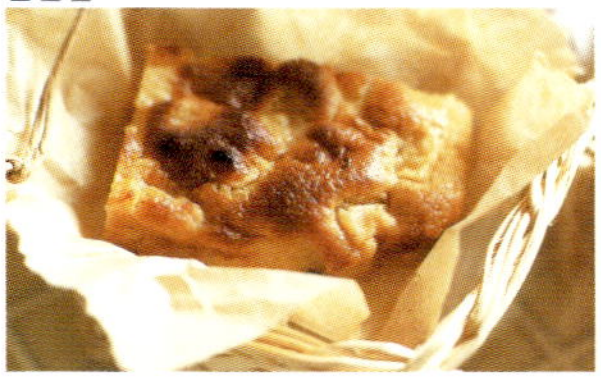

111ページ
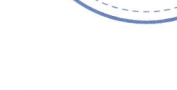
グリンピース茶巾
86 ／ 16 ／ 1.1

110ページ
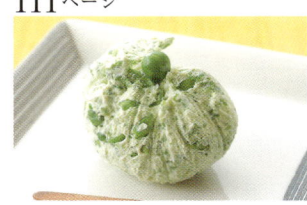
アボカドとマンゴーのシェイク
188 ／ 12 ／ 2.3

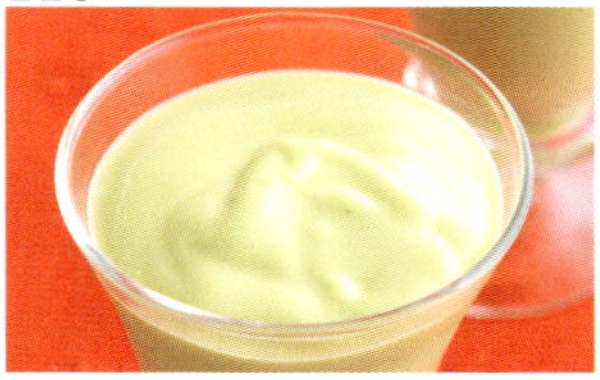

おもな調味料の重量・エネルギー量・塩分量の目安

	小さじ (5mℓ)			大さじ (15mℓ)		
	重量 (g)	エネルギー (kcal)	塩分 (g)	重量 (g)	エネルギー (kcal)	塩分 (g)
精製塩	6	0	5.9	18	0	17.7
天然塩	5	0	4.6	15	0	13.8
砂糖	3	12	0	9	35	0
酢	5	1	0	15	4	0
酒	5	5	0	15	16	0
ワイン（赤・白）	5	4	0	15	11	0
みりん	6	14	0	18	43	0
しょうゆ（濃口）	6	4	0.9	18	13	2.6
しょうゆ（薄口）	6	3	1.0	18	10	2.9
しょうゆ（減塩）	6	4	0.5	18	12	1.4
白しょうゆ	6	5	0.9	18	16	2.6
ポン酢じょうゆ	6	4	0.5	17	11	1.5
めんつゆ（3倍濃縮）	5	5	0.5	16	16	1.6
みそ（淡色辛みそ）	6	12	0.7	18	35	2.2
みそ（西京みそ）	6	13	0.4	18	39	1.1
サラダ油	4	37	0	12	111	0
バター	4	30	0.1	12	89	0.3
マヨネーズ	4	27	0.1	12	80	0.3
フレンチドレッシング	5	20	0.2	15	61	0.5
こしょう	2	7	0	6	22	0
固形スープ	4（1個）	9	1.7	—	—	—
顆粒スープ	3	6	1.1	9	18	3.3
だしの素	4	9	1.6	12	27	4.9
鶏がらスープの素	2.5	5	1.2	7.5	14	3.6
中華だしの素	2.5	5	1.2	7.5	15	3.6
ウスターソース	6	7	0.5	18	21	1.5
中濃ソース	6	8	0.3	18	24	1.0
トマトケチャップ	5	6	0.2	15	18	0.5
トマトピューレ	5	2	微量	15	6	微量
オイスターソース	6	7	0.7	19	20	2.2
豆板醤	7	4	1.2	20	12	3.6
チリソース	7	8	0.2	20	23	0.6
小麦粉（薄力粉）	3	11	0	9	33	0
小麦粉（強力粉）	3	11	0	9	33	0
片栗粉	3	10	0	9	30	0
パン粉	1	4	微量	3	11	微量
上新粉	3	11	0	9	33	0
いりごま	2	12	0	6	36	0
練りごま	5	33	0	15	99	0
カレー粉	2	8	微量	6	25	微量

＊塩分微量は数値が0.1以下のもの
＊含まれるエネルギー量、塩分量は製品によって異なります

「五訂食品成分表」（女子栄養大学出版部）をもとに作成

主菜、副菜からセットメニューまで

自由に選べる高コレステロール対策レシピ

まず食べたい主菜を選び、副菜や汁物を組み合わせてください。適正エネルギー量に注意しながら、できるだけ多種類の食品がとれるようにするのが、献立づくりの基本です。

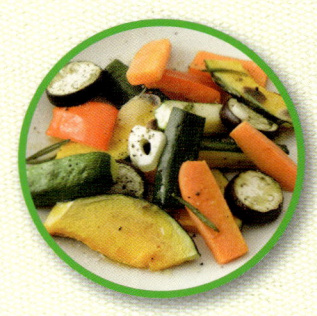
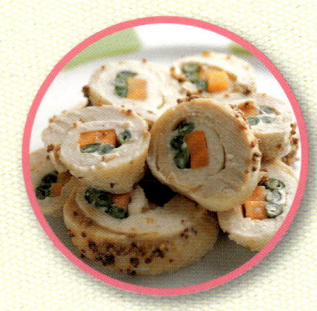
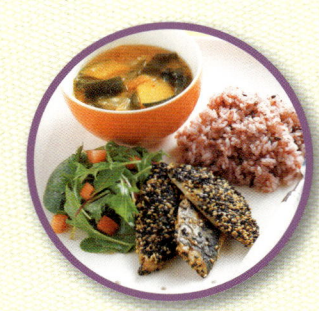

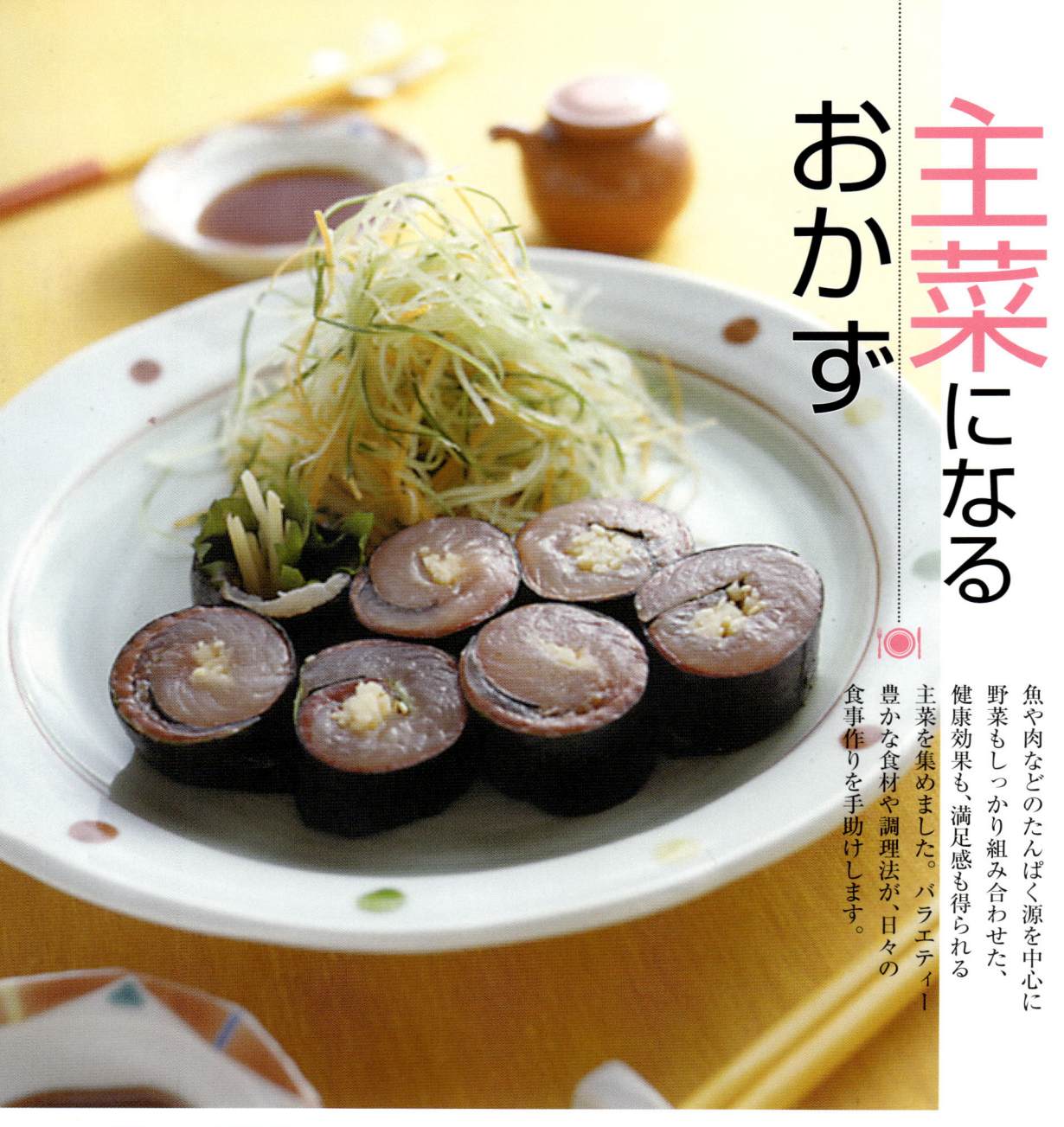

主菜になるおかず

魚や肉などのたんぱく源を中心に野菜もしっかり組み合わせた、健康効果も、満足感も得られる主菜を集めました。バラエティー豊かな食材や調理法が、日々の食事作りを手助けします。

薬味をきかせてのり巻き仕立てに

あじの磯辺巻き

[1人分] エネルギー 124kcal / コレステロール 58mg / 食物繊維 2.2g

[材料] 4人分
- あじ（刺身用・三枚おろし） 4尾分（約300g）
- 塩 小さじ1
- 酢 大さじ2
- きゅうり 2本
- にんじん 1/2本
- 青じそ 8枚
- しょうがのせん切り 1かけ分
- いり白ごま 大さじ1
- 焼きのり 2枚
- A [レモン汁、しょうゆ 各大さじ1

[作り方]

1 あじは塩を振って30分ほどおき、酢でさっと洗い、皮があればむく。

2 きゅうりは長さを3等分して細いせん切りにし、にんじんも細いせん切りにして、冷水にひたす。

3 巻きすにのりを広げて全面に青じそをのせ、手前にあじを置き、しょうがとごまを芯にして巻き、1.5cm幅に切る。

4 水気をきった2と、3を器に盛り、Aを混ぜ合わせて添える。（藤井）

主菜 魚介／あじ

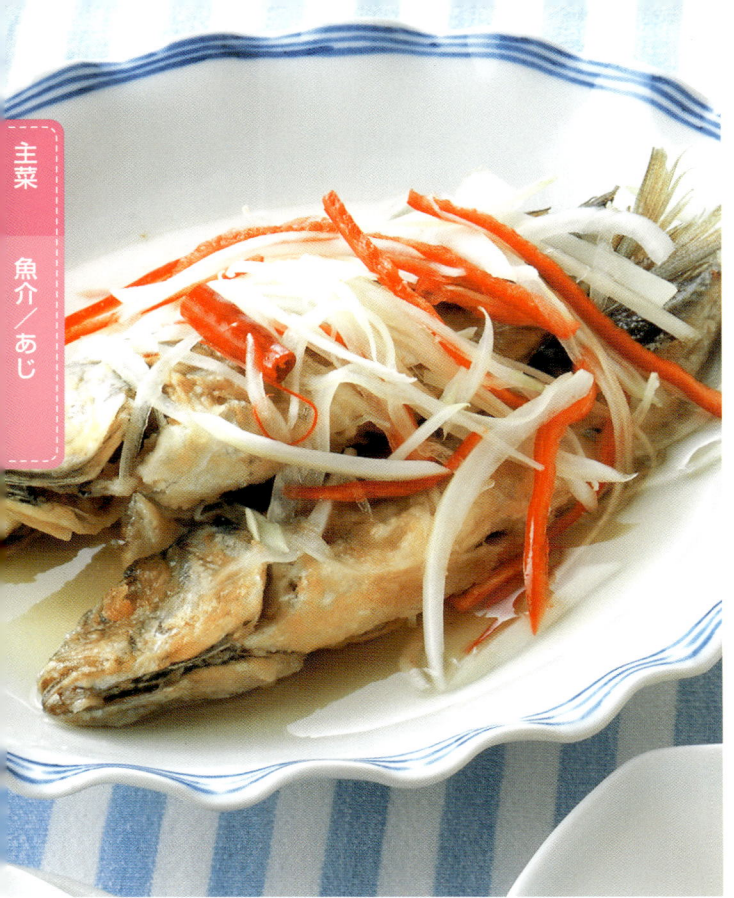

クエン酸効果で疲労回復
あじの南蛮漬け

[1人分] エネルギー 220kcal / コレステロール 70mg / 食物繊維 1.0g

[材料] 4人分
- あじ…中8尾（小なら12尾）
- A
  - 酢…………150ml
  - 砂糖………大さじ2
  - 塩…………少々
  - 水…………1カップ
- 赤とうがらし………2本
- 小麦粉………適量
- 揚げ油………適量
- 玉ねぎ………1/2個
- 赤ピーマン……2個
- セロリ………1/2本

[作り方]
1 鍋にAを入れ、ひと煮して冷ます。
2 赤とうがらしは、水でもどし種を除いて半分に切って1に加える。
3 あじは内臓とぜいごを除き、よく洗って水気をきり、小麦粉をまぶして中温の揚げ油でカラリと揚げ、熱いうちに1に漬ける。
4 玉ねぎは薄切りにして水にさらす。赤ピーマンはへたと種を除いて細切りにする。セロリは斜め薄切りにし、さらに重ねて細切りにする。
5 4も一緒に1に入れ、軽く混ぜ合わせて、味がなじむまでおく。（池上）

ひと手間かけた料理も電子レンジなら簡単
あじのわかめ蒸し

[材料] 4人分
- あじ………400g
- わかめ（塩蔵）…30g
- しめじ………100g
- にんじん………6cm
- 三つ葉………1/2束
- 卵白…………1個分
- 片栗粉………大さじ3
- 酒……………小さじ4
- A 大根200g、赤とうがらし小2本をすりおろしたもの…1カップ
- ポン酢じょうゆ、あさつき、すだち………各適量

[1人分] エネルギー 182kcal / コレステロール 35mg / 食物繊維 2.5g

[作り方]
1 あじは三枚におろして皮を取り、包丁であらくたたいておく。わかめは塩抜きをしてから、小さく切る。
2 にんじんは3cm長さのせん切りにする。しめじは石づきを取って、小房に分け、2〜3cm長さに切る。三つ葉も2〜3cm長さに切る。
3 1と2をボウルに入れて混ぜ、卵白と酒、片栗粉を加え、さらによく混ぜ合わせる。
4 3を2等分し、大きめのラップにのせて茶きんにしぼり、電子レンジで4分30秒ほど加熱する（蒸し器なら強火で7〜8分蒸す）。
5 器に盛り、Aのもみじおろしを添えて、あさつきの小口切りを散らし、ポン酢じょうゆ、すだちなどをかける。（信太）

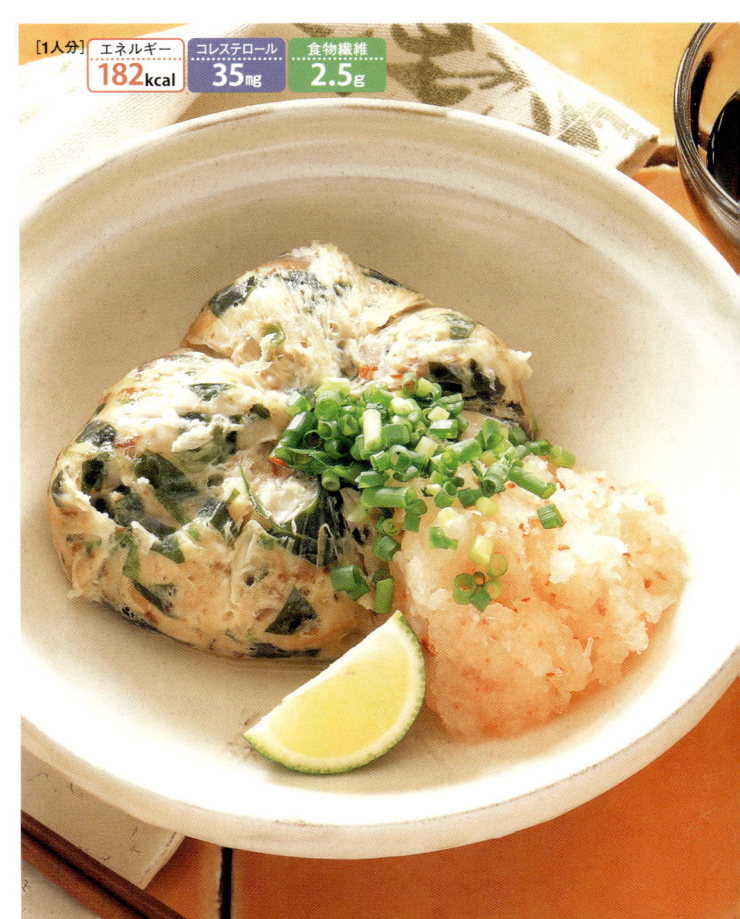

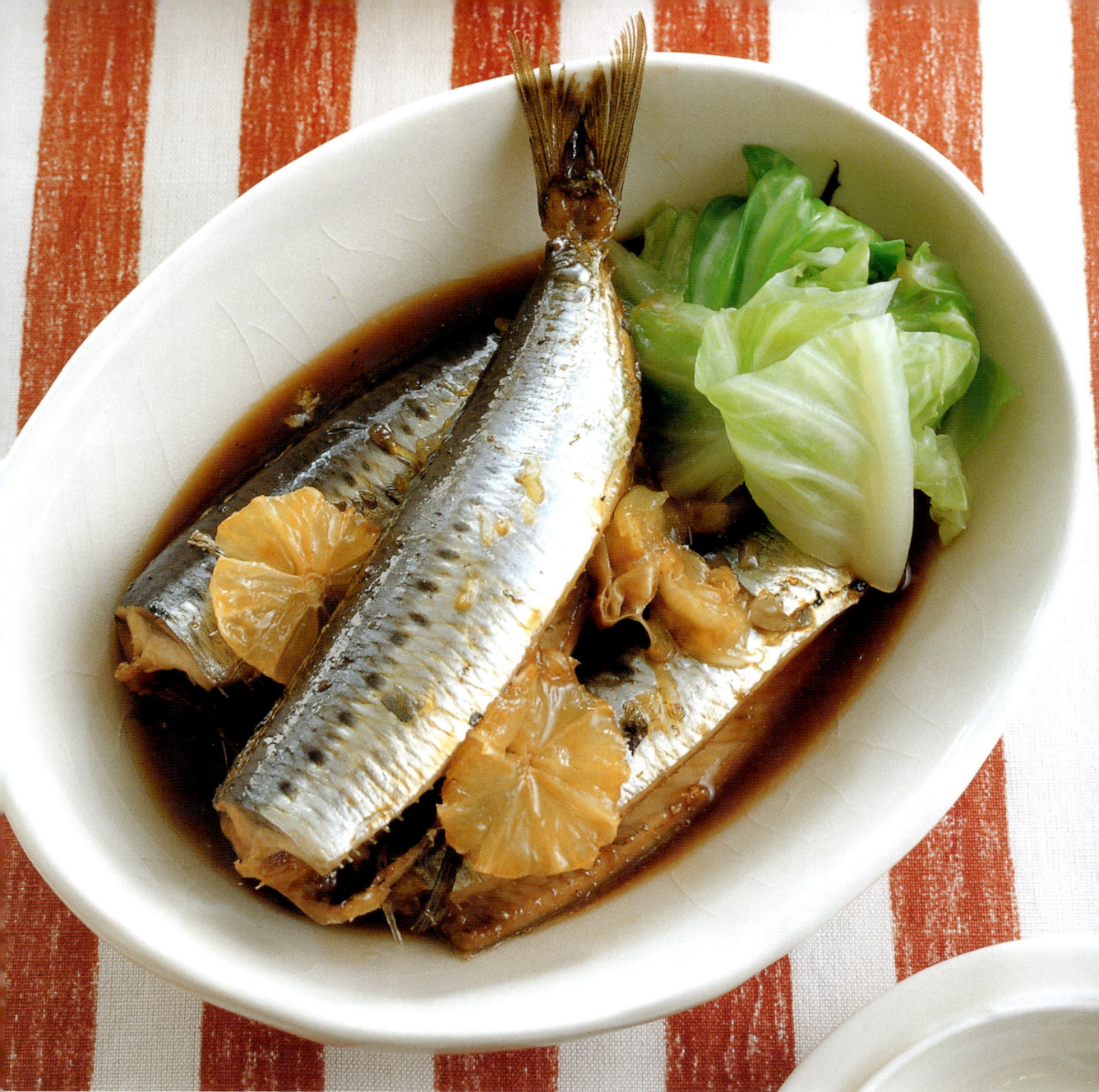

いわしの脂質でコレステロール対策

[1人分] エネルギー 280kcal ／ コレステロール 65mg ／ 食物繊維 2.0g

いわしの和風レモン煮

[材料] 4人分
- いわし ……………………… 8尾
- レモン ……………………… 3個
- A
  - 赤とうがらし ……………… 1本
  - しょうがの薄切り ………… 3枚
  - 水 ………………………… 大さじ3
  - 酒、しょうゆ …………… 各大さじ4
  - みりん、砂糖 …………… 各大さじ2
- キャベツ ……………… 1/4個（400g）

[作り方]
1　いわしは頭を切り落とし、腹に切り目を入れて内臓をかき出す。水で洗い、水気をふく。
2　レモン2個は汁をしぼり、残り1個は皮を厚めにむき、5mm厚さの輪切りにして種を取る。
3　鍋にいわしを並べ、A、2のレモン汁を加えて火にかける。煮立ったら火を弱め、ふたをして20分ほど煮る。
4　キャベツは熱湯でさっとゆで、冷水にとって冷まし、4cm角に切る。
5　3にレモンの輪切りを加えて7～8分煮、最後にキャベツを加えてさっと煮る。（大庭）

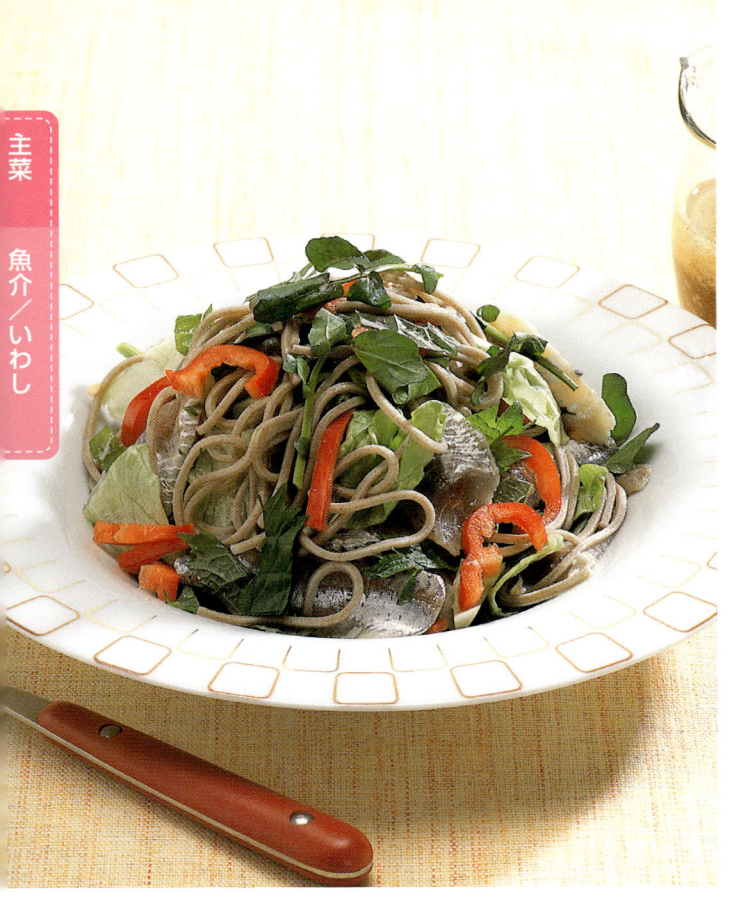

生のいわしをサラダ風に食べる

いわし入りそばサラダ

[1人分] エネルギー **286kcal** | コレステロール **33mg** | 食物繊維 **2.7g**

[材料] 4人分
- いわし(刺身用・三枚おろし)……200g
- 日本そば(乾燥)……100g
- クレソン……1束(100g)
- 赤ピーマン……2個(60g)
- レタス……1/2個(150g)
- 青じそ……20枚
- A
  - サラダ油、酢、だし……各大さじ2
  - 塩、こしょう……各少々
  - しょうゆ……大さじ1/2
  - すり白ごま……大さじ1

[作り方]
1. いわしは食べやすく切る。そばはかためにゆでて冷水で洗い、水気をきる。
2. 赤ピーマンはへたと種を取り、そのまま電子レンジで約2分加熱し、水にくぐらせて細切りにする。クレソンはかたい茎を除き食べやすくちぎる。レタスも一口大にちぎる。青じそは細切りにする。
3. Aをよく混ぜ、1、2の材料をあえて器に盛る。

（池上）

カラリと揚がったアツアツを

揚げいわしのホットサラダ

[1人分] エネルギー **241kcal** | コレステロール **33mg** | 食物繊維 **2.2g**

[材料] 4人分
- いわし……4尾
- 小麦粉、塩、こしょう……各少々
- 揚げ油……適量
- なす……2個
- ピーマン(緑、赤、黄)……各2個
- 玉ねぎ……1/2個
- オリーブ油(なければサラダ油)……小さじ4
- にんにくの薄切り……1かけ分
- A
  - 白ワインビネガー(酢でもよい)……1/2カップ
  - レモン汁、青じそのみじん切り……各小さじ2
  - アンチョビのみじん切り……1枚分
  - 塩、こしょう……各少々
- セルフィーユなど……適量

[作り方]
1. いわしは三枚におろして、塩、こしょうを振って小麦粉をまぶし、高温の揚げ油でカラリと揚げる。
2. なすは皮を縞めにむいて半分に割り、縦1cm幅に切る。ピーマンは縦1cm幅に、玉ねぎは1cm幅のくし形に切る。
3. フライパンにオリーブ油を熱し、にんにくを炒め、なす、ピーマン、玉ねぎの順に加えていき、中火でしんなりするまで炒める。
4. Aを混ぜ合わせて1と3をあえる。器に盛りつけ、セルフィーユなどを飾る。（信太）

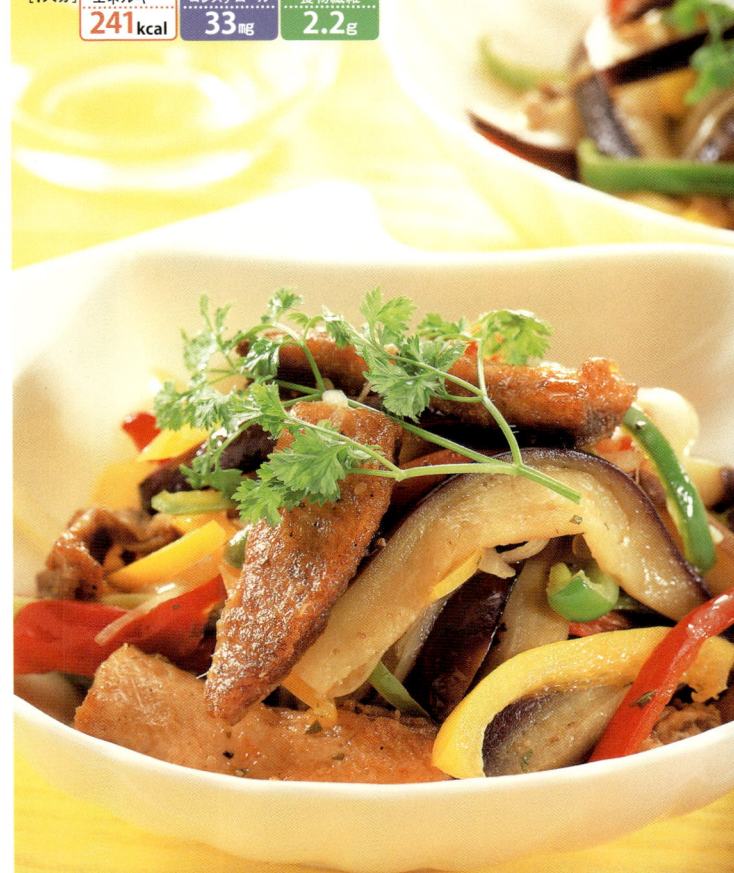

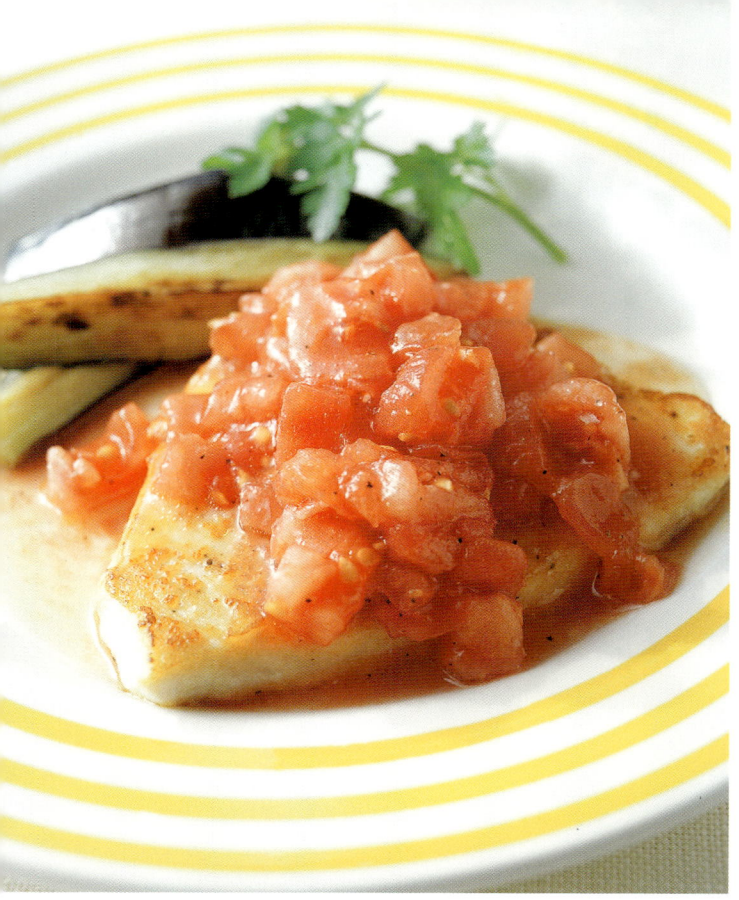

生トマトのソースでイタリア風に
かじきのムニエル トマトソース添え

[1人分] エネルギー **250**kcal　コレステロール **72**mg　食物繊維 **2.5**g

[材料] 4人分
- かじき ……… 4切れ
- 小麦粉 ……… 適量
- トマト ……… 3個
- A ┌ 塩 ……… 小さじ2/3
　　└ こしょう ……… 少々
- A ┌ レモン汁 … 大さじ1/2
- なす ……… 3本
- 塩、こしょう …… 各適量
- サラダ油 ……… 大さじ2
- イタリアンパセリ（あれば）…少々

[作り方]
1. かじきは両面に軽く塩、こしょうを振る。
2. トマトはへたを取って8mm角に切り、ボウルに入れてAを混ぜトマトソースを作る。
3. なすはへたを取り、縦4等分に切る。
4. フライパンにサラダ油の半量を熱し、中火でなすを焼きつける。塩、こしょう各少々を振り、ふたをして3分ほど弱火で蒸し焼きにして取り出す。
5. **4**のフライパンに残りのサラダ油を足し、かじきに小麦粉をまぶして入れる。中火で両面を焼き、ふたをして2分ほど蒸し焼きにする。
6. かじきを器に盛ってなすを添え、**2**をたっぷりかけ、あればイタリアンパセリを飾る。（大庭）

コクのあるごまだれで香ばしい焼き上がり
かじきのごま風味串焼き

[1人分] エネルギー **201**kcal　コレステロール **53**mg　食物繊維 **0.9**g

[材料] 4人分
- めかじき … 3切れ（300g）
- A ┌ 塩 ……… 少々
　　└ 酒 ……… 大さじ1/2
- 練り白ごま（クリームタイプ）……… 大さじ3
- B ┌ しょうゆ … 大さじ2
　　├ おろしにんにく … 少々
　　├ おろししょうが … 小さじ1/2
　　└ 豆板醤 ……… 少々
- ごま油 ……… 小さじ1
- ミント（あれば）… 適量

[作り方]
1. かじきは2.5cm角くらいに切り、Aをからめる。
2. ボウルに練りごまを入れ、Bを加えてよく混ぜ、最後にごま油を混ぜる。
3. かじきを3切れずつ串に刺す。
4. グリルを熱して**3**を並べ、中火で4分ほど焼き、裏返して2〜3分焼く。**2**を塗って弱火でさらに1〜2分、焼き色がつくまで焼く。
5. 器に盛り、あればミントを添える。（大庭）

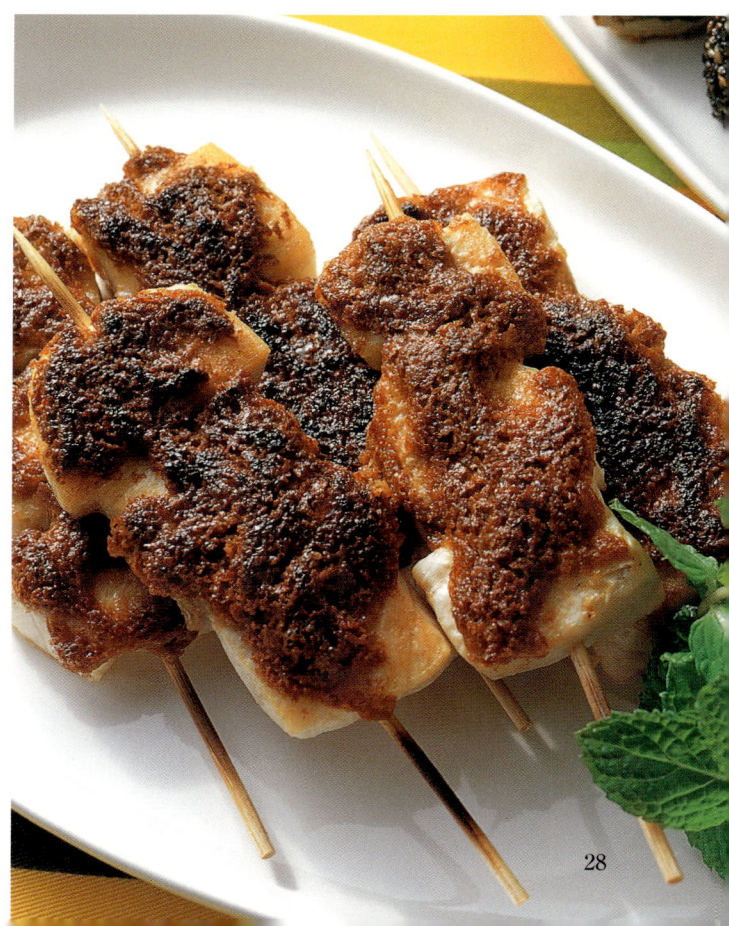

主菜 魚介／かじき・かつお

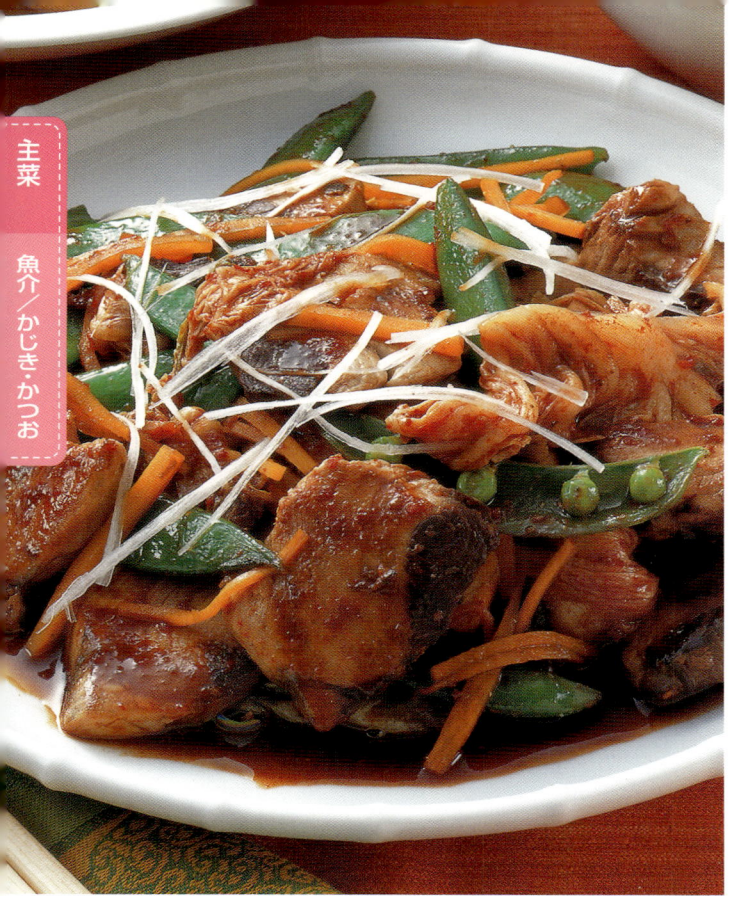

辛みの刺激が味を引きしめる
かつおとキムチの炒め物

[1人分] エネルギー **211**kcal コレステロール **53**mg 食物繊維 **2.3**g

[材料] 4人分
かつお……………1節
白菜キムチ………150g
にんじん…………4cm
スナップえんどう…120g
A［しょうゆ……大さじ4
　コチュジャン、砂糖、
すり白ごま
　…………各大さじ1
おろしにんにく
　………………小さじ1
ねぎのせん切り……4cm分
ごま油…………大さじ1

[作り方]
1 かつおは1cm幅に切る。
2 キムチはざく切りにし、にんじんはせん切りにする。スナップえんどうは筋を取り、さっとゆでる。
3 Aは混ぜ合わせておく。
4 フライパンにごま油を熱して1のかつおを強火で焼きつけ、2を加えて手早く炒める。全体に油がまわったら、Aで調味する。
5 器に盛ってねぎを散らす。（浜内）

緑の木の芽と黄色の卵で彩りよく
かつおの木の芽卵焼き

[材料] 4人分
かつお（刺身用）…350〜400g
片栗粉………大さじ4〜6
卵（Sサイズ）………2個
木の芽………16〜20枚
スナップえんどう…100g
ゆでたけのこ………100g
塩………………適量
こしょう………少々
A［酢………大さじ1/2
　しょうゆ……大さじ1
サラダ油………適量
ごま油………大さじ1

[作り方]
1 かつおは2cm厚さの大きめの切り身にして塩少々を振り、片栗粉をまんべんなくまぶす。
2 木の芽をみじん切りにし、卵、塩少々と溶き混ぜる。
3 スナップえんどうは筋を取り、たけのこは薄切りにする。
4 フライパンにサラダ油少々を熱してスナップえんどうを炒め、たけのこを加えて炒め合わせ、塩、こしょう各少々で調味して取り出す。
5 4のフライパンにサラダ油大さじ1とごま油を熱し、かつおに2の卵衣をたっぷりつけて両面を色よく焼く。
6 かつおを器に盛って4を添え、Aを合わせた酢じょうゆをつけて食べる。（髙城）

[1人分] エネルギー **240**kcal コレステロール **160**mg 食物繊維 **1.4**g

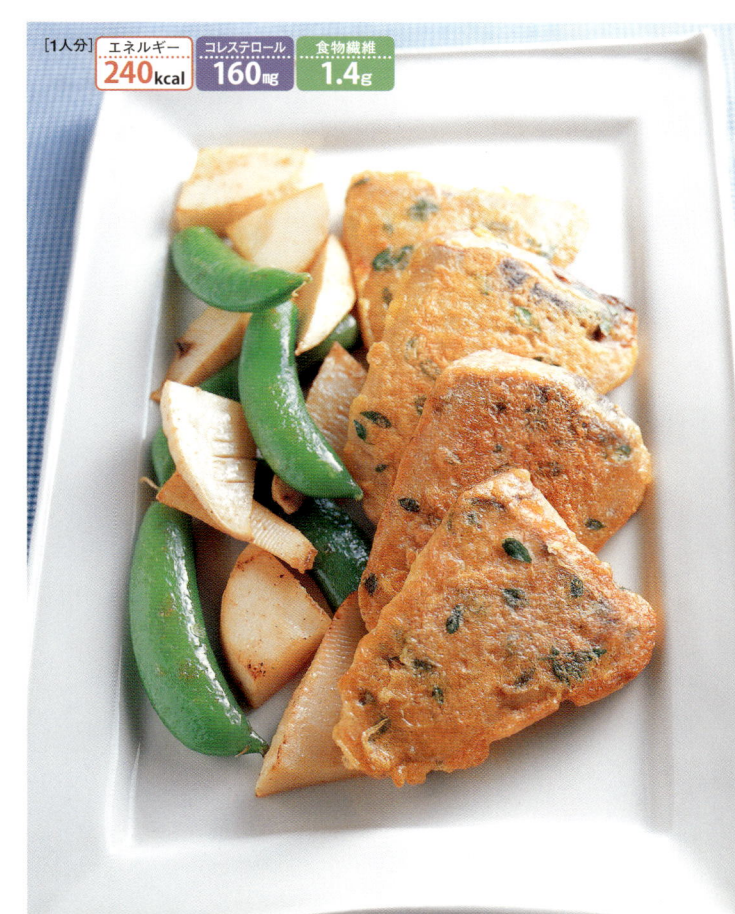

定番メニューを香味野菜でアレンジ
かつおのたたきサラダ

[1人分] エネルギー **178**kcal ｜ コレステロール **45**mg ｜ 食物繊維 **1.5**g

[材料] 4人分
- かつお……………………1節（300g）
- 塩………………………………小さじ1
- にんにくの薄切り……………1かけ分
- オリーブ油……………………大さじ1
- クレソン…………………………1束
- 青じそ……………………………10枚
- 玉ねぎ……………………………1個
- みょうが…………………………4個
- ラディッシュ（あれば）………適量
- A ┌ 酢、しょうゆ……………各大さじ2
　 └ オリーブ油………………大さじ1

[作り方]
1 かつおは塩を振る。
2 クレソンはかたい茎を除いて食べやすくちぎる。青じそ、玉ねぎ、みょうがはせん切りに、ラディッシュは輪切りにして水にさらし、よく水気をきる。
3 フライパンににんにくとオリーブ油を入れ、弱火で熱する。香りが出たらにんにくを取り出し、強火にしてかつおを入れ、手早く三面を焼いて取り出す。冷めたら、刺身よりやや厚めに切る。
4 Aを合わせ、3のフライパンに残った焼き油を加えて混ぜる。
5 器に2を盛り、かつおをのせて4のソースをかける。（池上）

MEMO　食材情報

かつおの栄養
かつおは良質たんぱく質やビタミンB₁、D、鉄などの豊富な魚で、コレステロール対策に有効なEPAも多く含んでいます。かつおの旬は初夏と秋の2回あり、それぞれ初がつお、戻りがつおと呼ばれますが、栄養面では、かつおが十分に栄養をつけた戻りがつおが勝ります。栄養は血合い部分に多いので、むだなく食べてください。

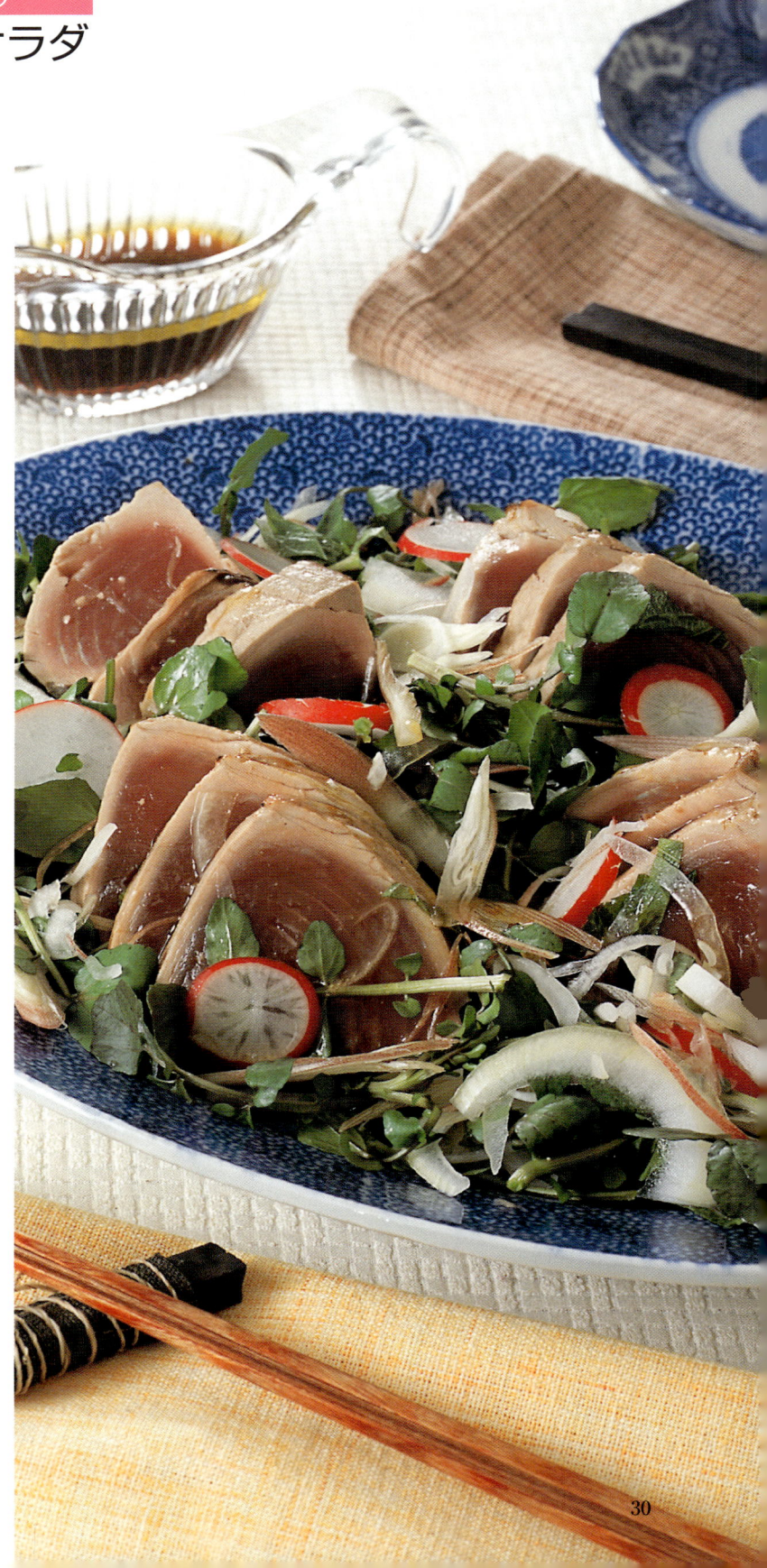

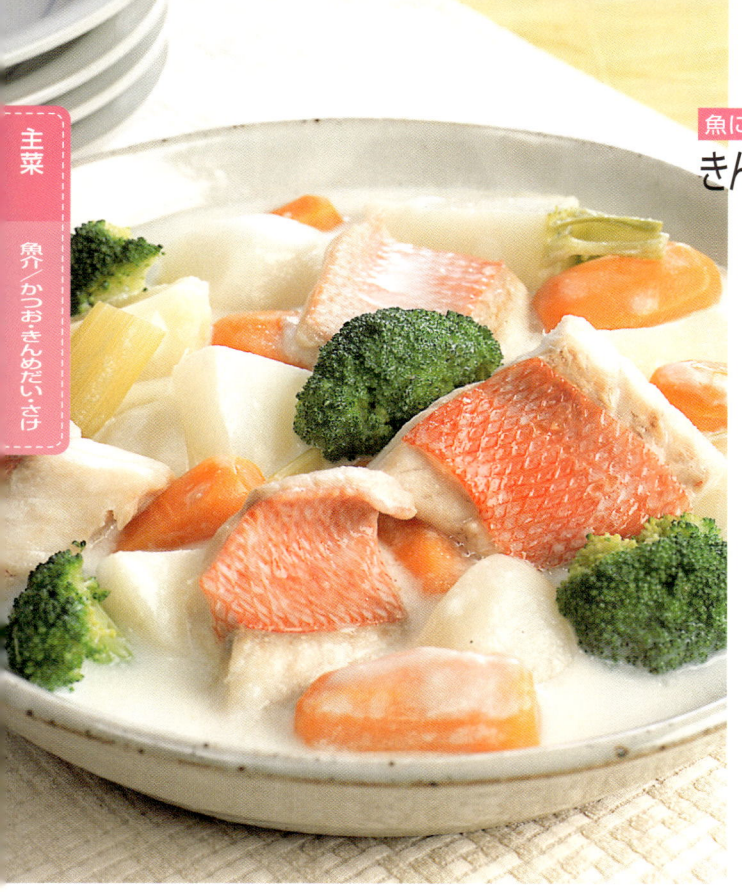

魚に野菜たっぷりで栄養バランスのよい
きんめだいとかぶのクリームシチュー

[1人分] エネルギー **284**kcal コレステロール **63**mg 食物繊維 **5.4**g

[材料] 4人分

きんめだい	4切れ	セロリ	2本
かぶ	4個	牛乳	2カップ
にんじん	1本	固形スープ	1個
じゃがいも	1個	塩、こしょう	各少々
ブロッコリー	1株	片栗粉	適量

[作り方]

1 きんめだいは骨を除いて半分に切り、両面に塩（分量外）を振り、身をしめる。かぶ、にんじん、じゃがいも、セロリは、食べやすい大きさに切る。ブロッコリーは小房に分け、さっとゆでる。

2 鍋ににんじん、じゃがいもとかぶるくらいの水、固形スープを入れて火にかけ、途中かぶとセロリを加えて、火が通るまで煮る。

3 牛乳に片栗粉大さじ1 1/2を混ぜ合わせて**2**に流し入れ、塩、こしょうで調味する。弱火でさらに4〜5分煮る。

4 きんめだいに熱湯をまわしかけ、水気をふいて片栗粉適量をまぶす。**3**に入れて少々煮てから、ブロッコリーを加えて火を通す。（池上）

おもてなし向きの和風料理
さけの奉書焼き

[1人分] エネルギー **283**kcal コレステロール **42**mg 食物繊維 **5.1**g

[材料] 4人分

生ざけ	2切れ	むきぎんなん	12個
塩	少々	A[白みそ	大さじ2
生しいたけ	8枚	みりん	大さじ1]
まいたけ	1パック	三つ葉	4本
里いも	小8個	すだち	1個
黒ごま	小さじ1	バター	大さじ2
栗の甘露煮	8個		

[作り方]

1 さけは半分に切り、塩を振る。Aは混ぜ合わせておく。

2 しいたけは笠を飾り切りにし、まいたけは食べやすく裂く。里いもはやわらかくなるまで蒸して上1/3の皮をむき、黒ごまをのせる。栗は焼き網で焼く。ぎんなんはゆでて串に刺す。

3 三つ葉はさっとゆでて1本ずつ結び、すだちは4等分に切る。

4 40cm長さのクッキングシートを4枚用意し、まいたけを敷いてさけを置き、Aとバターを等分にのせる。残りの**2**を添えて三辺を折りたたむ。

5 180℃に熱したオーブンで**4**を8〜10分焼き、開いて**3**を添える。（村田）

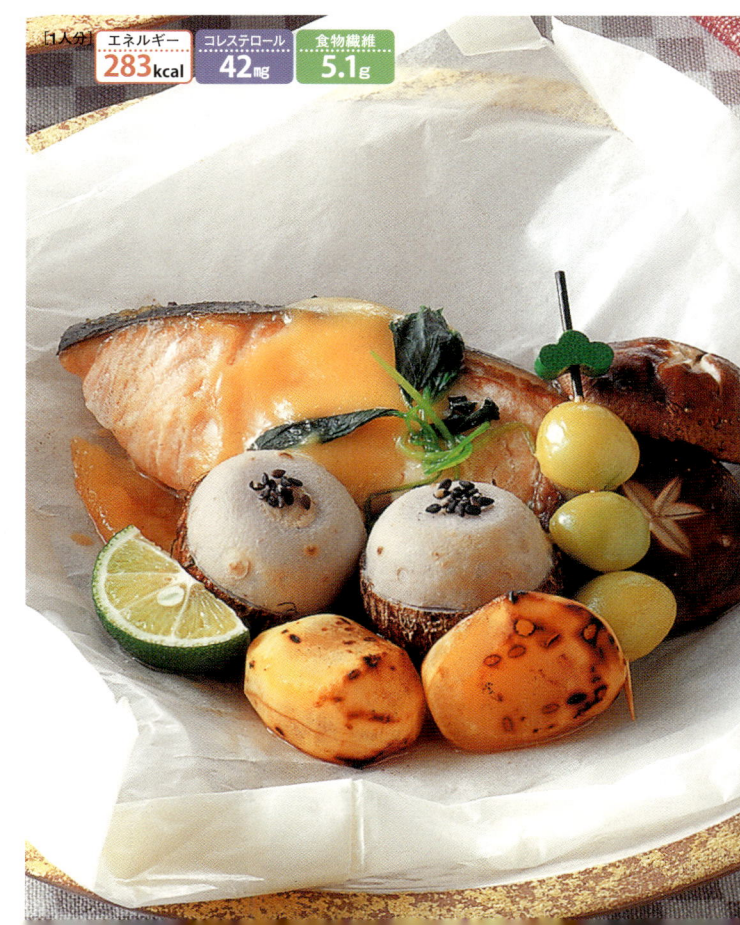

魚介と野菜を串に刺しグリルで焼く
魚介のブロシェット

[1人分] エネルギー **142kcal** / コレステロール **80mg** / 食物繊維 **2.3g**

[材料] 4人分
- 生ざけ …………………… 2切れ
- えび ………………………… 8尾
- 生しいたけ ………………… 4枚
- 芽キャベツ ………………… 4個
- ピーマン（緑・赤）……… 各2個
- 塩 …………………………… 少々
- A
  - トマトのみじん切り ……… 1個分
  - 玉ねぎのみじん切り …… 大さじ2
  - パセリのみじん切り …… 1枝分
  - 塩、こしょう …………… 各少々
- パセリ（あらいみじん切り）…… 少々

[作り方]
1 さけは2等分に切る。えびは殻をむき、背わたを取って洗う。しいたけは石づきを落として半分に切り、ピーマンは縦半分に切って種を取る。芽キャベツは半分に切る。

2 金串に**1**の具材をバランスよく刺し、塩を軽く振って、魚焼きグリルで両面をよく焼いて火を通す。

3 Aを混ぜ合わせて**2**にかけ、パセリを散らす。（関口）

MEMO 調理のポイント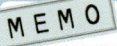

エネルギーダウンの調理法

魚介や野菜など、低エネルギーの食材でも、調理油を多く用いればエネルギー量は上がります。その点、グリル焼きなら油はいらず、香ばしさが食材の味を引き立てます。串焼きや網焼きなら、肉や魚に含まれる余分な脂質を落とす効果も。フッ素樹脂加工のフライパンも、油を控える調理に適しています。さまざまな食材を健康的に食べるために、調理法を工夫しましょう。

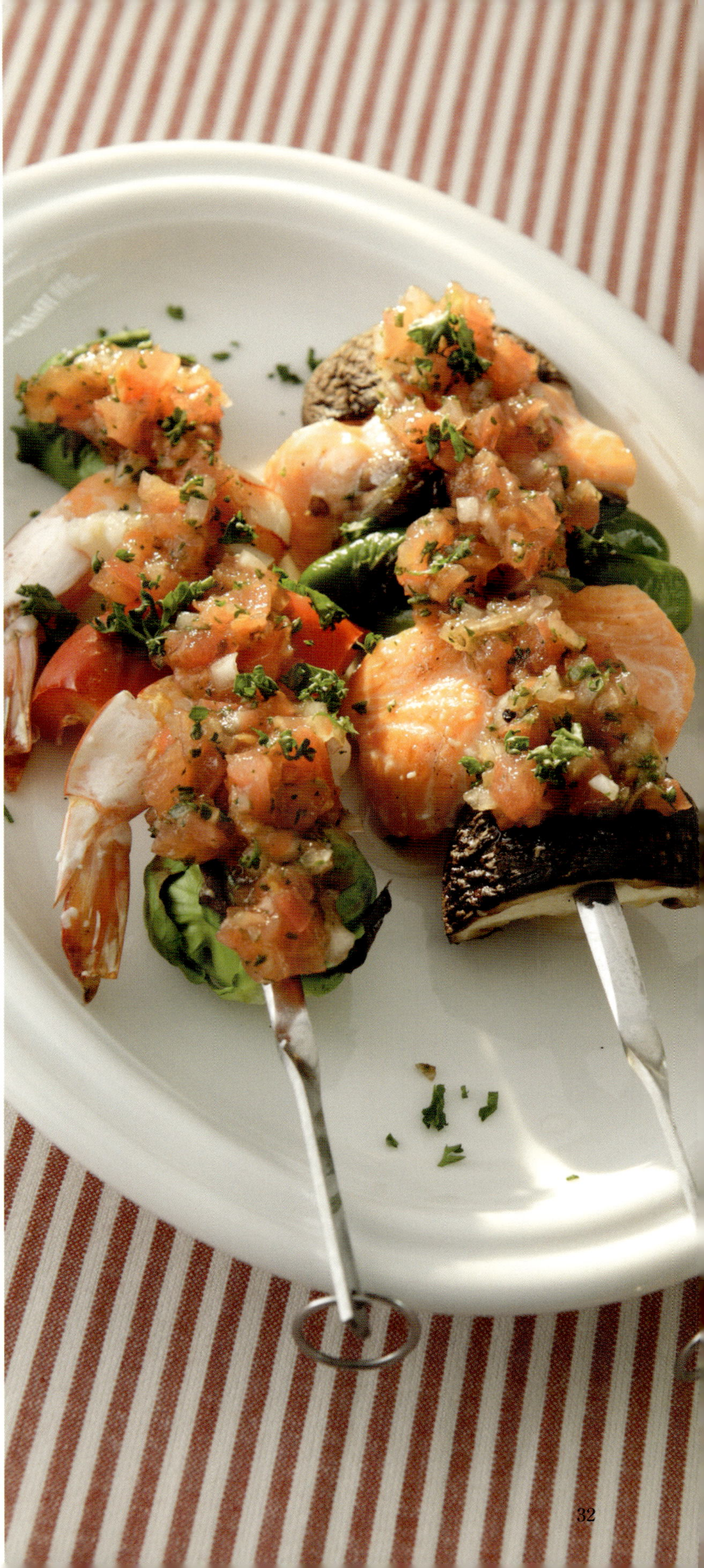

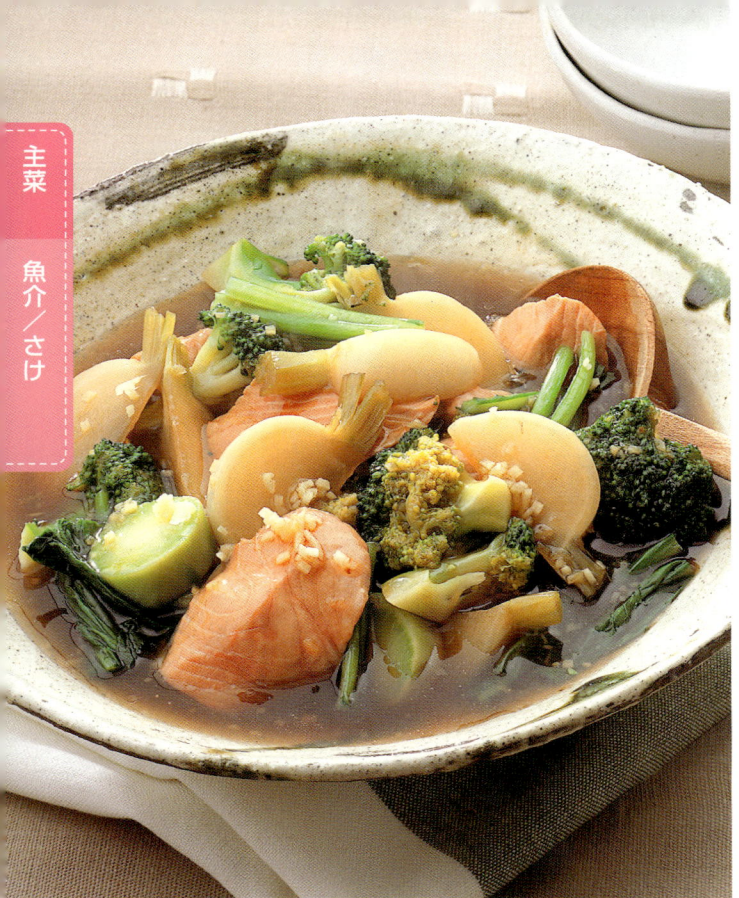

栄養分豊富なかぶの葉もむだなく利用

さけとかぶのくず煮

[1人分] エネルギー 103kcal / コレステロール 30mg / 食物繊維 2.0g

[材料] 4人分

- 生ざけ……2切れ
- 塩……少々
- かぶ（葉つき）……2個
- しょうがのみじん切り……1かけ分
- ブロッコリー……1/2株
- A
  - だし……2カップ
  - しょうゆ……大さじ2
  - みりん……大さじ2
- B
  - 片栗粉……大さじ1
  - 水……大さじ2

[作り方]

1 さけは一口大に切り、塩を振る。
2 かぶは洗って葉を切り落とし、皮はむかずに一口大に切る。ブロッコリーは小房に分け、茎はかたい部分をむいて食べやすい大きさに切る。
3 鍋にたっぷりの水を入れて沸騰させ、ブロッコリーを入れてかためにゆでる。ゆで上がる少し前に、かぶの葉を加えて一緒にゆで、ざるに上げて、4〜5cm長さに切る。
4 鍋にAを入れてひと煮立ちさせ、かぶ、しょうがを入れて2〜3分煮る。
5 4の鍋にさけを加え、火が通ったら、3、混ぜ合わせたBを加え、とろみをつける。（浜内）

オリーブとアンチョビのソースをサンド

秋ざけとなすのプロヴァンス風

[材料] 4人分

- 生ざけ（切り身）……4切れ
- なす……4個
- A
  - 黒オリーブ100g
  - ケッパー20g
  - アンチョビ40g
  - レモン汁、オリーブ油各大さじ1
  - 塩、こしょう各少々
- ミニトマト……8個
- さやいんげん……20本
- 塩、こしょう……各適量
- オリーブ油……大さじ2
- 白ワイン……大さじ2
- バター……大さじ1
- パセリのみじん切り……少々

[作り方]

1 さけは半冷凍状態にして皮を除き、厚みを半分に切って、塩、こしょう各少々を振る。
2 なすは1cm厚さの輪切りにし、両面に塩少々を振って15分ほどおき、アクをふき取る。フライパンにオリーブ油を熱し、なすを並べて両面に焦げ目をつけ、塩、こしょう各少々を振る。
3 Aはフードプロセッサーでペースト状にする。ミニトマトは薄切りにする。いんげんはかためにゆで、縦半分に切って、長ければ2等分にする。
4 耐熱容器にいんげんを敷き、さけ、A、なす、A、さけ、ミニトマトの順に重ねる。白ワインを振り、ちぎったバターをのせ、180℃のオーブンで15分ほど焼き、パセリを振る。（村田）

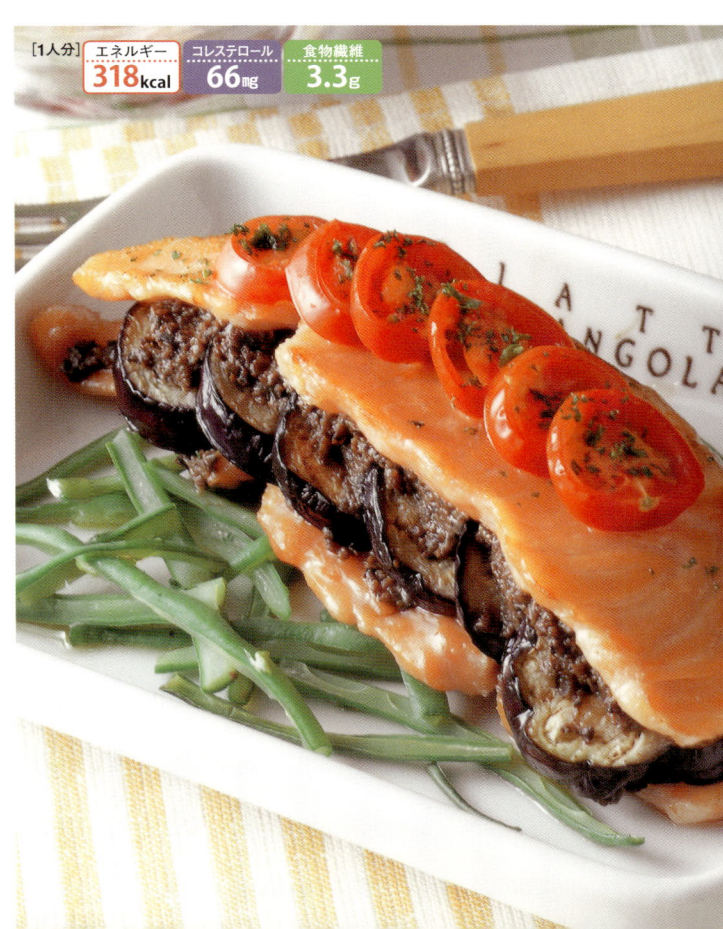

[1人分] エネルギー 318kcal / コレステロール 66mg / 食物繊維 3.3g

重ねて蒸すだけで本格中華味
さばの豆豉（トウチ）みそ蒸し

[1人分] エネルギー 321kcal　コレステロール 64mg　食物繊維 3.8g

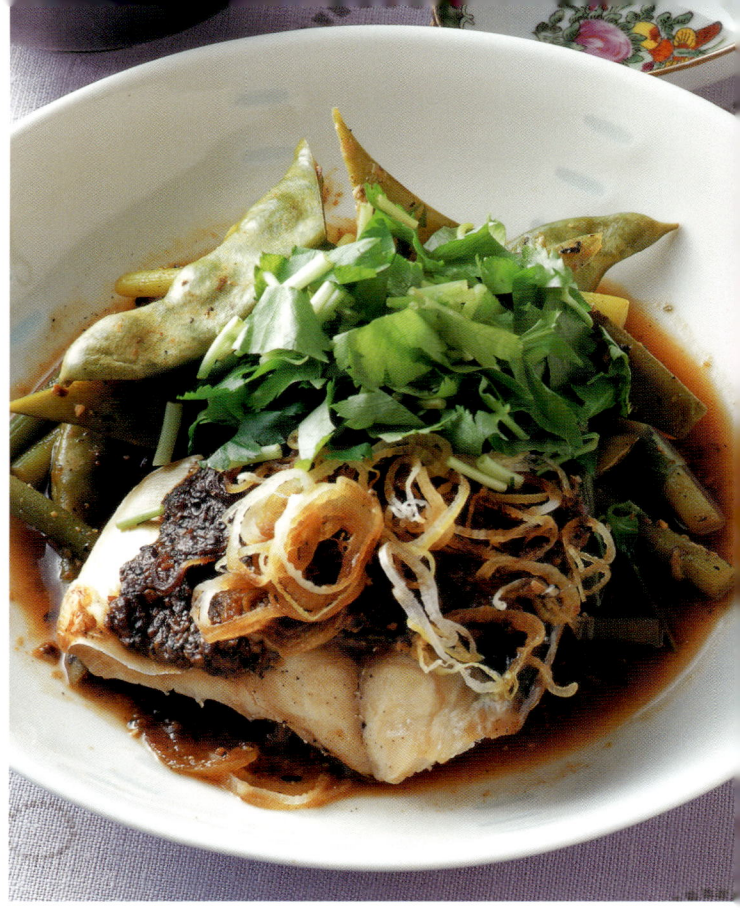

[材料] 4人分
- さば……………4切れ
- 塩………………少々
- モロッコいんげん…12本(200g)
- にんにくの茎…3束(150g)
- ねぎ……………1本
- 三つ葉…………1束
- 豆豉……………大さじ2
- A｛すり黒ごま…大さじ1／みそ…大さじ2／酒…大さじ3｝

[作り方]
1. さばは塩を振る。
2. いんげんは斜め3等分に切り、にんにくの茎は5cm長さに切る。ねぎは小口切りにし、三つ葉は1cm長さに刻む。
3. 豆豉はみじん切りにし、Aを混ぜる。
4. 皿かバットにいんげん、にんにくの茎を敷き、水気をふいたさばをのせる。3をかけてねぎをのせ、蒸気の上がった蒸し器に入れて、10分ほど強火で蒸す。
5. 器に盛って蒸し汁をかけ、三つ葉をのせる。
（村田）

＊豆豉は中華の調味料に用いる大豆発酵食品です。

衣つきで揚げてさばの脂質を逃がさない
揚げさばと野菜のみそだれかけ

[1人分] エネルギー 379kcal　コレステロール 56mg　食物繊維 3.1g

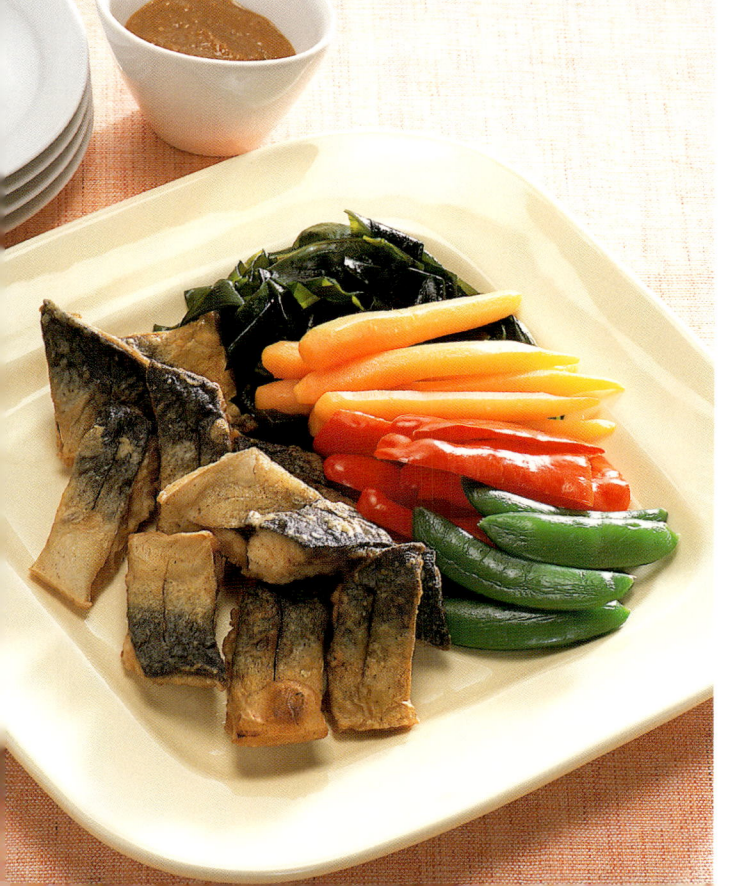

[材料] 4人分
- さば……………350g
- 小麦粉…………適量
- 揚げ油…………適量
- スナップえんどう…100g
- にんじん（またはミニキャロット）…100g
- 赤ピーマン……2個
- わかめ（塩蔵）…100g
- A｛みそ…大さじ2／砂糖…大さじ1/2／すり白ごま…大さじ1／しょうがのしぼり汁…1かけ分／だし…大さじ1｝

[作り方]
1. さばは食べやすい大きさに切り、小麦粉をまぶして、揚げ油でカラリと揚げる。
2. スナップえんどうは筋を取り、にんじんは5cm長さのスティック状に切る。赤ピーマンは縦半分に切ってへたと種を取り、さらに縦4〜6等分に切る。それぞれを熱湯でゆでる。わかめは塩抜きをして熱湯にさっと通し、ざく切りにする。
3. 1、2を器に盛り、Aを混ぜ合わせてかける。
（池上）

主菜　魚介／さば・さわら・さんま

さわらのかぶら蒸し桜あんかけ
白身魚で低エネルギーの蒸し料理を

[1人分] エネルギー 241kcal　コレステロール 60mg　食物繊維 3.3g

［材料］4人分
- さわら……4切れ
- A［酒……大さじ2／しょうゆ……大さじ1／しょうがのしぼり汁……小さじ1］
- かぶ……大4個
- かぶの葉（中心近くのやわらかい葉）……15本分
- 卵白……2個分
- 桜の花の塩漬け（塩抜きをする）……10輪
- 生しいたけ……2枚
- B［みりん……大さじ1／薄口しょうゆ……小さじ4］
- C［片栗粉、水……各大さじ1］

［作り方］
1. ポリ袋にさわらとAを入れ、1時間以上漬ける。
2. かぶはすりおろして、身と汁に分け、かぶの葉はみじん切りにする。卵白を溶きほぐして身と葉を混ぜ合わせる。
3. 1の汁気をふき、フライパンに入るサイズの皿に並べ、それぞれに2をこんもりとのせる。
4. 台になる平皿をフライパンに置き、その上に3の皿をのせ、3の皿の底まで水を注ぐ。ふたをして中火にかけ、15〜20分蒸して器に盛る。
5. 2のかぶの汁に水を足して2カップにし、鍋に入れる。みじん切りにした桜の花としいたけ、Bを加えて煮立て、合わせたCでとろみをつける。
6. 4に5をかけ、好みで桜の花を飾る。（藤原）

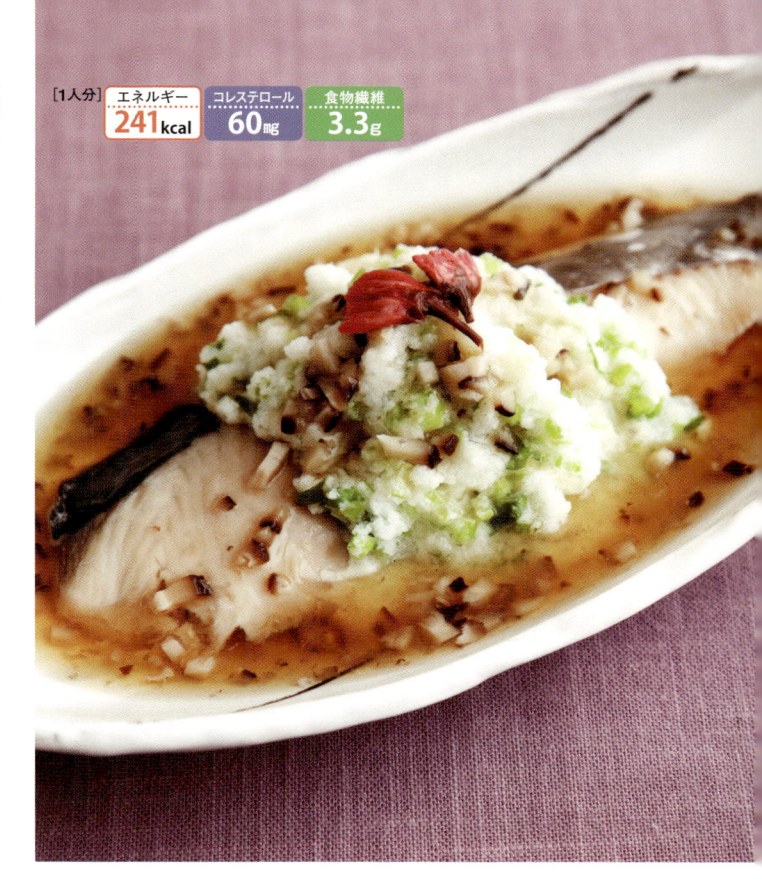

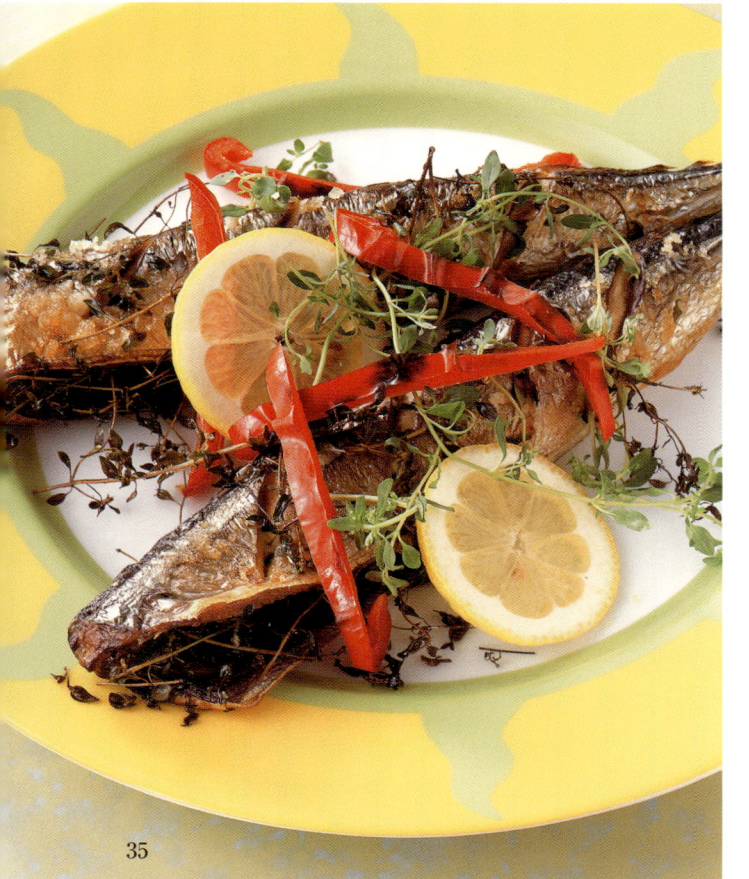

さんまの香草焼き
ハーブやレモンの香りを生かして薄味に

[1人分] エネルギー 365kcal　コレステロール 55mg　食物繊維 1.9g

［材料］4人分
- さんま……4尾
- 塩……小さじ2
- 赤ピーマン……1個
- タイム（生）……8本
- レモン……2個
- オリーブ油……大さじ3

［作り方］
1. さんまは頭と内臓を取り除き、塩を振って少しおく。レモンは4枚輪切りにし、残りをすべてしぼる。赤ピーマンは切ってへたと種を取り、焼いておく。
2. 1のさんまを天板にのせ、タイム4本、レモン汁、オリーブ油をかけて、180℃のオーブンで10分ほど焼く。
3. 2を皿に盛り、残りのタイム、レモンの輪切り、赤ピーマンを飾る。（葛西）

アジアンテイストで目先を変えて
さんまの韓国風刺身

[1人分] エネルギー **342kcal** / コレステロール **60mg** / 食物繊維 **1.5g**

[材料] 4人分
- さんま（刺身用の鮮度のよいもの）……4尾
- きゅうり……1本
- えのきたけ……1パック
- ねぎ……10cm
- サンチュ……1パック
- A
  - にんにく、ねぎのみじん切り……各大さじ1/2
  - コチュジャン、酢……各大さじ1 1/2
  - しょうゆ、砂糖……各大さじ1/2
  - ごま油……小さじ1

[作り方]
1. さんまは三枚におろして腹骨をそぎ取り、斜めに1.5cm幅に切る。
2. きゅうりは縦半分に切り、斜め薄切りにする。えのきたけは根元を落としてほぐし、さっとゆでてざるに上げる。
3. ねぎは5cm長さに切って芯を除き、細いせん切りにして水にさらす。
4. ボウルにAを入れて混ぜ、**2**とさんまを加えてあえる。
5. 器にサンチュを敷いて**4**を盛り、ねぎの水気をきって添える。（髙城）

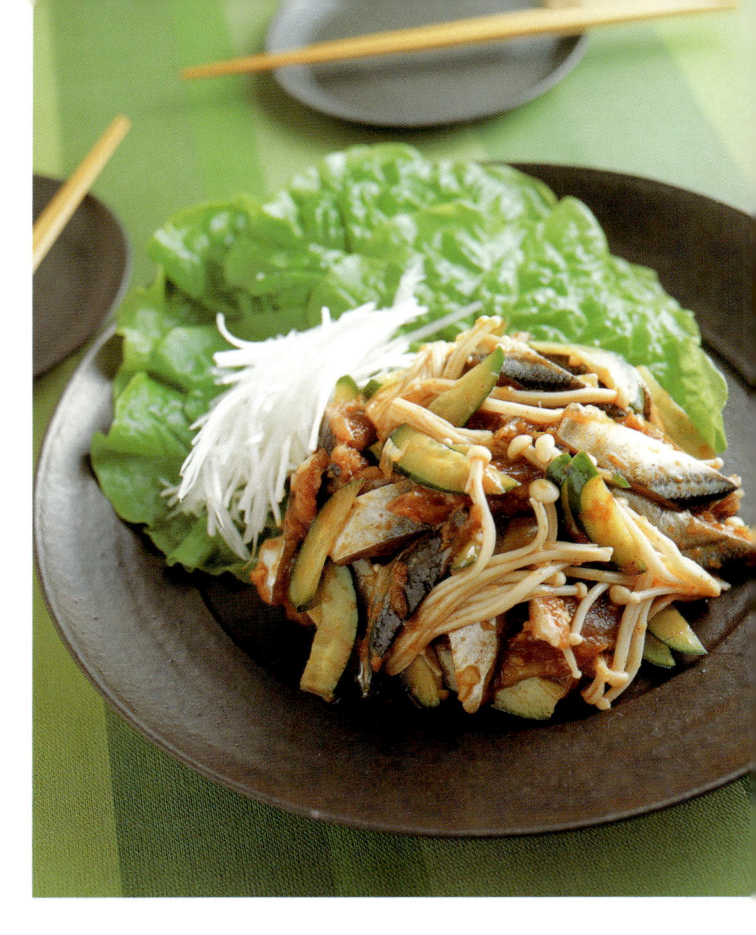

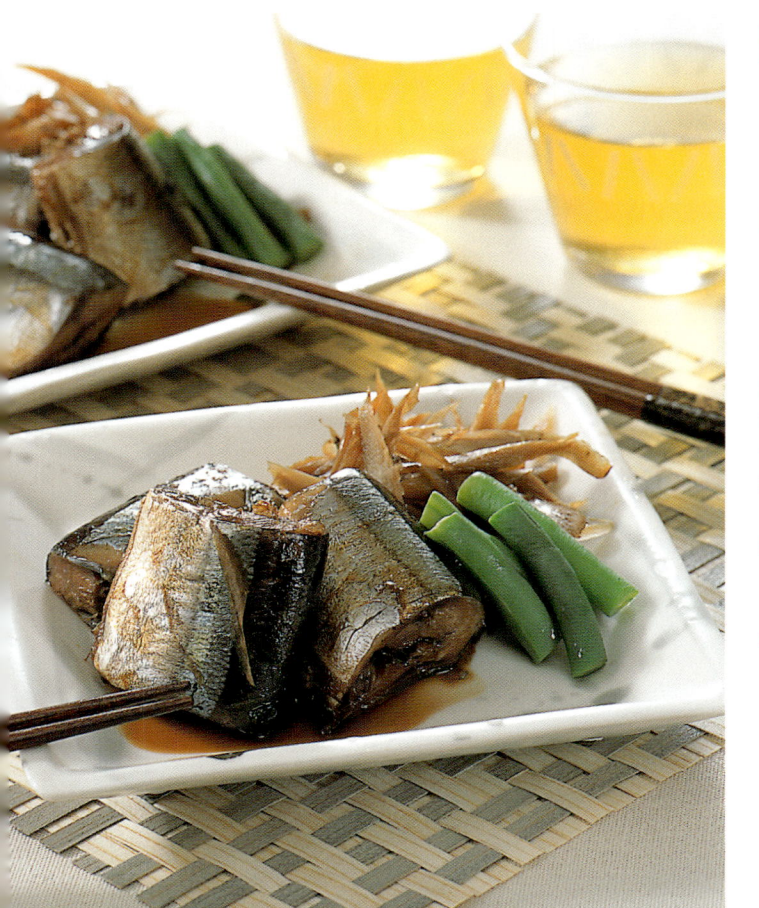

相性バツグンのごぼうと一緒に
さんまとごぼうの煮つけ

[1人分] エネルギー **388kcal** / コレステロール **62mg** / 食物繊維 **2.9g**

[材料] 4人分
- さんま……4尾
- ごぼう……200g
- さやいんげん……50g
- A
  - だし……2カップ
  - しょうゆ……大さじ3
  - 酒……大さじ4
  - 砂糖……大さじ1
- 七味とうがらし……適量

[作り方]
1. さんまは頭を落とし、内臓を抜き出し、腹の中をきれいに洗って2つか3つに切る。
2. ごぼうはよく洗い、ささがきにして水にさらす。いんげんはさっとゆでて半分に切る。
3. 鍋にAを入れて煮立て、水気をきったごぼうを加えて煮る。網じゃくしでごぼうを取り出し、この鍋にさんまを入れ30〜40分ほど煮含める。
4. 器にさんまとごぼうを盛り、いんげんを添える。好みで七味とうがらしを振る。（池上）

主菜 魚介／さんま・白身魚

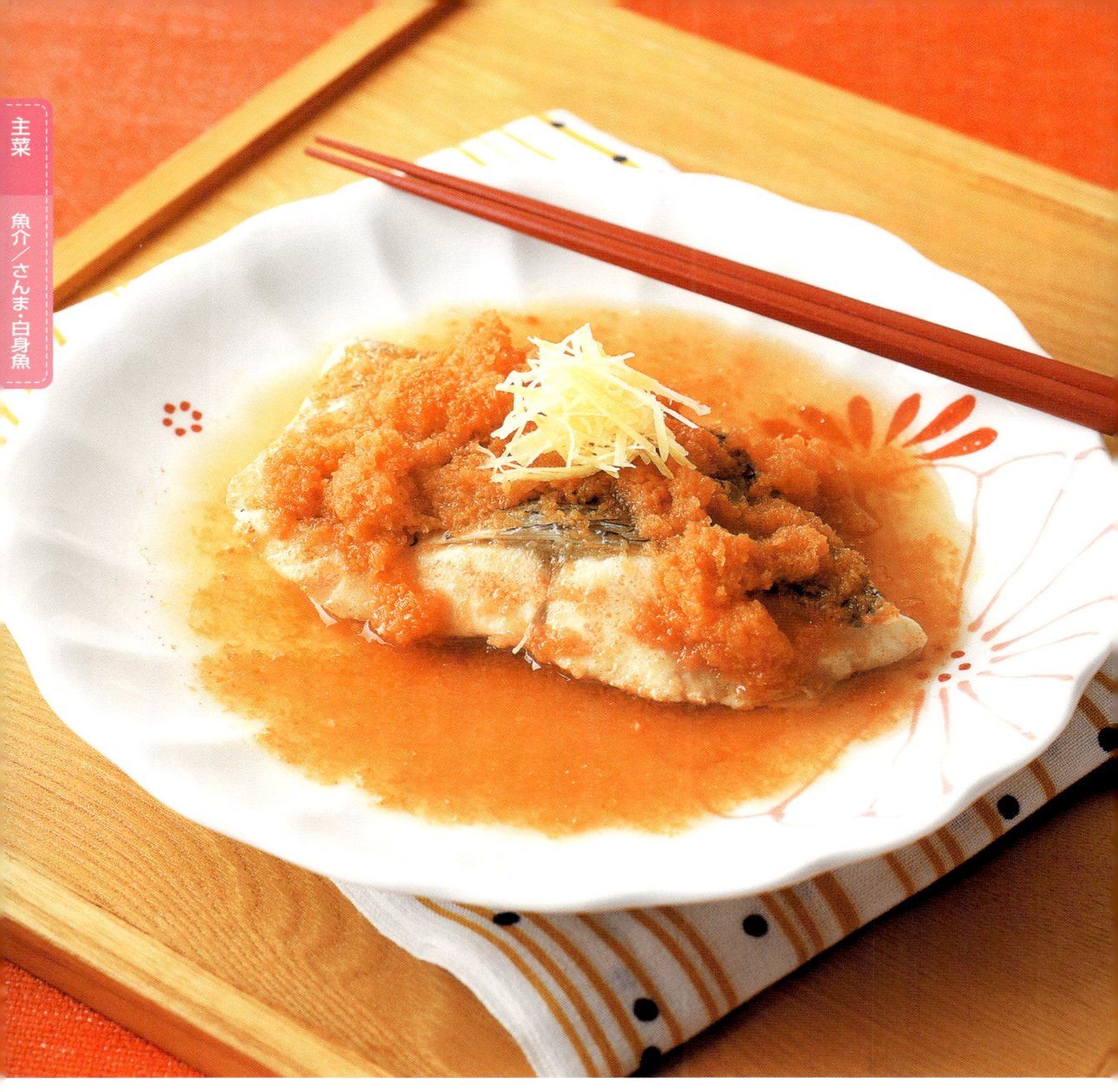

にんじんで煮込んだヘルシー煮魚

白身魚のおろしにんじん煮

[1人分] エネルギー **195kcal** / コレステロール **59mg** / 食物繊維 **2.7g**

[材料] 4人分
- 白身魚……………………4切れ
- にんじん……………………2本
- しょうが……………………2かけ
- A
  - 水……………………1 1/2カップ
  - 薄口しょうゆ……………大さじ1
  - 塩………………………小さじ1/3
  - みりん……………………大さじ2

＊白身魚はたい、たら、むつ、すずきなどで。

[作り方]
1 にんじんはよく洗って皮ごとすりおろす。
2 しょうがは皮をむき、半分は薄切りにし、残りはせん切りにして水にさらす。
3 鍋にAを入れて強火にかけ、ひと煮立ちしたら、白身魚、薄切りのしょうが、1のおろしにんじんを入れて落としぶたをし、中火弱で10分ほど煮る。
4 煮汁ごと器に盛り、せん切りのしょうがの水気をきってのせる。

（浜内）

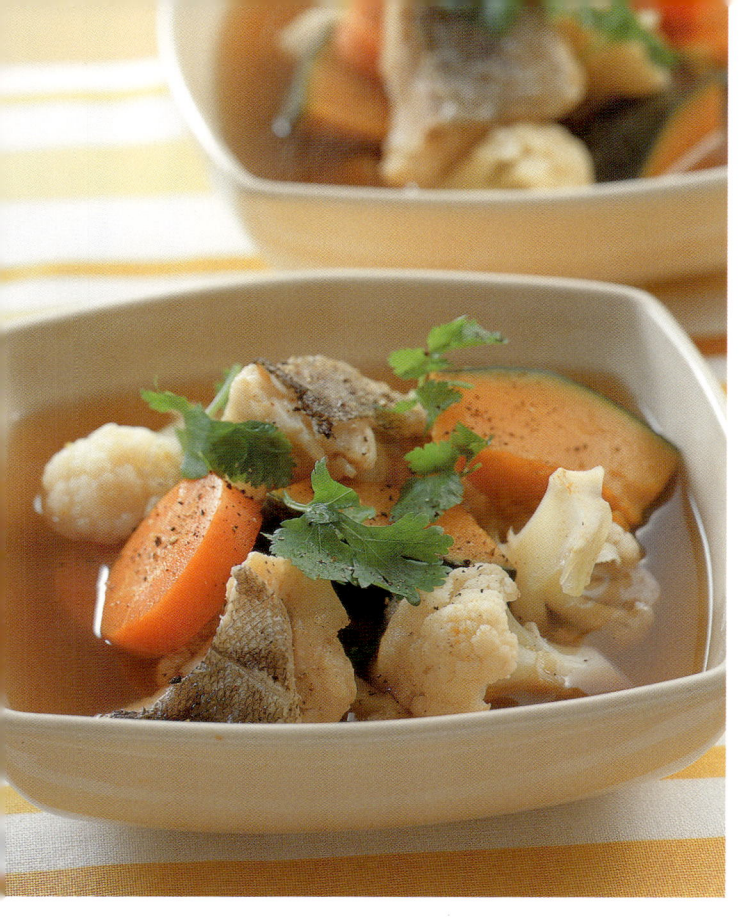

淡白なたらにスパイスの風味が生きる
たらのスパイスシチュー

[1人分] エネルギー **145**kcal コレステロール **47**mg 食物繊維 **5.6**g

[材料] 4人分

生たら……4切れ	鶏がらスープの素…小さじ2
カリフラワー……1/2株	A ┌ 塩……小さじ1/2
にんじん……1本（200g）	│ ナンプラー……大さじ2
かぼちゃ……280g	│ ガラムマサラ……小さじ1/4
玉ねぎ……1個	└ 黒こしょう……適量
にんにく……3かけ	香菜……少々

＊ナンプラーはタイの魚醤。ガラムマサラはインド料理で使うシナモン、クローブなど数種類を合わせた混合香辛料。

[作り方]

1　カリフラワーは小房に分け、にんじん、かぼちゃは一口大に切る。玉ねぎはくし形切りにし、にんにくは包丁の腹でつぶす。
2　鍋に**1**、水4カップ、鶏がらスープの素を入れて火にかけ、煮立ったらアクを取り、7〜8分煮る。
3　たらは一口大に切って**2**に加え、火が通ったらAで調味する。
4　器に盛り、香菜の葉を飾る。（浜内）

うまみを含んだ野菜もおいしい
たらの蒸し煮

[1人分] エネルギー **124**kcal コレステロール **50**mg 食物繊維 **1.0**g

[材料] 4人分

生たら……4切れ	パセリの軸……1本
塩……小さじ1/2	ローリエ……1枚
こしょう……少々	A ┌ マヨネーズ……大さじ2
にんじん……1/4本	│ レモン汁……小さじ1/2
玉ねぎ……1/2個	│ トマトケチャップ
セロリ……1/2本	└ ……大さじ1強
白ワイン……1/4カップ	

[作り方]

1　たらは塩、こしょうを振る。
2　にんじんはせん切りに、玉ねぎは薄切りにする。セロリは筋を取り、太めのせん切りにする。
3　鍋に**2**の野菜の1/2量を敷いて、**1**を並べ、残りの1/2量の野菜をのせ、白ワインと水1/4カップ、パセリの軸、ローリエを加えて火にかける。沸騰したら鍋にふたをし、中火で7〜8分蒸し煮にする。
4　Aを混ぜ合わせてソースを作る。
5　**3**の野菜とたらを器に盛り、**4**のソースをかける。（髙城）

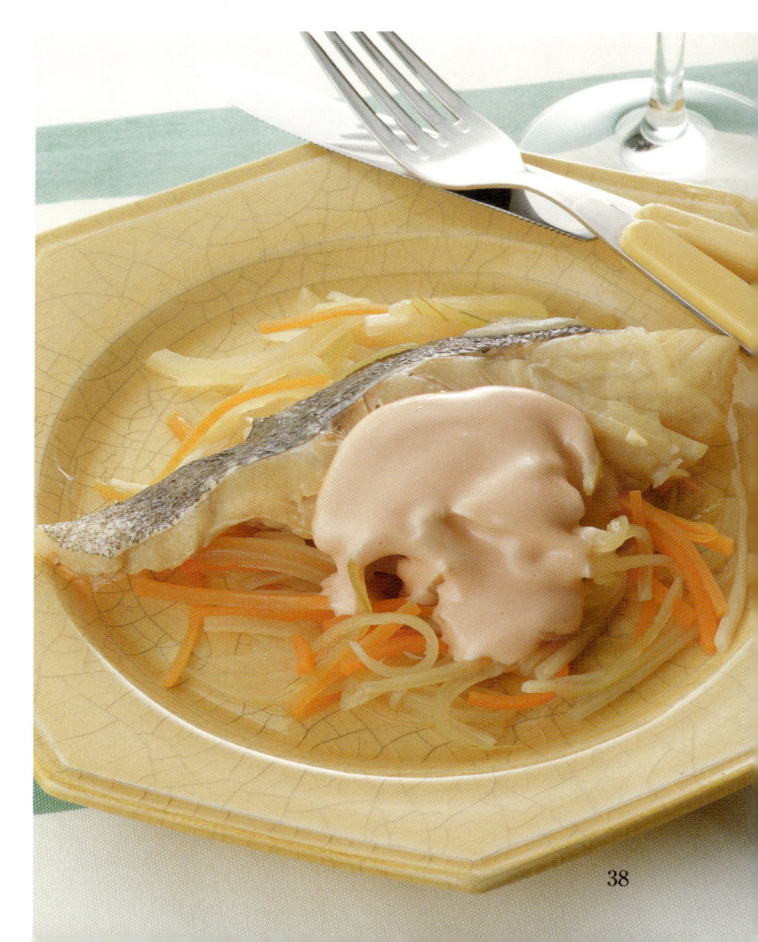

主菜　魚介/たら・はまち・ぶり

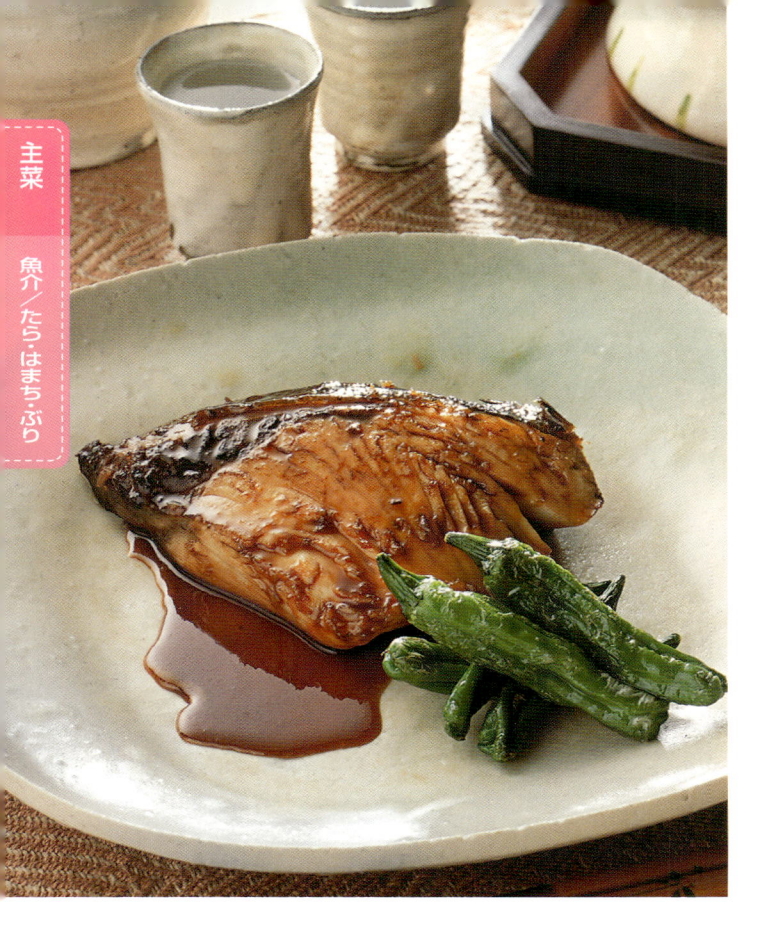

フライパンで照りよく仕上げる
はまちの照り焼き

[1人分] エネルギー 291kcal　コレステロール 72mg　食物繊維 0.6g

[材料] 4人分
はまち（100gの切り身）……4切れ
みりん、しょうゆ……各大さじ2
ししとうがらし……20本
サラダ油………小さじ3

[作り方]
1　はまちはペーパータオルなどで水気をふく。バットにみりん、しょうゆを混ぜ合わせてはまちを入れ、下味をつける。
2　ししとうがらしは茎を少し切って切り目を入れる。フライパンを熱してサラダ油小さじ1を流し、ししとうがらしをさっと炒めて取り出す。
3　2のフライパンに残りのサラダ油を足す。1のはまちを皮目を下にして入れ、強めの中火で両面にこんがりと焼き色をつける。
4　フライパンの余分な油を捨てて、1の漬け汁を加え、ふたをして火を弱め、蒸し焼きにする。
5　火が通ったらふたを取り、汁をからめて照りよく仕上げ、器に盛って、2を添える。（髙城）

脂ののった旬の時期におすすめ
ぶりの中華風煮つけ

[1人分] エネルギー 287kcal　コレステロール 49mg　食物繊維 1.8g

[材料] 4人分
ぶり（骨つき）……450g
A［しょうゆ、酒…各少々
ゆでたけのこ……150g
ねぎ………………8cm
生しいたけ………4枚
B［水……………2カップ
　 しょうゆ…大さじ2 1/2
オイスターソース………大さじ1 1/2
　 酒、砂糖…各大さじ1
しょうがの薄切り…1かけ分
C［片栗粉…大さじ1/2
　 水………大さじ1
揚げ油……………適量

[作り方]
1　ぶりはうろこをこそげて水で洗い、食べやすい大きさに骨ごと切る。Aをからめて低温の揚げ油で揚げ、ざるに並べて熱湯をまわしかけ、油抜きをする。
2　たけのこは一口大に切り、ねぎは3〜4cm長さに切り、しいたけは石づきを取る。
3　鍋にBを入れて煮立て、しょうが、1、2を加えて強火で煮る。汁気が少なくなってきたら、Cを合わせて加え、とろみをつける。（浜内）

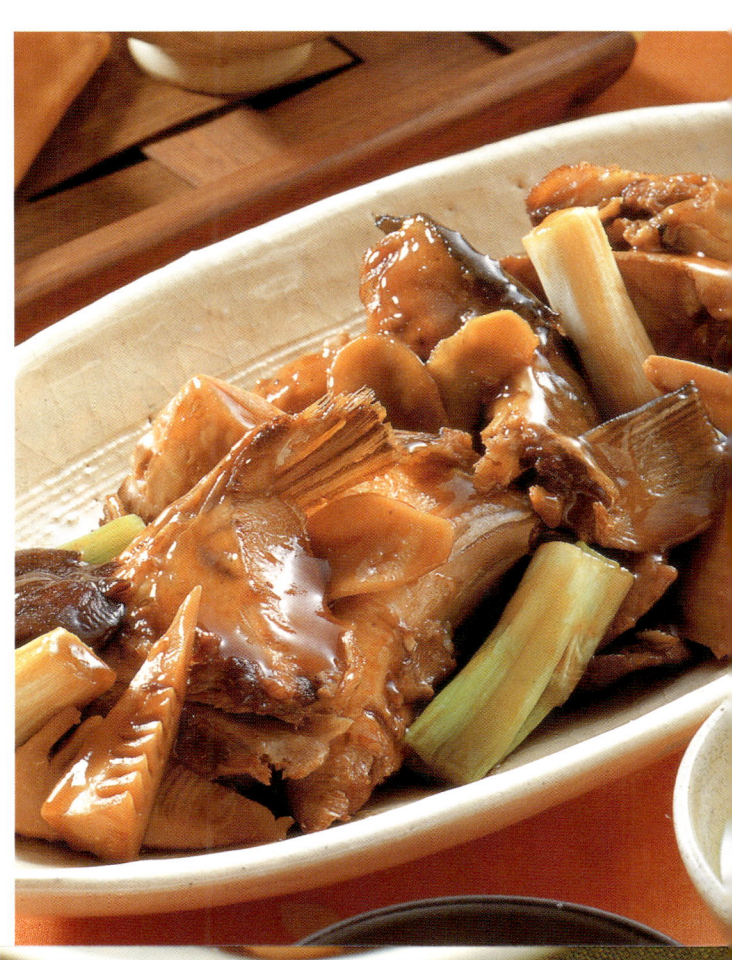

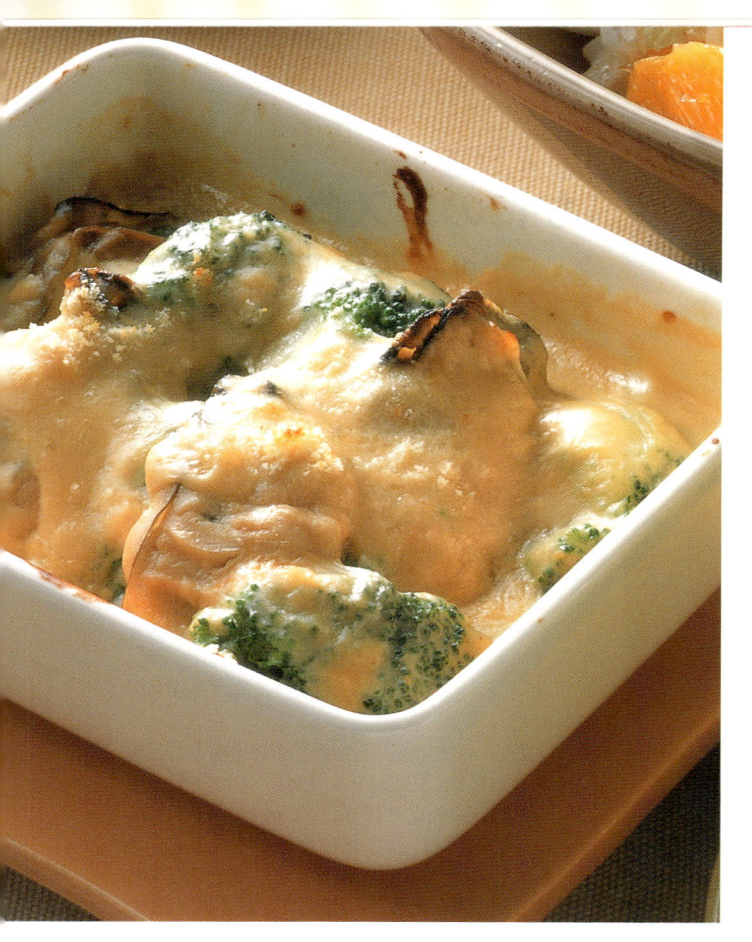

栄養豊富なかきと野菜で免疫力アップ

かきとブロッコリーのみそグラタン

[1人分] エネルギー 192kcal／コレステロール 50mg／食物繊維 2.1g

[材料] 4人分
- かき（加熱用むき身）……200g
- ブロッコリー……1株（300g）
- 塩……適量
- 白ワイン……大さじ2
- バター……大さじ1 1/2
- 小麦粉……大さじ2
- 牛乳……2カップ
- みそ……大さじ1 1/2
- ナツメグ……少々
- 粉チーズ……10g

[作り方]
1 かきは塩水で振り洗いし、水気をきる。沸騰した湯にさっとくぐらせてざるに上げ、白ワインを振る。
2 ブロッコリーは小房に分け、熱湯でゆでる。
3 鍋にバターを溶かして小麦粉を加え、よく混ぜながら炒め、牛乳を加えて溶きのばし、みそを混ぜる。沸騰したら弱火にし、とろみが出たらナツメグを振る。
4 耐熱容器にバター（分量外）を塗って**3**の1/4量を敷き、**1**、**2**を並べて残りの**3**をかける。チーズを振り、200℃のオーブンで20分ほど焼く。

（髙城）

下揚げなしで煮込んで作る

八宝菜

[1人分] エネルギー 96kcal／コレステロール 84mg／食物繊維 6.0g

[材料] 4人分
- 冷凍シーフードミックス（あさり、えび、いか）……200g
- A ┌ 酒、しょうゆ各小さじ1
    │ しょうがのしぼり汁小さじ1/3
    └ 片栗粉大さじ1/2
- 干ししいたけ……5枚
- しらたき……200g
- ボンレスハム……40g
- にんじん……1/2本（100g）
- ゆでたけのこ……150g
- チンゲンサイ……2株
- ねぎ……1/2本
- しょうが……1かけ
- B ┌ しょうゆ、鶏がらスープの素……各小さじ2

[作り方]
1 シーフードミックスは解凍し、Aをもみ込む。
2 干ししいたけは水3カップでもどし、石づきを取って1cm幅に切る。もどし汁はとっておく。しらたきはさっとゆでて食べやすく切る。
3 ハムは2cm角に、にんじんとたけのこは薄切りにする。チンゲンサイは葉をざく切り、茎はそぎ切りにする。ねぎとしょうがはみじん切りにする。
4 フッ素樹脂加工の炒め鍋に**2**を入れ、チンゲンサイの葉以外の**3**を加えて強火にかける。沸騰したらアクをとってBを加え、煮汁が1/2カップくらいになるまで煮詰め、チンゲンサイの葉を加える。
5 **4**に**1**を加えて火を通す。（大沼）

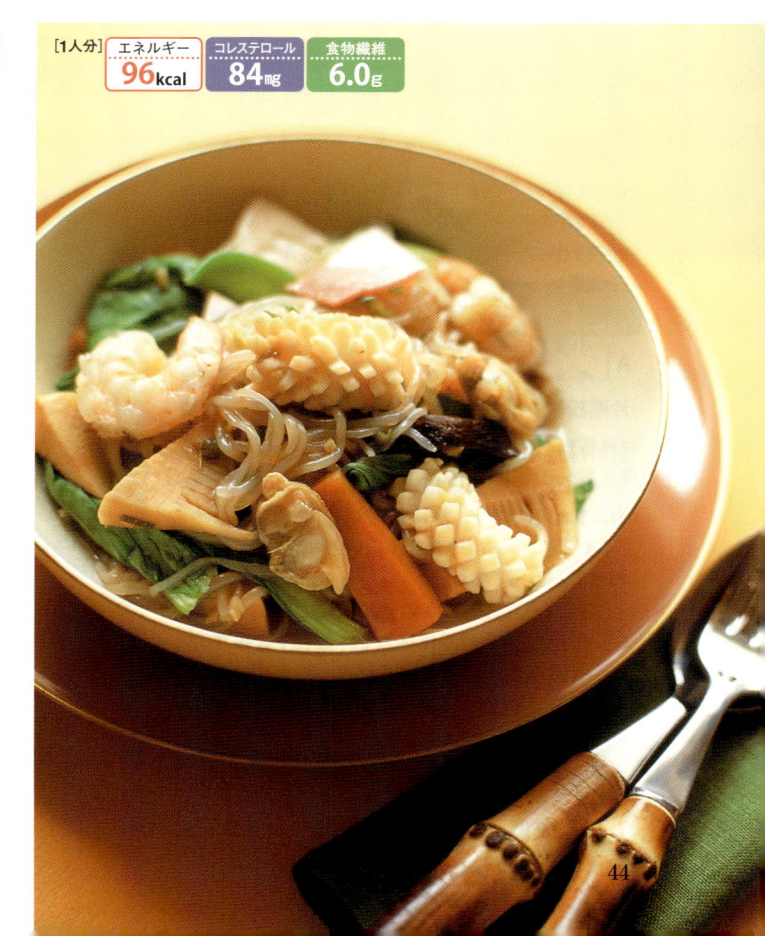

主菜 魚介／かき・加工品

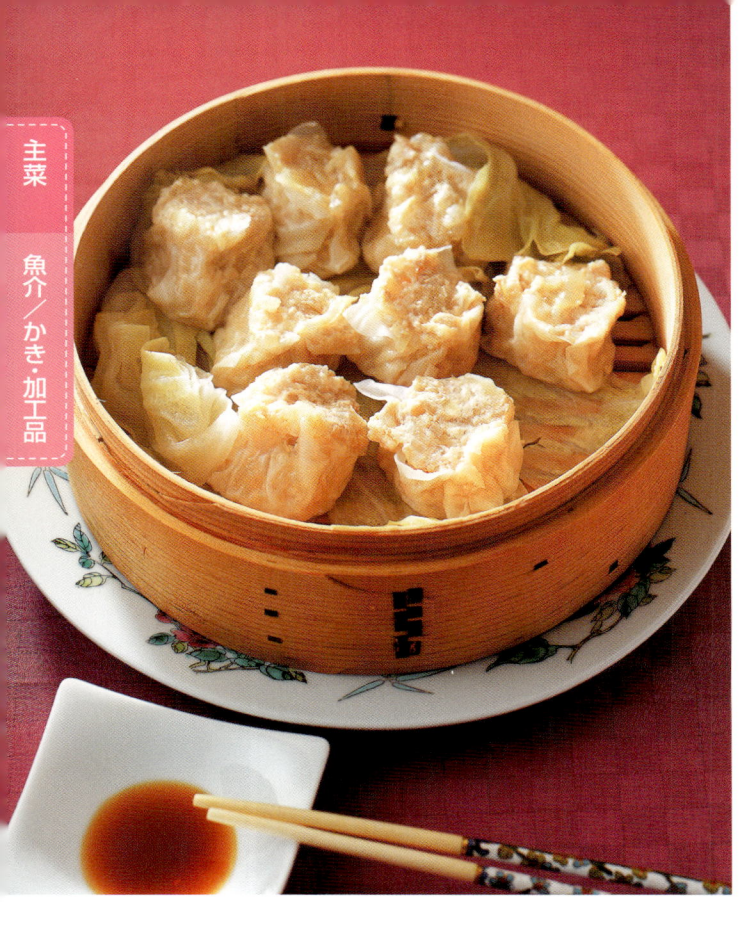

豆腐ベースで、ヘルシー度アップ
ツナと玉ねぎのしゅうまい

[1人分] エネルギー **164**kcal　コレステロール **7**mg　食物繊維 **1.7**g

[材料] 4人分
- ツナ……小1缶（80g）
- 木綿豆腐……1丁
- 玉ねぎ……大1個
- A［おろししょうが……1かけ分 / 塩……小さじ1/3 / こしょう……少々 / ごま油……小さじ1］
- 片栗粉……大さじ2
- しゅうまいの皮……24枚
- キャベツ……適量

[作り方]
1 玉ねぎはみじん切りにし、ツナは汁気をよくきる。
2 豆腐はふきんなどで包み、約2/3の重さになるまで水気をよくしぼる。ボウルに入れてつぶし、ツナとAを加えてよく混ぜる。
3 玉ねぎに片栗粉をざっとまぶして2に混ぜ込み、24等分してしゅうまいの皮で包む。
4 中華セイロか蒸し器の上段にキャベツを敷いて3を並べ、7〜8分蒸す。（浜内）
＊好みで酢、しょうゆ、からしを添える。

豆腐が入ってふんわり、しっとり
和風ツナバーグ

[1人分] エネルギー **228**kcal　コレステロール **76**mg　食物繊維 **3.5**g

[材料] 4人分
- ツナ……1缶（200g）
- 木綿豆腐……1丁
- 青じそ……30枚
- 玉ねぎ……1/2個
- えのきたけ……1パック
- 卵……1個
- 片栗粉……大さじ2
- 塩……小さじ1/2
- A［酒、みりん、トマトケチャップ……各大さじ1 / ウスターソース……大さじ2 / 水……1/4カップ］
- ほうれんそう（冷凍）……200g
- サラダ油……大さじ1

[作り方]
1 ツナは汁を軽くしぼる。豆腐はざく切りにして耐熱容器に広げ、ラップをかけずに電子レンジに約4分かけ、ざるに広げる。青じそ22枚、玉ねぎ、えのきたけはみじん切りにする。
2 ボウルに1、卵、片栗粉、塩を入れてよく練り、8等分して小判形にまとめる。
3 フライパンにサラダ油を熱して2を並べ、両面を色よく焼く。
4 別の鍋でAをひと煮立ちさせ、3に加えてからめる。
5 ほうれんそうは電子レンジに4〜5分かけて解凍し、水気をしぼる。
6 器に残した青じそを敷いて4、5を盛る。（村田）

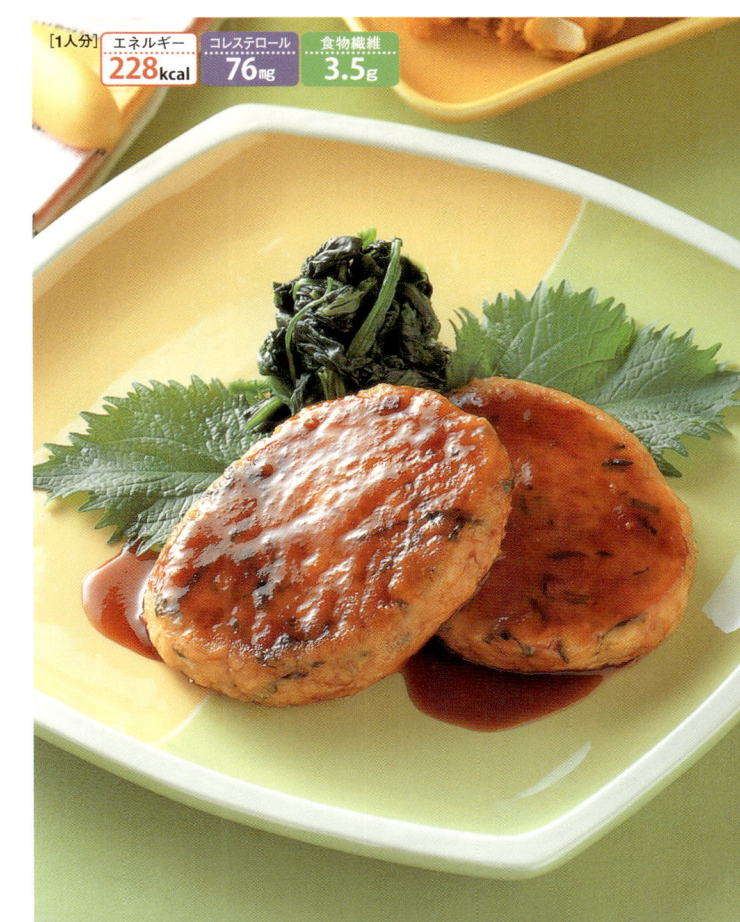

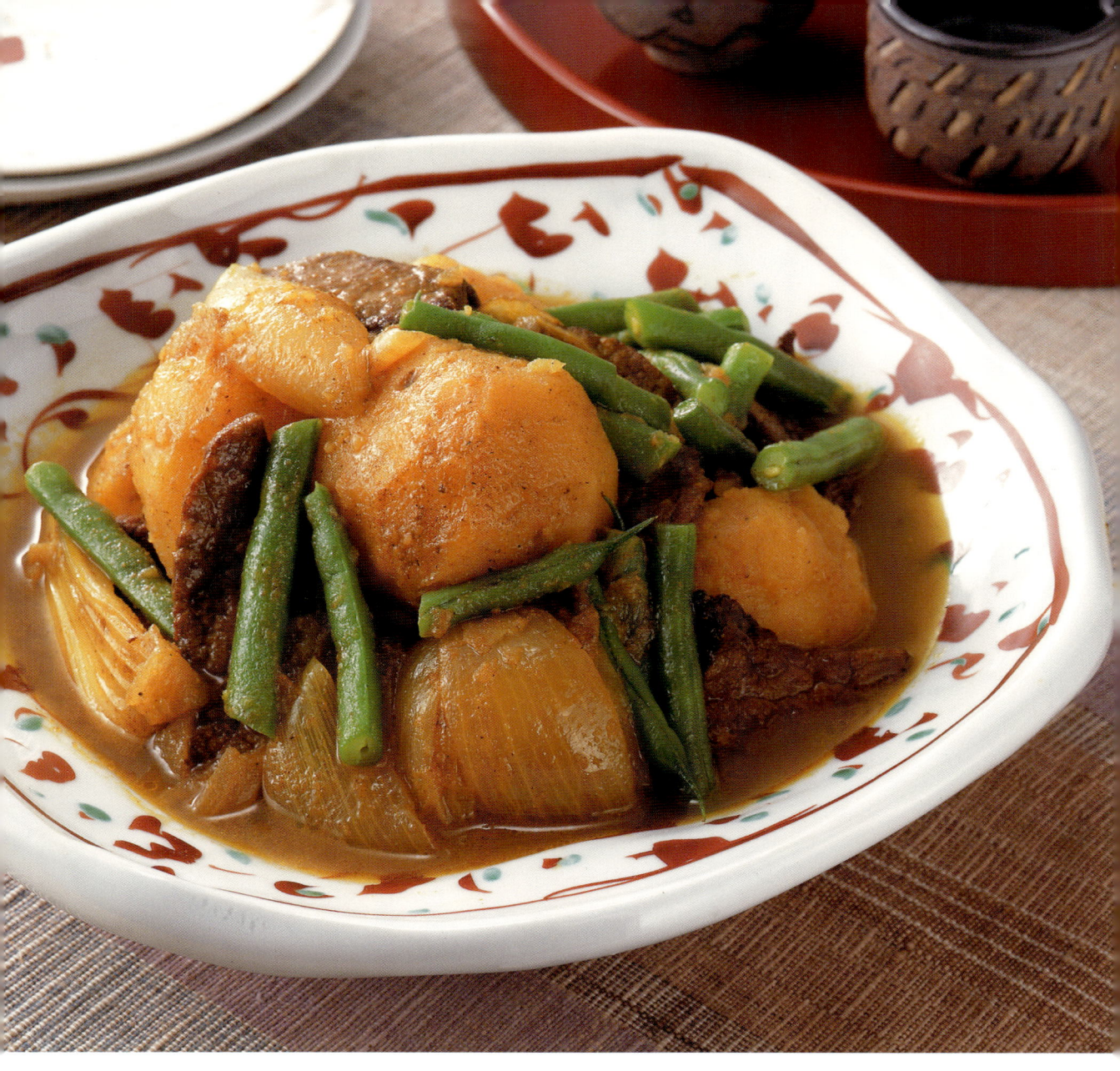

おふくろの味にもちょっとひと工夫

肉じゃがカレー風

[1人分] エネルギー 294kcal　コレステロール 31mg　食物繊維 3.9g

[材料] 4人分

- 牛肉 ……………………… 200g
- A ┌ しょうゆ ……………… 大さじ1
　 └ 酒 …………………… 大さじ1/2
- じゃがいも ……………… 3個（500g）
- 玉ねぎ …………………… 1個
- セロリ …………………… 1本
- サラダ油 ………………… 大さじ2
- B ┌ カレー粉 ……………… 大さじ2
　 │ 水 …………………… 3カップ
　 │ 塩 …………………… 小さじ1
　 │ こしょう ……………… 少々
　 └ 固形スープ …………… 2個
- さやいんげん …………… 30g

[作り方]

1　じゃがいもは皮をむき、縦2つに割り、面取りをする。玉ねぎはくし形切り、セロリは筋を取り4cm長さの棒状に切る。いんげんはへたを取り、半分に切ってゆでる。

2　牛肉はAで下味をつける。

3　鍋にサラダ油を熱し、玉ねぎ、2、じゃがいもの順に加えながら炒める。

4　3にBを入れて強火で沸騰させ、アクを取り除き、30分ほど中火で煮込む。セロリを加え、さらに5～6分煮る。

5　器に盛り、いんげんを散らす。

（葛西）

主菜 肉/牛肉

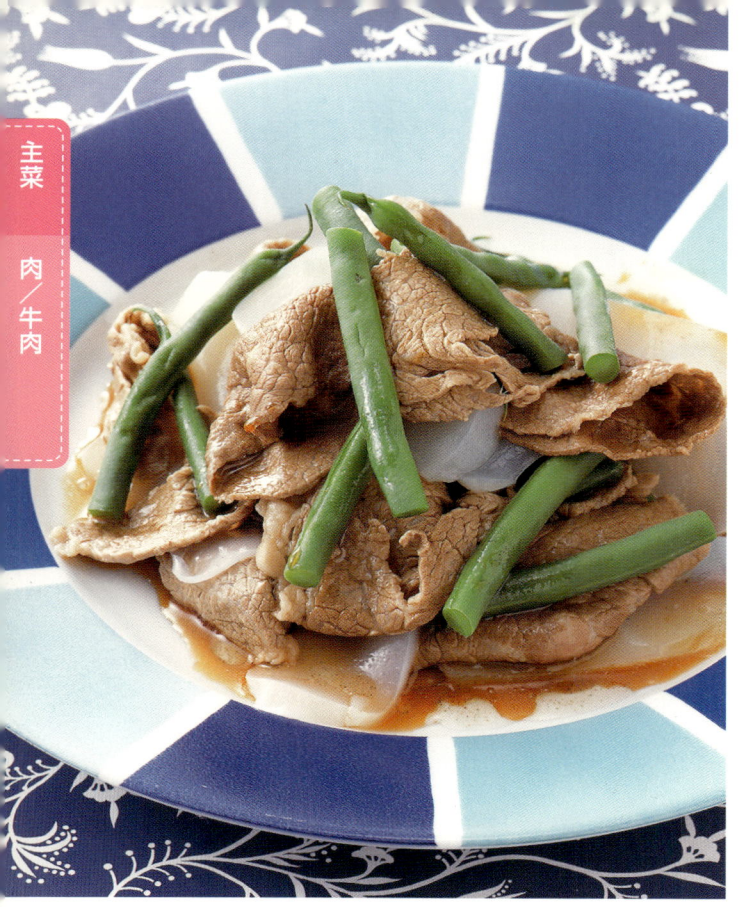

しゃぶしゃぶもひんやりサラダに
牛しゃぶサラダ

[1人分] エネルギー 226kcal / コレステロール 40mg / 食物繊維 3.6g

[材料] 4人分
- 牛薄切り肉……… 300g
- さやいんげん …… 150g
- こんにゃく ………… 2枚
- A
  - しょうゆ、酢、サラダ油 ……… 各大さじ3
  - 砂糖 ……… 大さじ1
  - こしょう ……… 少々

[作り方]
1. 牛肉は熱湯で1枚ずつゆで、氷水にとって冷まし、水気をきる。
2. こんにゃくはゆでて水に取り、薄切りにする。
3. いんげんはゆでて、3～4cm長さに切る。
4. Aを混ぜ合わせ、ドレッシングを作る。
5. 1～3を混ぜ、4であえる。（葛西）

炒め玉ねぎが電子レンジで簡単に
ハッシュドビーフ

[1人分] エネルギー 275kcal / コレステロール 66mg / 食物繊維 4.1g

[材料] 4人分
- 牛もも肉（焼肉用）… 300g
- A
  - 塩、こしょう …… 各少々
  - 小麦粉 ……… 大さじ1
  - トマトケチャップ、とんかつソース …… 各大さじ4
- 玉ねぎ ……………… 1個
- マッシュルーム …… 8個
- グリンピース … 1/2カップ
- トマトの水煮缶 … 1缶（400g）
- B
  - にんにくのみじん切り … 1かけ分
  - バター ……… 大さじ1
  - 固形スープ … 1/2個
- 塩、こしょう …… 各少々
- 生クリーム …… 大さじ2

[作り方]
1. 牛肉は食べやすい大きさに切り、Aを順番に加えてもみ込み、10分ほどおく。
2. 玉ねぎは繊維と直角に薄切りに、マッシュルームは半分に、トマトの果肉はざく切りにする。
3. 玉ねぎを耐熱容器に入れてBをのせ、電子レンジで2分30秒加熱し、かき混ぜる。
4. 3に牛肉、マッシュルーム、グリンピース、トマトを缶汁ごと加えて混ぜ合わせ、ラップをして10分加熱し、塩、こしょうで味をととのえる。
5. 器に盛り、生クリームをかける。（村田）

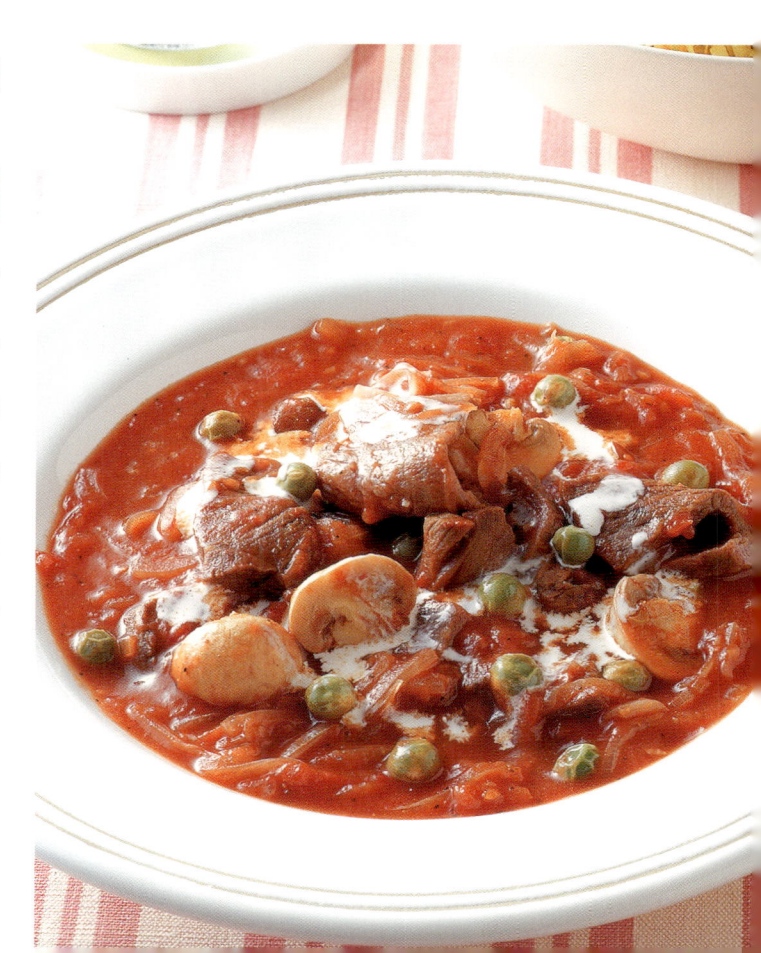

ごはんにもパンにも合うトマト味
牛肉とにんじんのクイックスパイス煮

[1人分] エネルギー 247kcal　コレステロール 27mg　食物繊維 3.5g

[材料] 4人分
- 牛赤身薄切り肉……200g
- 小麦粉……………大さじ1
- にんじん………………1本
- 玉ねぎ…………………1個
- にんにくのみじん切り…1かけ分
- 水煮トマト（ホールタイプ）………1/2缶分（200g）
- A ┌ ビールまたは水3/4カップ　顆粒スープ小さじ2　カレー粉小さじ1　ウスターソース、トマトケチャップ各大さじ1
- 塩、こしょう……各適量
- オリーブ油………大さじ2
- スナップえんどう（ゆでる）…適量

[作り方]
1. 牛肉は食べやすい大きさに切り、塩、こしょう各少々を振り、小麦粉を薄くまぶす。
2. にんじんは1cm角、長さ4〜5cmの棒状に、玉ねぎは縦半分に切ってから縦に1cm幅に切る。
3. フライパンにオリーブ油大さじ1を熱して1を中火で炒め、火が通ったら取り出す。残りのオリーブ油を足してにんにくを炒め、香りが立ったら2を加えて炒める。
4. 玉ねぎがしんなりしたら、手でつぶした水煮トマト、Aを加え、煮立ったら7〜8分煮る。
5. 野菜がやわらかくなったら牛肉を戻し入れ、さっと煮て、塩、こしょう各少々で味をととのえる。
6. 器に盛り、スナップえんどうを添える。（舘野）

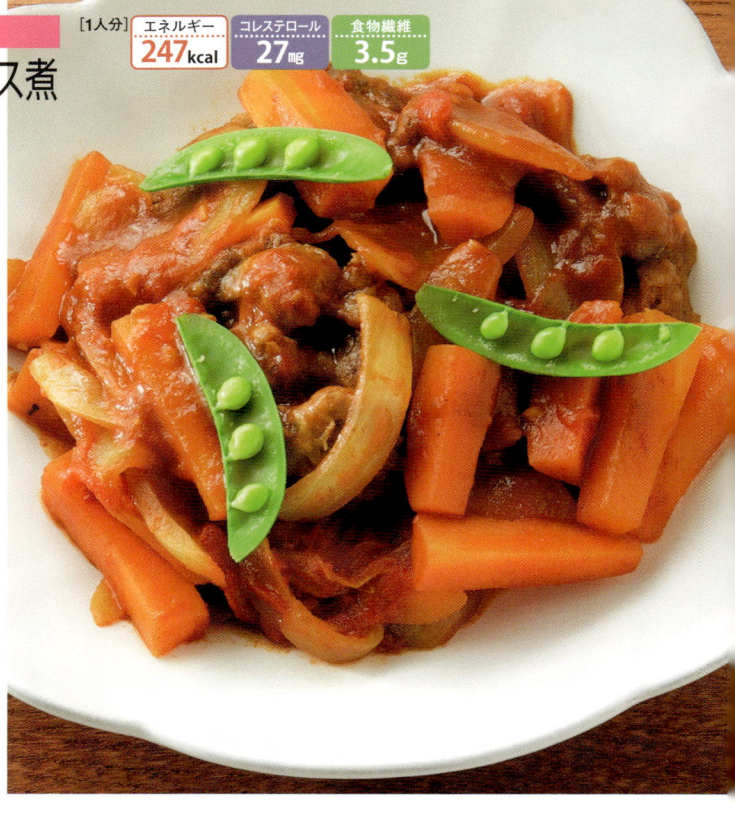

赤身を使ったヘルシーステーキ
ステーキとレタスのオイスターソースがけ

[1人分] エネルギー 230kcal　コレステロール 51mg　食物繊維 3.4g

[材料] 4人分
- 牛ももステーキ肉…2枚（300g）
- 塩、こしょう……各少々
- レタス……………1/2個
- ねぎ………………1/2本
- セロリ………………1本
- エリンギ…………2パック
- A ┌ オイスターソース………大さじ1 1/2　しょうゆ、酢、酒………各大さじ1　砂糖、ラー油（またはごま油）……各小さじ1

[作り方]
1. 牛肉は塩、こしょうを振って下味をつける。
2. レタスはざく切りにする。ねぎは4〜5cm長さのせん切りにして水にさらす。
3. セロリは拍子木切り、エリンギは切れ目を入れて縦4等分に裂く。
4. 小鍋でAを煮立て、冷ます。
5. グリルか焼き網を熱して牛肉をのせ、強火で2分ほど焼いて裏返し、中火で2分ほど焼く。続けて3を両面こんがりと焼く。
6. 牛肉を5〜6mm幅に切る。焼いた野菜とレタスを合わせて器に盛り、牛肉と水気をきったねぎをのせて4をかける。（藤井）

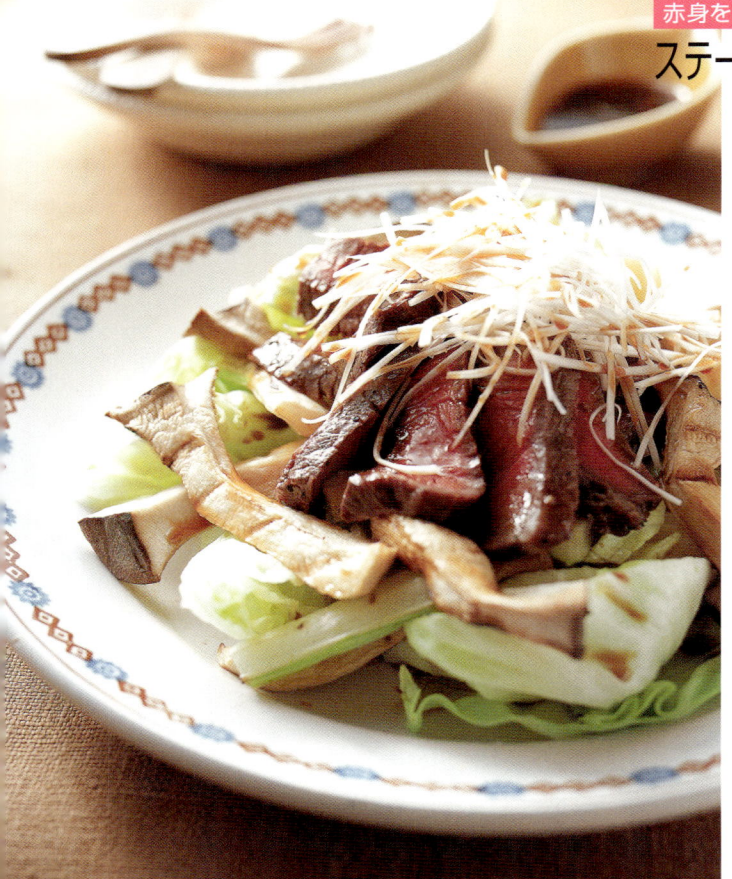

主菜 肉／牛肉・鶏肉

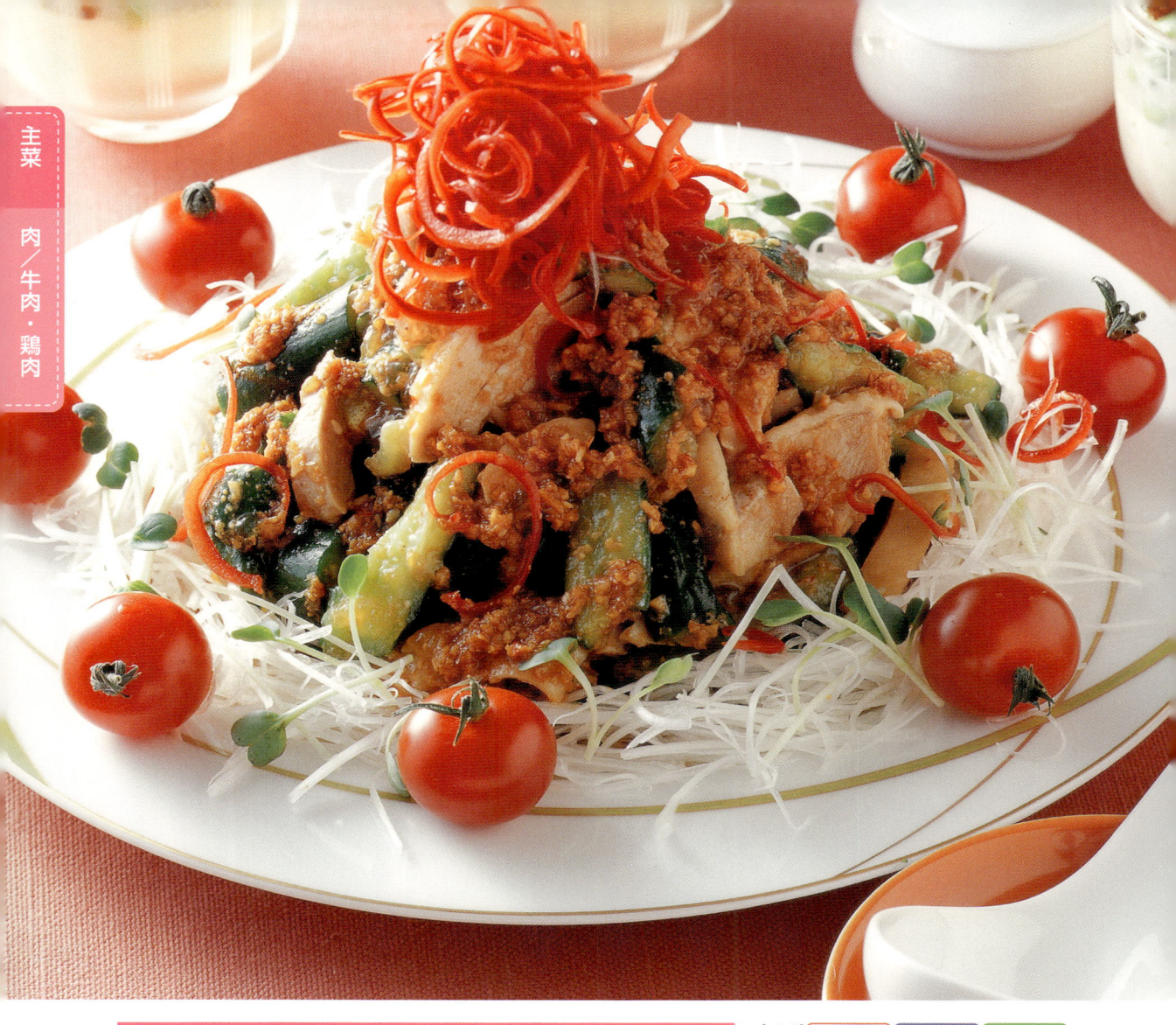

蒸し鶏がふわっとジューシー
棒棒鶏（バンバンジー）

[1人分] エネルギー **252**kcal ／ コレステロール **62**mg ／ 食物繊維 **3.9**g

[材料] 4人分

- 鶏もも肉……………………1枚（250g）
- A
  - しょうがの薄切り…………1かけ分
  - ねぎの青い部分（ぶつ切り）…1本分
  - 酒………………………………大さじ1
- きゅうり………………………………4本
- ねぎ…………………………………1/2本
- 貝割れ菜……………………………1パック
- 赤ピーマン……………………………1個
- しょうが、にんにく………………各1かけ
- B
  - すり白ごま……………………大さじ4
  - しょうゆ………………………大さじ3
  - 酢………………………………大さじ2
  - 砂糖……………………………大さじ1
  - 豆板醤…………………………小さじ2
- ミニトマト……………………………8個
- 塩、こしょう………………………各適量

[作り方]

1 鶏肉は皮にフォークでところどころ穴をあけ、塩、こしょう各少々を振る。

2 耐熱容器に鶏肉を入れてAを加え、ラップをかけて電子レンジで約7分加熱する。ラップをしたままあら熱をとり、7〜8mm幅の一口大に切る。蒸し汁はとっておく。

3 きゅうりは塩少々でこすってから洗い、包丁の腹でたたいて一口大に割る。ねぎは5cm長さに切って芯を除き、せん切りにする。貝割れ菜は根を落として半分に切り、ねぎと一緒に水にさらす。赤ピーマンはせん切りにし、水にさらす。

4 **3**のねぎの芯、しょうが、にんにくはみじん切りにしてBと混ぜ合わせ、**2**の蒸し鶏と蒸し汁、きゅうりを加えて混ぜ、塩、こしょう各少々で味をととのえ、器に盛る。

5 **4**に水気をきった**3**のねぎ、貝割れ菜、赤ピーマン、ミニトマトを飾る。

（村田）

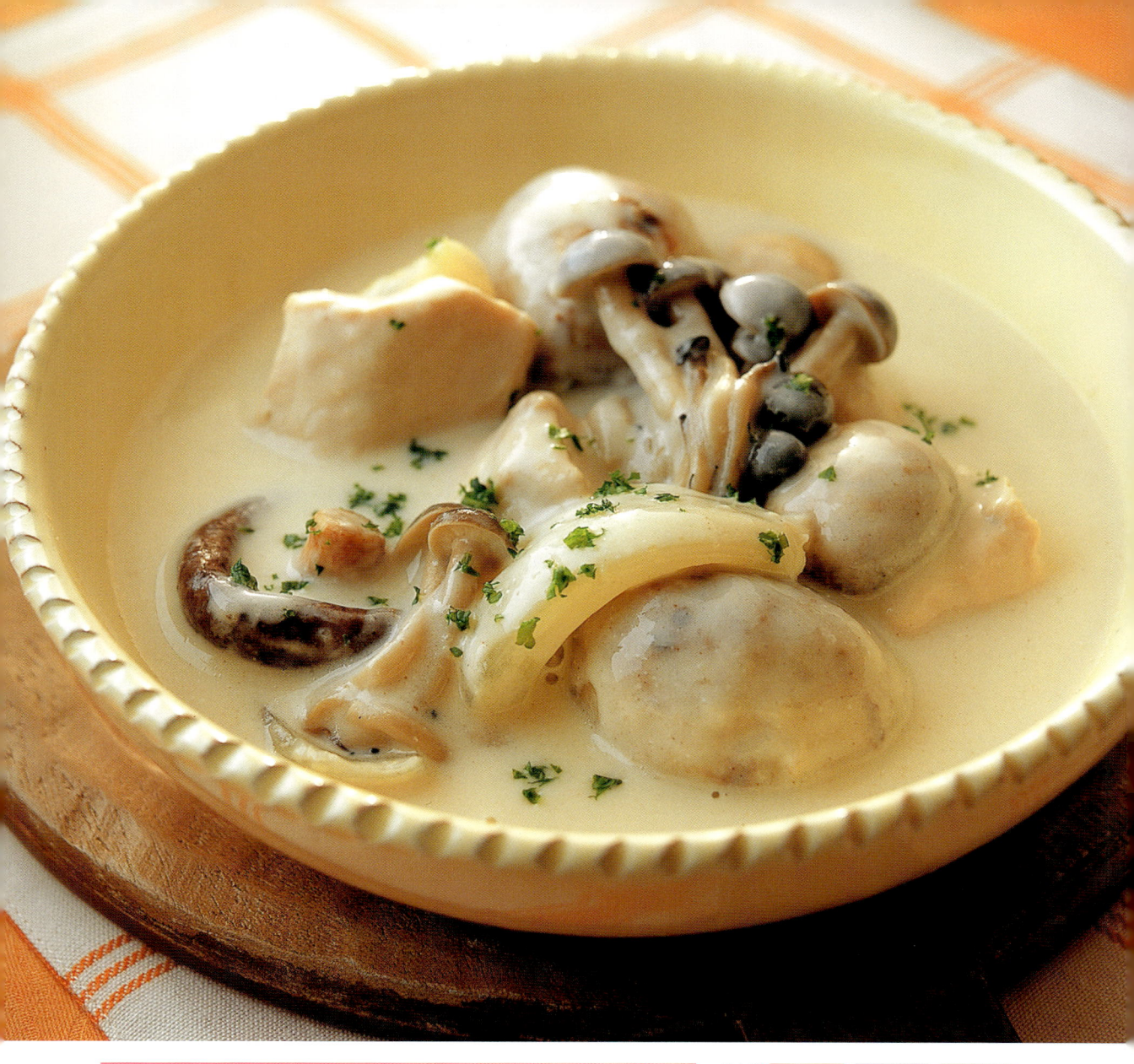

きのこと里いもで食物繊維もたっぷりとれる

里いも入りチキンシチュー

[1人分] エネルギー 238kcal　コレステロール 63mg　食物繊維 4.9g

[材料] 4人分

- 鶏胸肉 ……………………………… 1枚
- マッシュルーム …………………… 8個
- 生しいたけ ………………………… 4枚
- しめじ …………………………… 1パック
- 里いも ……………………………… 8個
- 玉ねぎ ……………………………… 1個
- 牛乳 ……………………………… 2カップ
- 小麦粉 …………………………… 大さじ2
- 塩、こしょう …………………… 各適量
- 粉チーズ、バター ……………… 各大さじ2
- パセリのみじん切り（あれば）… 少々

[作り方]

1　鶏肉は皮を除いて一口大に切り、塩小さじ1/3、こしょう少々を振る。

2　きのこは石づきを取り、しめじは小房に分ける。

3　里いもは皮をむき、大きければ半分に切る。玉ねぎはくし形に切る。

4　ホワイトソースを作る。小鍋にバター大さじ1を入れて弱火にかけ、小麦粉を加えてよく炒める。火から下ろし、牛乳を少しずつ加えて混ぜる。

5　別の鍋に残りのバターを入れて中火で溶かし、里いもをよく炒める。水2カップを加え、煮立ったら中火弱にし、玉ねぎを加える。1、2を加えて中火にし、10分ほど煮込む。

6　5に4を加えて溶きのばし、塩小さじ1、こしょう少々、粉チーズで調味し、器に盛って、あればパセリを散らす。（浜内）

主菜 肉／鶏肉

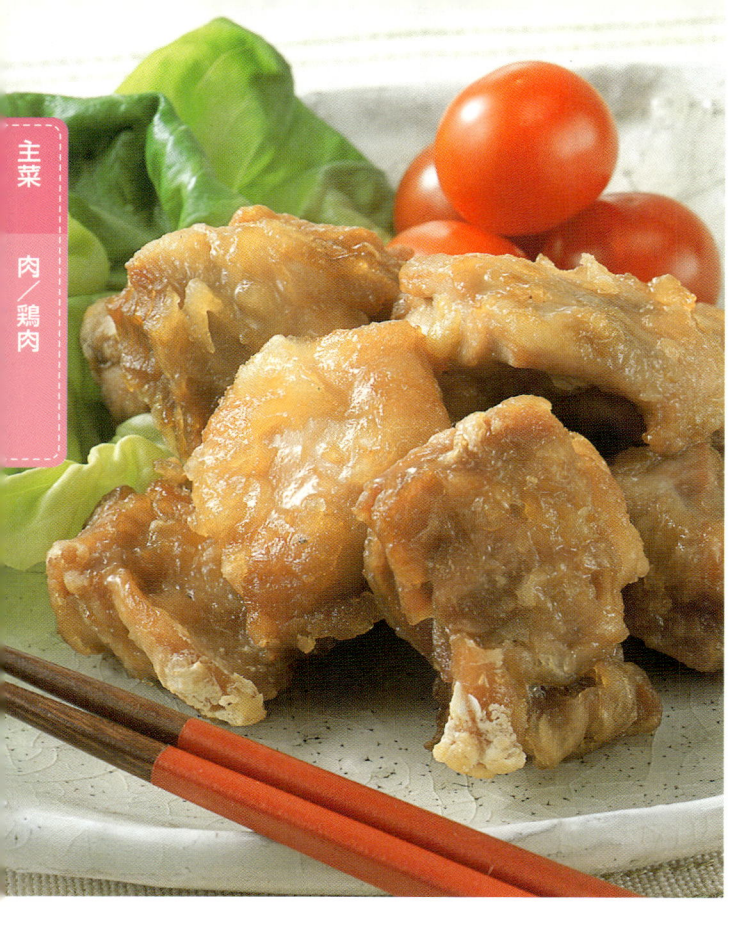

レンジで作るのでエネルギー量大幅ダウン
鶏のレンジから揚げ

[1人分] エネルギー 162kcal　コレステロール 92mg　食物繊維 0.9g

[材料] 4人分
鶏もも肉…2枚（400g）
塩、こしょう……各少々
A［ しょうがのしぼり汁……1かけ分
　　おろしにんにく……1かけ分 ］
しょうゆ……大さじ2
A［ 砂糖……小さじ1
　　酒……大さじ1 ］
片栗粉……大さじ2
サラダ油……小さじ1
ミニトマト、サラダ菜…各適量

[作り方]
1　鶏もも肉は余分な脂を除いて一口大に切り、塩、こしょうを振ってAを加え、よくもみ込み、5分ほどおく。
2　片栗粉を茶こしに入れ、1にまんべんなく振る。これをオーブンシートを敷いた耐熱皿に並べ、サラダ油を少しずつかける。
3　2にラップをして、電子レンジで6〜7分加熱する。途中、3〜4分で上下をかえしてまんべんなく火を通す。
4　器に盛り、ミニトマトとサラダ菜を添える。
（池上）

隠し味の梅干しがしょうゆ代わり
白い筑前煮

[1人分] エネルギー 184kcal　コレステロール 49mg　食物繊維 5.0g

[材料] 4人分
鶏もも肉……200g
梅干し（塩分8％タイプ）……3個
にんじん……100g
れんこん……150g
ごぼう……100g
干ししいたけ……4枚
こんにゃく……1/2枚
A［ 塩少々　みりん大さじ2 ］
さやえんどう（ゆでる）…適量

[作り方]
1　干ししいたけは水1カップにつけてもどし、石づきを取って半分に切る。もどし汁は取っておく。
2　鶏肉は一口大に切り、手でちぎって種を除いた梅干しを混ぜ込む。
3　にんじんとれんこんは皮をむき、1cm幅に切る（好みで花形に切る）。ごぼうはよく洗い、斜め1cm幅に切って水にさらし、水気をきる。
4　こんにゃくは塩（分量外）を振ってもみ洗いする。1cm幅に切り、真ん中に切り目を入れて一方の端をくぐらせ、手綱に結ぶ。
5　1のもどし汁に水を足して2カップにし、鍋に入れて弱めの強火にかける。煮立ったら、2、3、干ししいたけ、4を入れる。アクを取ってAを加え、再び煮立ったら汁気がほぼなくなるまで煮る。
6　器に盛り、さやえんどうをあしらう。（浜内）

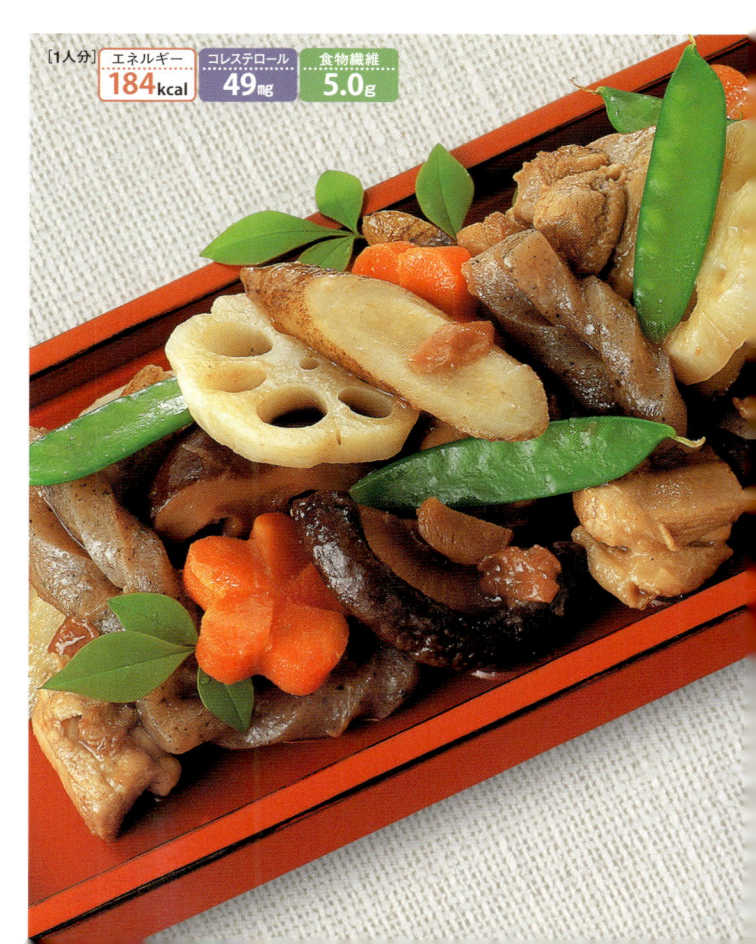

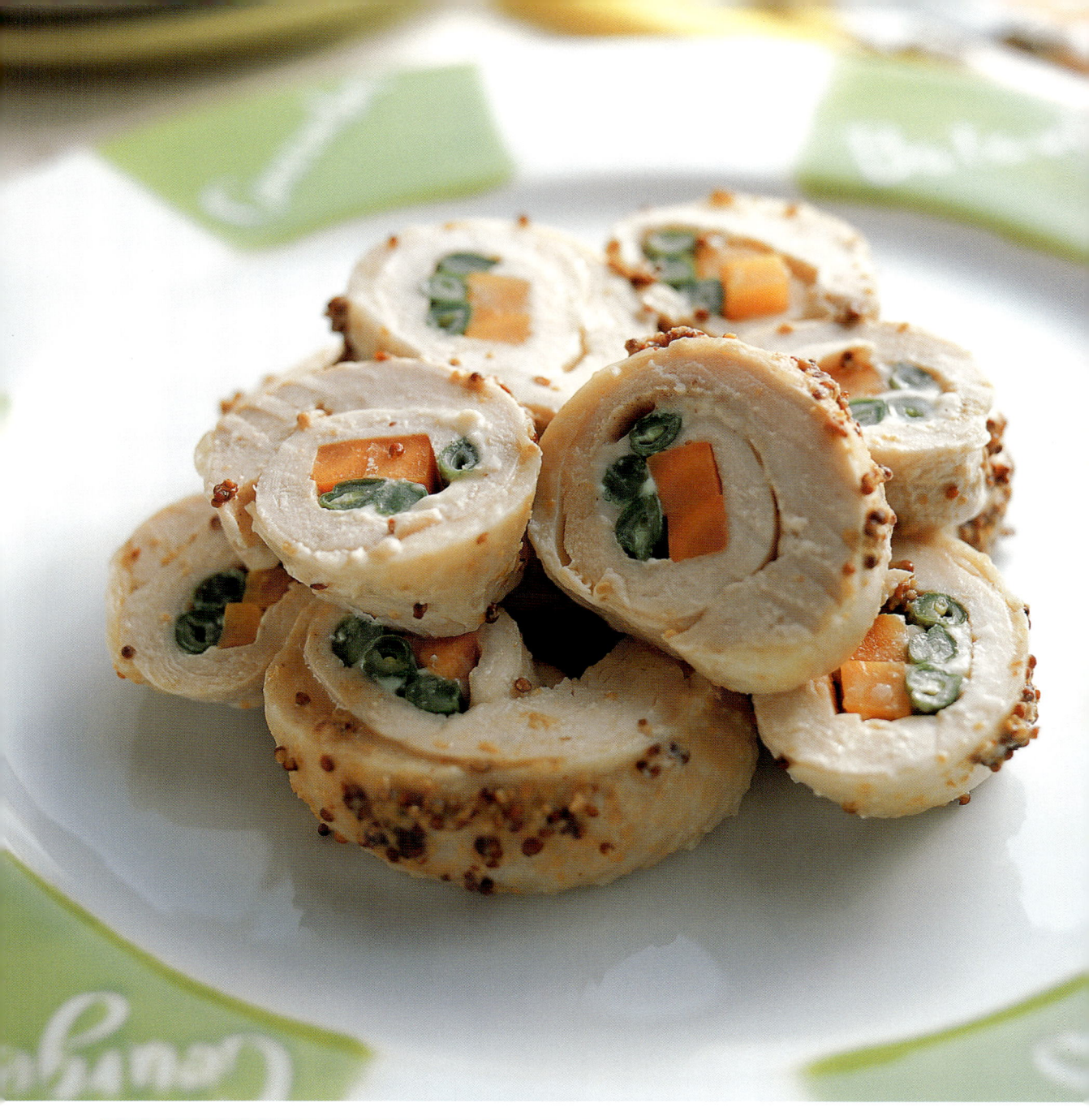

脂質の少ない胸肉を脂を使わず調理する

レンジ・チキンロール

[1人分] エネルギー **244**kcal　コレステロール **96**mg　食物繊維 **0.9**g

[材料] 4人分
- 鶏胸肉……………………2枚
- 塩………………………小さじ1/2
- こしょう…………………少々
- さやいんげん……………6本
- にんじん…………………1/2本
- スライスチーズ…………2枚
- 粒マスタード……………少々

[作り方]

1 鶏肉は厚みのあるところに水平に切り目を入れて均一に開き、塩、こしょうを振る。

2 いんげんはへたを取り、さっとゆでる。にんじんはいんげんと同じくらいの棒状に切り、さっとゆでる。

3 鶏肉は皮を下にして広げ、切り開いたほうの端にチーズ、**2**の半量をのせて巻き、巻き終わりを下にしてラップで包む。残りも同様にする。

4 電子レンジに**3**を入れて約6分加熱し、そのままおいてあら熱をとる。

5 表面に粒マスタードを塗り、1.5cm幅に切る。（藤井）

主菜 肉／鶏肉

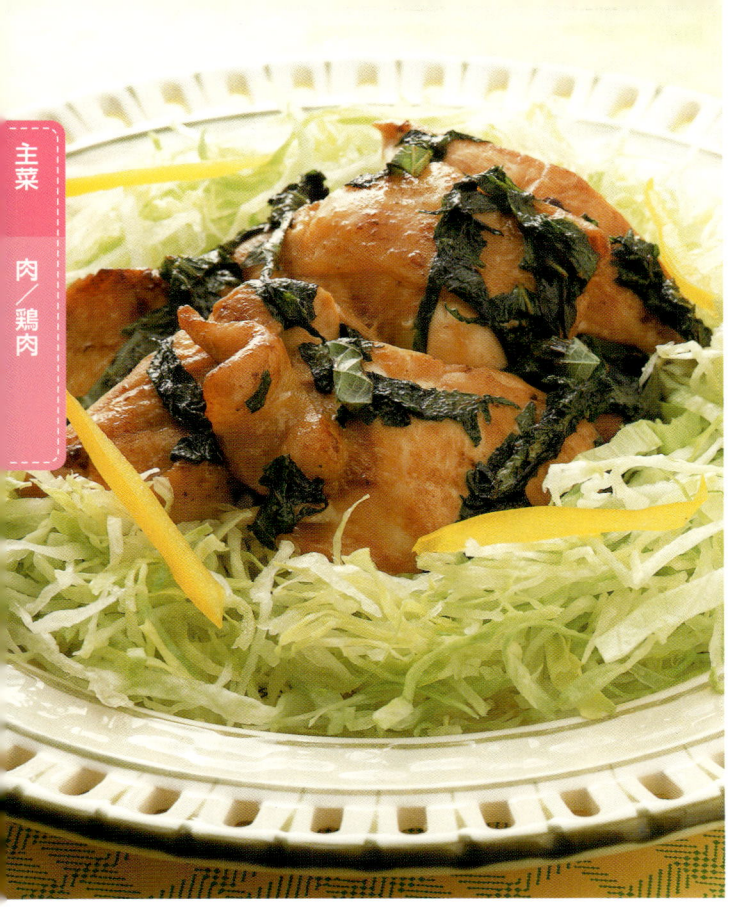

しその風味としょうゆが相性ぴったり
鶏胸肉の青じそソテー

[1人分] エネルギー 299kcal／コレステロール 108mg／食物繊維 1.2g

[材料] 4人分
- 鶏胸肉……2枚
- 塩、こしょう……各少々
- 青じそ……20枚
- パプリカ(黄)(あれば)…少々
- レタス……1/2個
- バター……大さじ3
- しょうゆ……大さじ2

[作り方]
1. 鶏胸肉は一口大に切り、塩、こしょうを振る。青じそは太めのせん切りにする。レタスはせん切りにし、洗って水気をきっておく。
2. フライパンにバターを溶かして鶏肉を炒め、火が通ったらしょうゆと青じそをからめて火を止める。
3. 器に1のレタスを敷き、2を盛る。あれば細切りにしたパプリカをのせる。(葛西)

鶏手羽を酢でやわらかくさっぱりと
鶏手羽肉と長いもの酢煮

[1人分] エネルギー 278kcal／コレステロール 59mg／食物繊維 1.2g

[材料] 4人分
- 鶏手羽先……12本
- 長いも……500g
- しょうが……1/2かけ
- 赤とうがらし……1本
- A：
  - 酢……1/2カップ
  - 酒……1/3カップ
  - 砂糖、しょうゆ……各大さじ4
  - 水……2/3カップ

[作り方]
1. 手羽先は関節から2つに切る。しょうがは皮つきのまま薄切りにする。赤とうがらしはちぎって種を除く。
2. 鍋に1、Aを入れて火にかける。煮立ったら火を弱め、ふたをして20分ほど煮、火を止める。
3. 長いもは皮をむいて4cm長さに切り、縦4つ割りにする。
4. 別の鍋に3、2の煮汁、水1カップを入れて火にかける。煮立ったら火を弱め、やわらかくなるまで10～15分ほど煮、最後に2の手羽先を加えてさっと温める。(大庭)

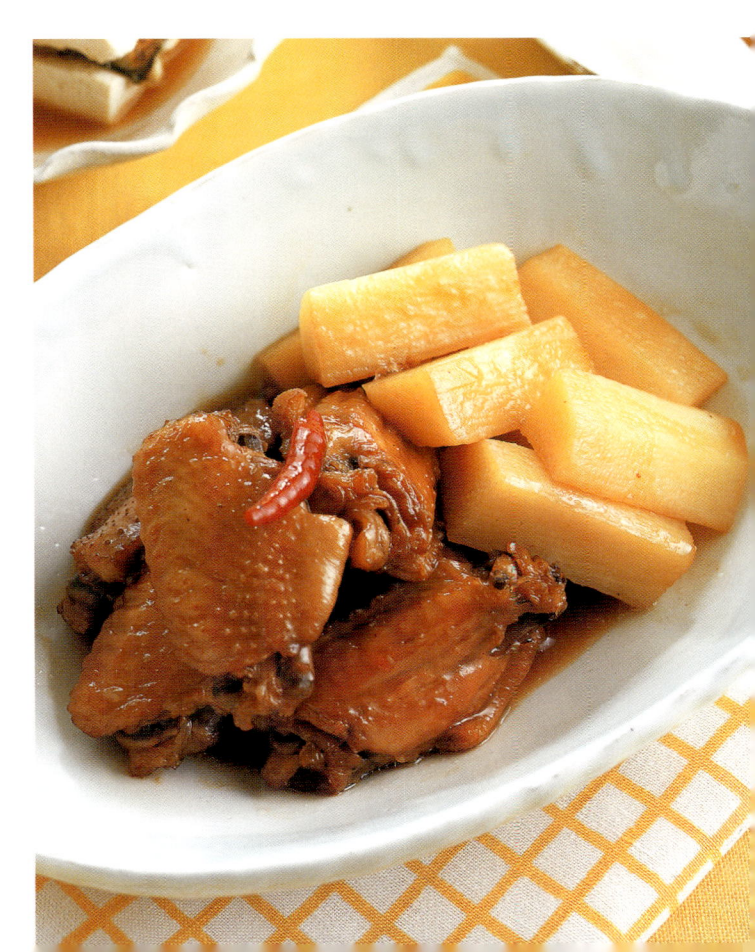

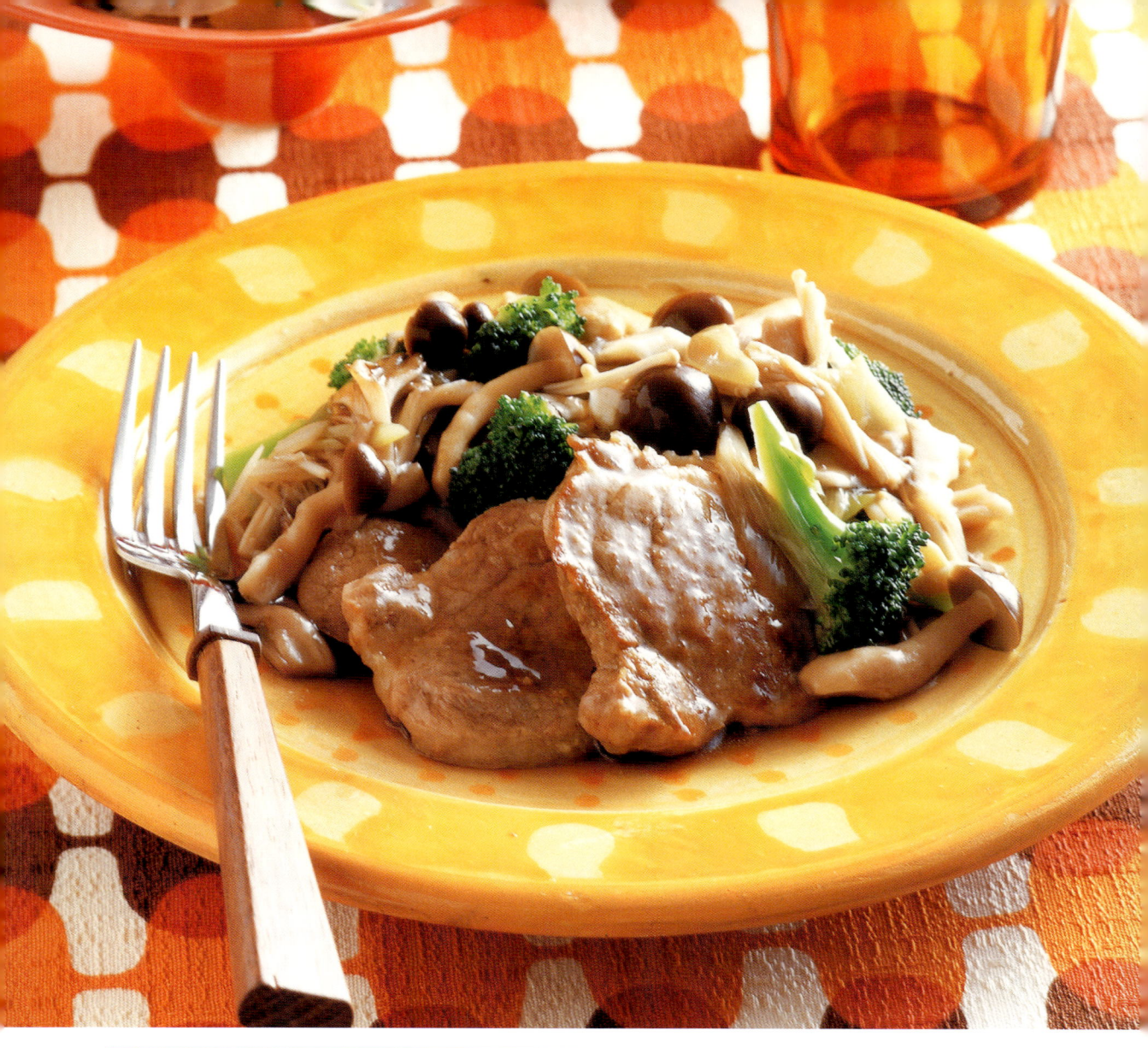

甘辛味のきのこのソースが元気の素

ポークソテーのきのこあんかけ

[1人分] エネルギー 166kcal　コレステロール 56mg　食物繊維 5.0g

[材料] 4人分

豚ヒレ肉……………………350g
A ┌ 塩……………………小さじ1/6
　├ こしょう…………………少々
　└ おろしにんにく………小さじ1/4
しめじ、まいたけ
　………………各2パック（各200g）
えのきたけ……………1パック（100g）
ねぎ……………………………1本
ブロッコリー…………………1/2株
B ┌ だし…………………………2カップ
　├ しょうゆ、砂糖………各小さじ2
　└ 塩……………………小さじ1/4
片栗粉……………………大さじ1
サラダ油…………………大さじ1/2

[作り方]
1　豚肉は7～8mm厚さのそぎ切りにし、Aで下味をつける。
2　しめじ、まいたけは石づきを取ってほぐす。えのきたけは根元を切り落とし、半分に切ってほぐす。ねぎは5mm幅の斜め切りにする。
3　ブロッコリーは小房に分けてゆでる。
4　フライパンにサラダ油を熱して**1**を焼く。
5　Bを鍋で煮立てて**2**を加え、混ぜながら2～3分煮る。しんなりしたら片栗粉を同量の水で溶いて加え、**3**を加えてさっと煮る。
6　**4**の豚肉を器に盛って**5**をかける。
（検見﨑）

主菜 肉/豚肉

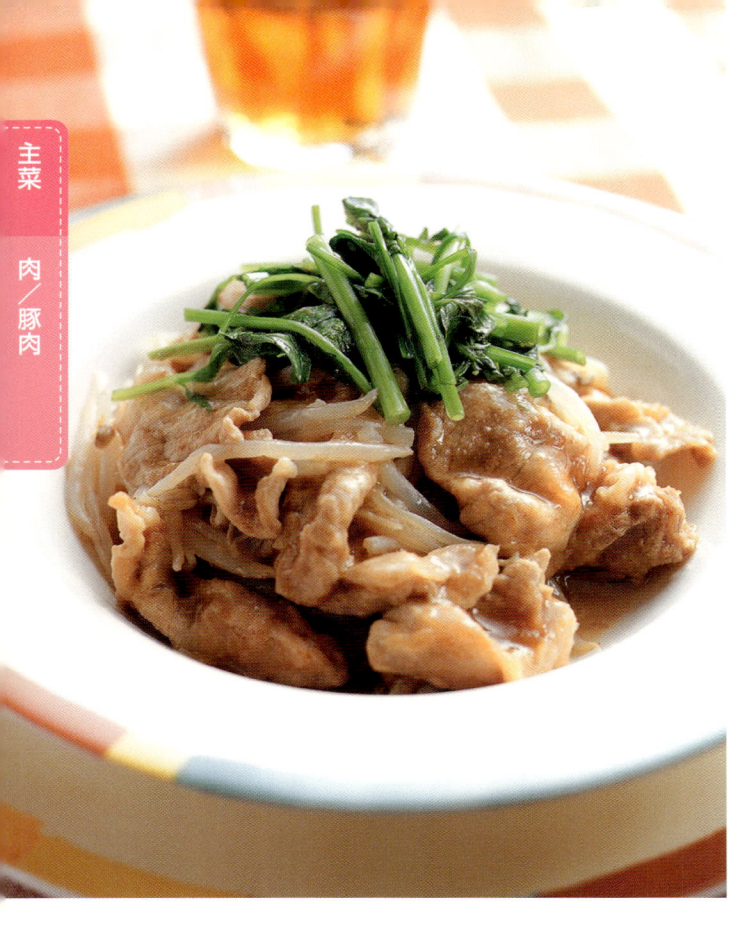

梅のさっぱり感と豆板醤の辛さを楽しむ
豚肉ともやしの梅肉辛蒸し

[1人分] エネルギー **191kcal** / コレステロール **50mg** / 食物繊維 **1.9g**

[材料] 4人分
- 豚もも薄切り肉……300g
- もやし………………300g
- せり……………………100g
- A ┌ 梅肉…………大さじ1
    │ おろしにんにく
    └ ……………1/2かけ分
- A ┌ 豆板醤、砂糖、ごま
    │ 油………各小さじ1
    │ しょうゆ……小さじ2
    └ 酒……………大さじ1
- 片栗粉……………大さじ2

[作り方]
1. 豚肉は5〜6cm幅に切る。もやしは根を取り、せりは5〜6cm長さに切る。
2. ボウルにAを混ぜ合わせ、豚肉を入れてよくもみ込み、片栗粉を加えてまんべんなくからめる。
3. バットなどにもやしを広げ、2をのせて平らにならし、蒸気の立った蒸し器に入れて強火で約10分蒸す。
4. 仕上げにせりをのせてさっと蒸す。（藤井）

豚肉とトマトのペアで疲れ知らず
ポーク＆ビーンズ

[1人分] エネルギー **290kcal** / コレステロール **67mg** / 食物繊維 **7.7g**

[材料] 4人分
- 豚ヒレ肉……………300g
- 小麦粉…………大さじ1
- 玉ねぎのみじん切り…1個分
- にんにくのみじん切り…1かけ分
- ベーコン………………3枚
- ブラウンマッシュルーム…8個
- 芽キャベツ……………4個
- トマトの水煮缶…1缶（400g）
- 金時豆（ドライパック）
　…………1缶（約130g）
- バター……………大さじ2
- 固形スープ……………1個
- 砂糖………………大さじ1
- 塩、こしょう………各適量

[作り方]
1. 豚肉は1cm厚さに切って塩、こしょう各少々を振り、小麦粉をまぶす。
2. ベーコンは1cm幅に、マッシュルームは薄切りにする。芽キャベツは葉をばらばらにしてゆでる。トマトは果肉をざく切りにする。
3. フライパンにバターを熱して1を入れ、両面を焼いて取り出す。続けて玉ねぎ、にんにくを入れて透き通るまで炒め、ベーコン、マッシュルームを加えて炒める。
4. 豚肉をフライパンに戻し、金時豆、トマトと缶汁、固形スープを加え、ふたをして15分ほど煮る。
5. 砂糖、塩、こしょう各少々で味をととのえ、器に盛って芽キャベツを飾る。（村田）

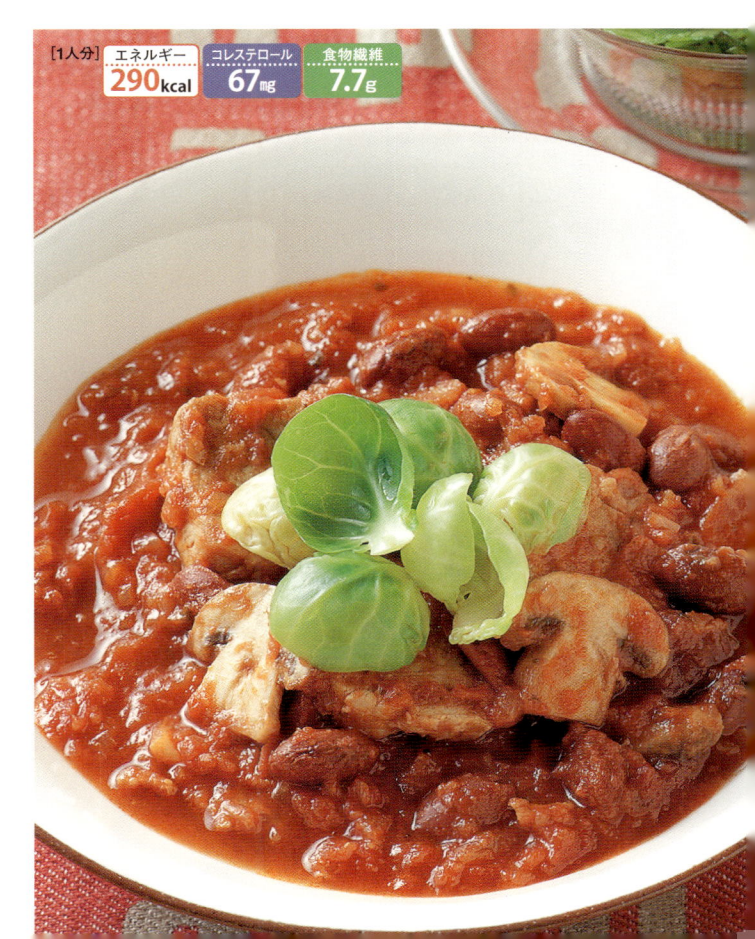

肉は揚げずにオーブントースター焼き

酢豚

[1人分] エネルギー **168kcal** コレステロール **32mg** 食物繊維 **7.7g**

[材料] 4人分
豚ヒレ肉……200g
A ┌ めんつゆ（3倍濃縮タイプ）、片栗粉
　　……各大さじ1
　└ 重曹……小さじ1/3
干ししいたけ……10枚
にんじん……1本（200g）
ゆでたけのこ……200g
ピーマン……5個
玉ねぎ……1個
B ┌ 黒砂糖……大さじ2
　├ 鶏がらスープの素……小さじ2
　└ しょうゆ……大さじ1
酢……大さじ2
片栗粉……大さじ1
＊重曹は肉をやわらかくするために加える。

[作り方]
1 豚肉は7mm厚さの一口大に切り、Aをもみ込んで下味をつけ、1時間以上おく。
2 干ししいたけは水3カップでもどし、石づきを取って4つ割りにする。もどし汁はとっておく。
3 にんじん、たけのこは一口大の乱切りに、ピーマンは2cm角に切り、玉ねぎはくし形に切ってから横半分に切る。
4 フッ素樹脂加工の炒め鍋を熱して玉ねぎを炒め、しんなりしたら**2**のしいたけともどし汁、**3**のにんじん、たけのこを加える。沸騰したらアクをとってBを加え、約15分煮てピーマンを加え、さらに約5分煮る。
5 オーブントースターをあらかじめ熱しておき、受け皿にオーブンペーパーを敷いて**1**の豚肉を並べ、約5分焼く。
6 焼いた豚肉を**4**に入れ、酢を加えてさっと煮、倍量の水で溶いた片栗粉でとろみをつける。（大沼）

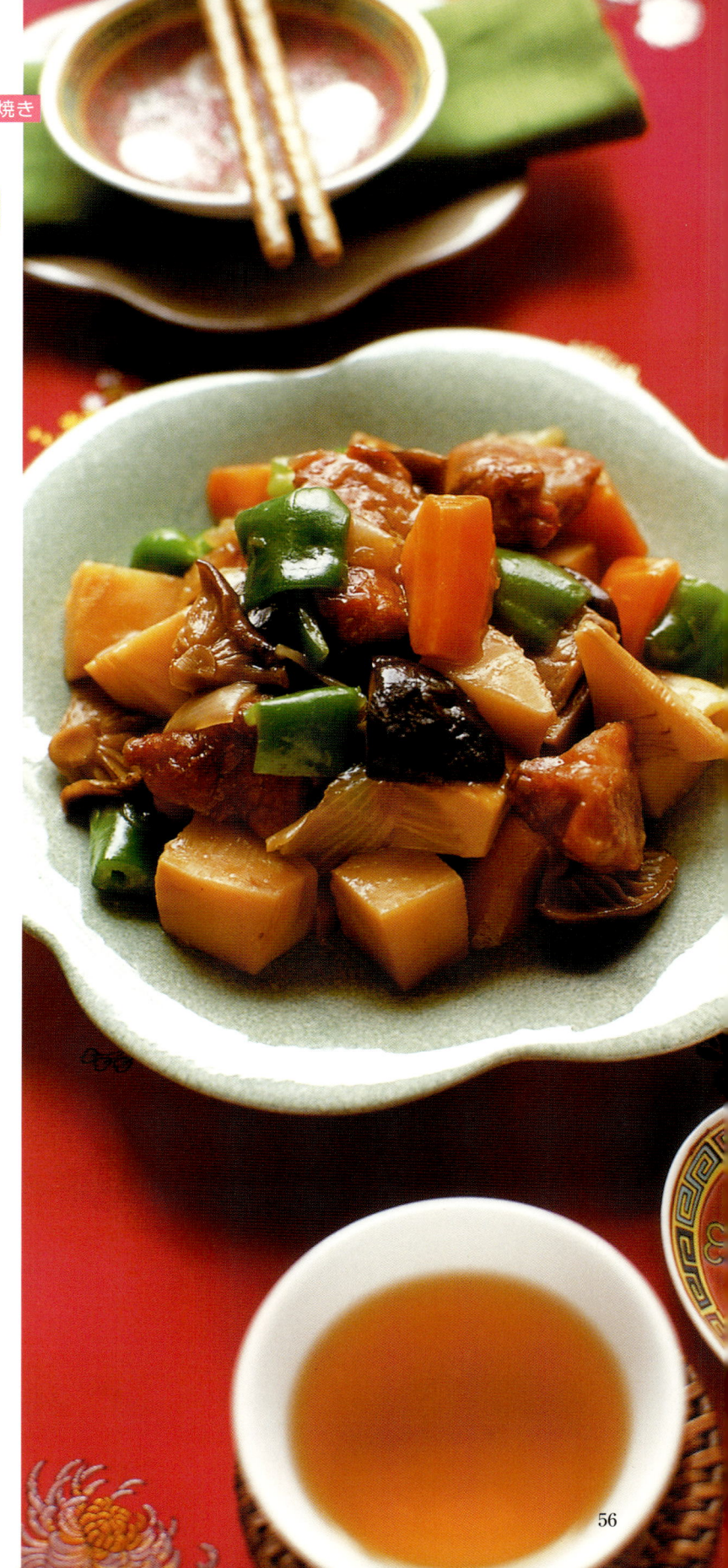

主菜 肉/豚肉

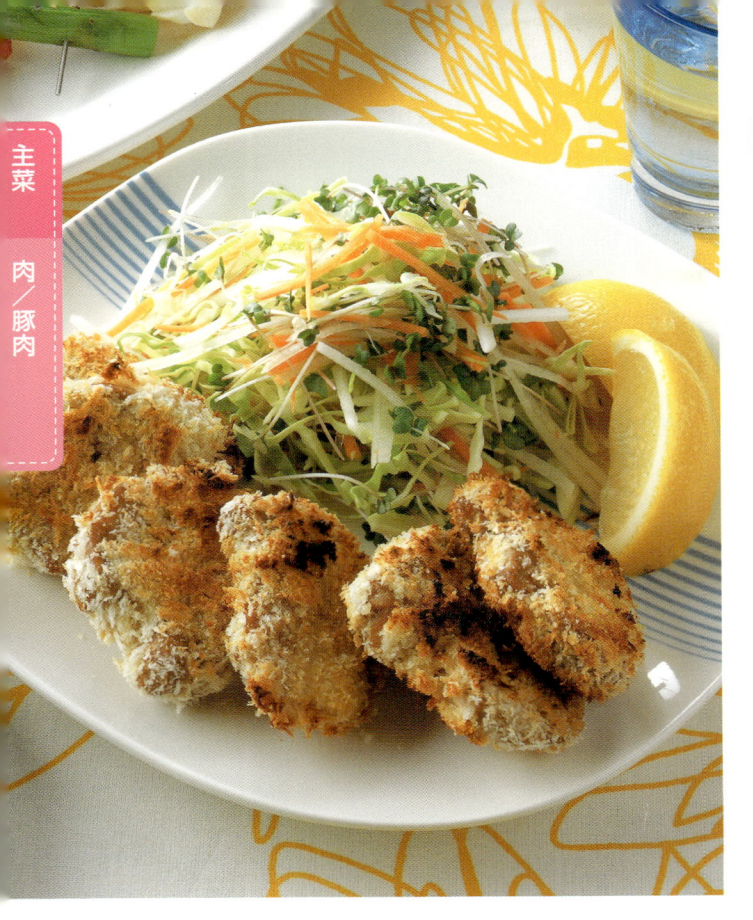

オリーブ油の香りで揚げ物風味に

あっさりとんかつ

[1人分] エネルギー 168kcal　コレステロール 56mg　食物繊維 2.1g

[材料] 4人分

豚ヒレ肉……………350g
塩、こしょう………各少々
卵白…………………1個分
パン粉………………大さじ8
オリーブ油…………小さじ2

A ┌ キャベツ………200g
　├ にんじん………80g
　└ 大根……………80g
スプラウト…………80g
レモン………………1個

＊スプラウトはブロッコリーやマスタードなどの野菜の新芽。

[作り方]

1　豚ヒレ肉は食べやすく切り、塩、こしょうを振って少しおき、味をなじませる。耐熱皿に広げ、ラップをして電子レンジで約3分加熱する。
2　Aはせん切りにし、スプラウトはちぎる。
3　卵白を軽く泡立てて**1**にからませ、パン粉をまぶす。
4　グリルかオーブントースターに**3**を入れてオリーブ油をかけ、軽く焼き色がつくまで火を通す。
5　**4**を器に盛り、**2**を混ぜて、くし形に切ったレモンとともに添える。（池上）

食べやすさの秘訣はロール形とマヨ味

ピーマンポテトの豚肉巻き

[1人分] エネルギー 260kcal　コレステロール 51mg　食物繊維 1.6g

[材料] 4人分

豚もも薄切り肉
　……………12枚（240g）
じゃがいも……………2個
ピーマン（緑・赤）…各2個
マヨネーズ……大さじ3
小麦粉……………大さじ1
塩、こしょう……各適量
バター……………大さじ1
サニーレタス、レモンの薄切り……各適量

[作り方]

1　じゃがいもは皮つきのまま、塩少々を加えた水に入れて火にかけ、ゆでる。火が通ったら熱いうちに皮をむき、すりこ木などでつぶしてマッシュポテトにする。
2　ピーマンはみじん切りにして水にさらし、ふきんに包んでよくしぼる。
3　**1**と**2**にマヨネーズを加えて混ぜ合わせる。
4　豚肉を広げ、小麦粉、塩、こしょう各少々を振り、**3**を等分にのせて巻く。
5　フライパンにバターを入れて熱し、**4**を並べて転がしながら中火で焼く。焼き色がついたら塩、こしょう各少々で調味する。
6　器にサニーレタスを敷いて**5**を盛り、レモンを添える。（村田）

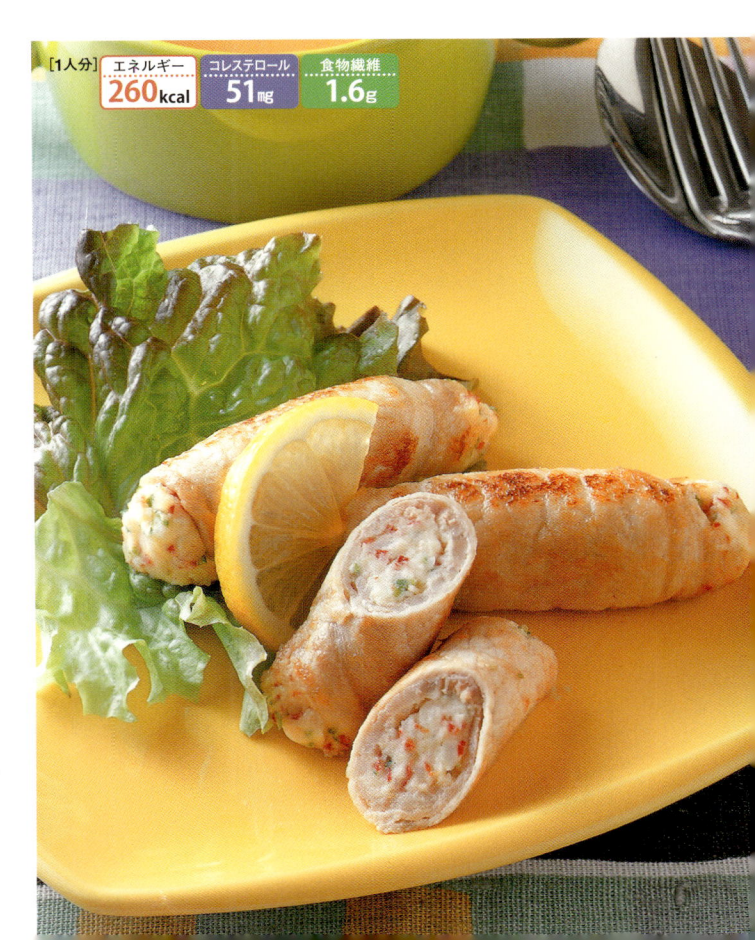

ラムは低脂肪、高たんぱくのヘルシー食材
ラムとじゃがいもの炒め物

[1人分] エネルギー **322kcal** / コレステロール **51mg** / 食物繊維 **1.0g**

[材料] 4人分
- ラム薄切り肉 …… 300g
- じゃがいも …… 2個
- りんご …… 1/4個
- A ┌ おろしにんにく … 少々
  │ しょうがのしぼり汁 … 小さじ1/2
  │ しょうゆ、オリーブ油 … 各大さじ2
  └ 酒 …… 大さじ1
- クレソン …… 1束
- サラダ油 …… 大さじ1
- 塩、こしょう …… 各少々
- 粉とうがらし（あらびき）… 少々

[作り方]
1. ラム肉は5〜6cm幅に切る。りんごは皮をむいてすりおろす。ボウルに入れ、Aを加えて混ぜ合わせ、10分ほどおいて下味をつける。
2. じゃがいもは皮をむいて4〜5mm角の棒状に切り、水にさらして水気をふく。
3. クレソンは長さを半分に切る。
4. フライパンにサラダ油を熱し、2を中火で炒めて軽く塩、こしょうを振り、取り出す。1を汁ごと入れて中火で炒め、肉の色が変わったら、クレソンの茎のほうを加えて炒める。クレソンの葉先を加え、じゃがいもを戻して炒め合わせ、粉とうがらしを振って混ぜる。（大庭）

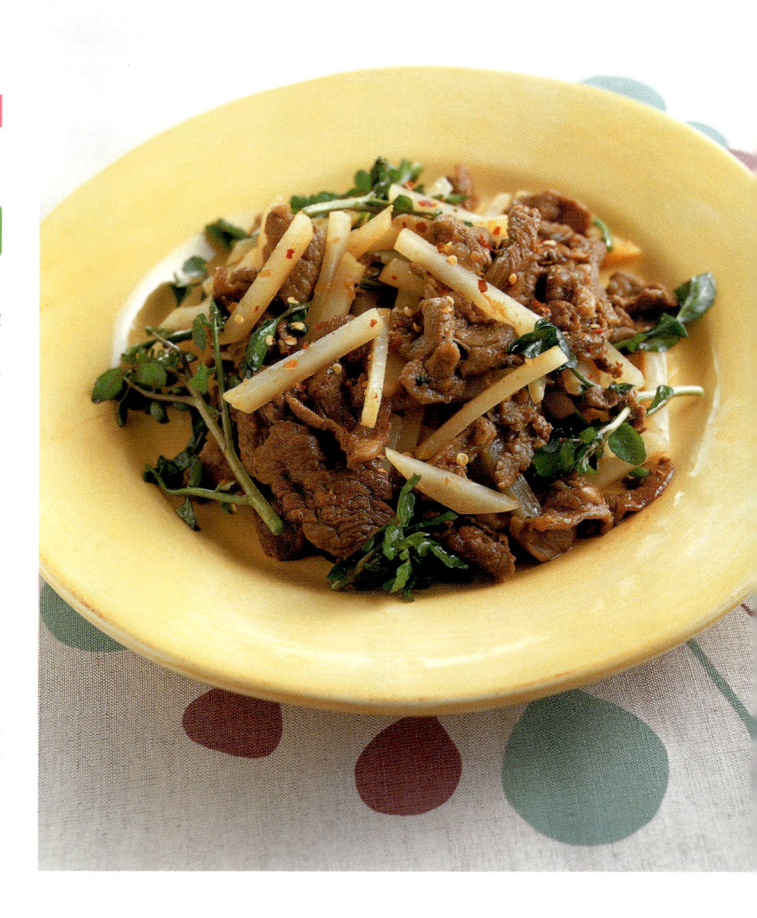

豆やきのこは食物繊維豊富な食材
牛ひき肉とグリンピースのカレー煮

[1人分] エネルギー **228kcal** / コレステロール **23mg** / 食物繊維 **7.1g**

[材料] 4人分
- 牛ひき肉（赤身）… 150g
- グリンピース（冷凍）… 200g
- 玉ねぎ …… 1/2個
- 生しいたけ …… 6枚
- カレー粉 …… 大さじ1
- A ┌ おろしにんにく、おろししょうが … 各1かけ分
- ┌ トマトピューレ … 200g
- A │ ローリエ …… 1枚
  └ 固形スープ …… 1個
- B ┌ しょうゆ …… 大さじ1
  └ 塩、こしょう … 各少々
- サラダ油 …… 大さじ1
- サラダ菜 …… 1個

[作り方]
1. グリンピースは解凍する。玉ねぎ、しいたけはみじん切りにする。
2. 鍋にサラダ油を熱して玉ねぎを炒め、薄く色づいたらひき肉を加え、パラパラになるまで炒める。カレー粉を加えて香りが立ったら、残りの1、A、ひたひたの水を加えて混ぜ、強火にする。
3. 煮立ったら、ふたを少しずらしてのせ、水分がほとんどなくなるまで弱火で20〜30分煮る。
4. Bで味をととのえて器に盛り、サラダ菜で包んで食べる。（藤井）

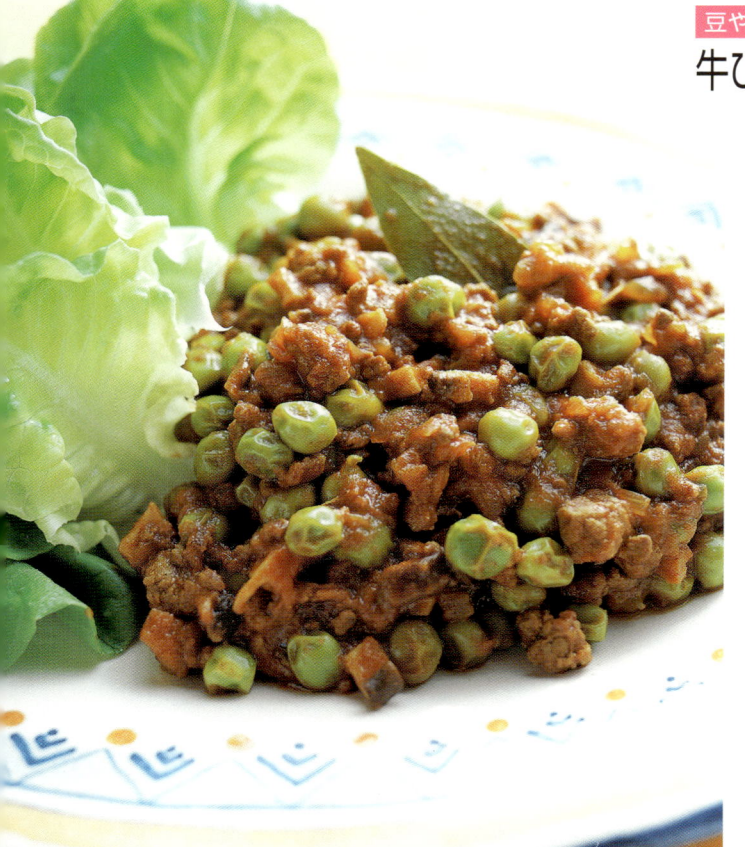

主菜　肉／ラム肉・ひき肉

定番のハンバーグが低エネルギーに変身

野菜たっぷりハンバーグ

[1人分] エネルギー **128kcal** ／ コレステロール **26mg** ／ 食物繊維 **4.9g**

[材料] 4人分
- 牛ももひき肉（赤身）……… 160g
- 里いも ……………………… 2個（100g）
- 玉ねぎ ……………………… 1/2個
- マッシュルーム（缶詰）……… 200g
- 顆粒スープ ………………… 小さじ1 1/2
- A
  - トマトジュース ………… 1カップ
  - 顆粒スープ …………… 小さじ2
  - しょうゆ、黒砂糖 …… 各小さじ1
  - ローリエ、オレガノ、タイム … 各少々
  - 水 ……………………… 1/2カップ
- B
  - グリーンアスパラガス、にんじん（ゆでる）……… 各適量

[作り方]

1　里いもは皮をむき、すりおろしてひき肉と混ぜ、顆粒スープ小さじ1をよく練り混ぜる。

2　玉ねぎ、マッシュルームはみじん切りにする。フッ素樹脂加工のフライパンを熱し、玉ねぎを炒めて残りの顆粒スープを加え、しんなりしたらマッシュルームを加え、水気を飛ばすようにいりつける。

3　あら熱をとった2を1に加えて練り混ぜ、4等分して小判形にまとめる。

4　Aを鍋に合わせて温める。

5　オーブントースターを温めておき、受け皿にクッキングシートを敷いて3を並べる。5分ほど焼いて取り出し、4の鍋に加えて煮からめる。

6　器に盛ってBを添え、鍋に残ったソースをかける。（大沼）

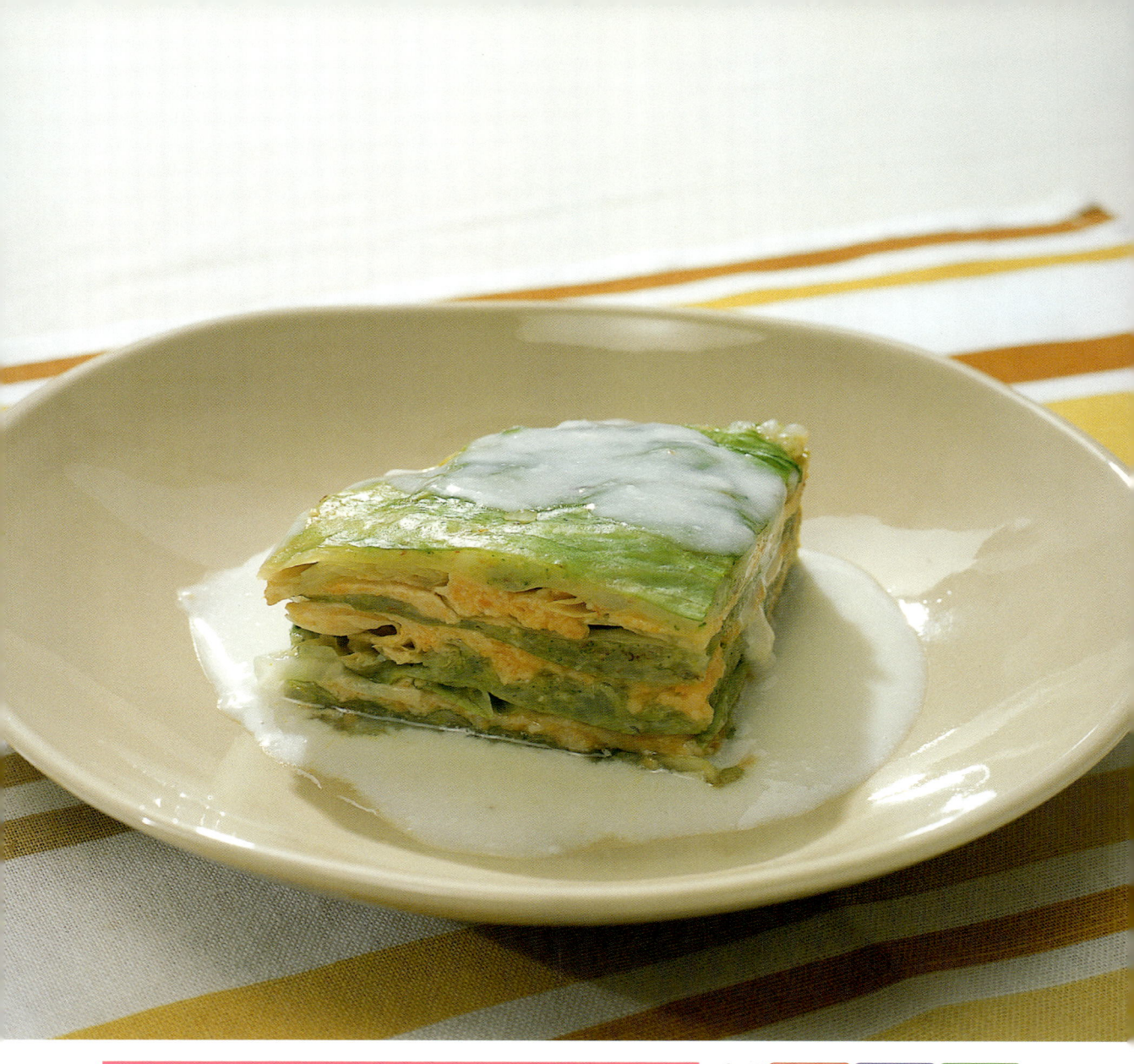

ジューシーな具とシャキシャキレタスのハーモニー

レタスのミルフィーユ

[1人分] エネルギー **207**kcal / コレステロール **129**mg / 食物繊維 **2.8**g

[材料] 4人分
- 鶏ひき肉 …………………… 200g
- むきえび …………………… 200g
- ブロッコリー ……………… 100g
- にんじん …………………… 100g
- レタス ……………………… 1個
- 牛乳 ………………………… 1カップ
- 塩、こしょう ……………… 各少々
- 片栗粉 ……………………… 適量

[作り方]
1. ブロッコリーはやわらかくゆですりつぶす（ミキサーやフードプロセッサーを使うと便利）。これに、小さく刻み包丁でたたいたむきえびと片栗粉大さじ1を混ぜ、4つに分ける。
2. にんじんはやわらかくゆですりつぶし、鶏ひき肉と片栗粉大さじ1を混ぜ、4つに分ける。
3. 耐熱皿にレタス1枚を敷き、1を全体に薄くのばす。その上にレタスをのせ、2を全体に薄くのばす。これを交互に繰り返し、ラップをして電子レンジで約6〜7分加熱し、中まで火が通ったら取り出す。
4. 耐熱皿に残った蒸し汁と牛乳を鍋に入れ、沸騰直前まで弱火で煮て、塩、こしょうで調味する。仕上げに片栗粉小さじ1を倍量の水で溶いて加え、混ぜながら煮て、とろみをつける。
5. 3を食べやすく切って器に盛り、4をかける。（池上）

主菜 肉／ひき肉

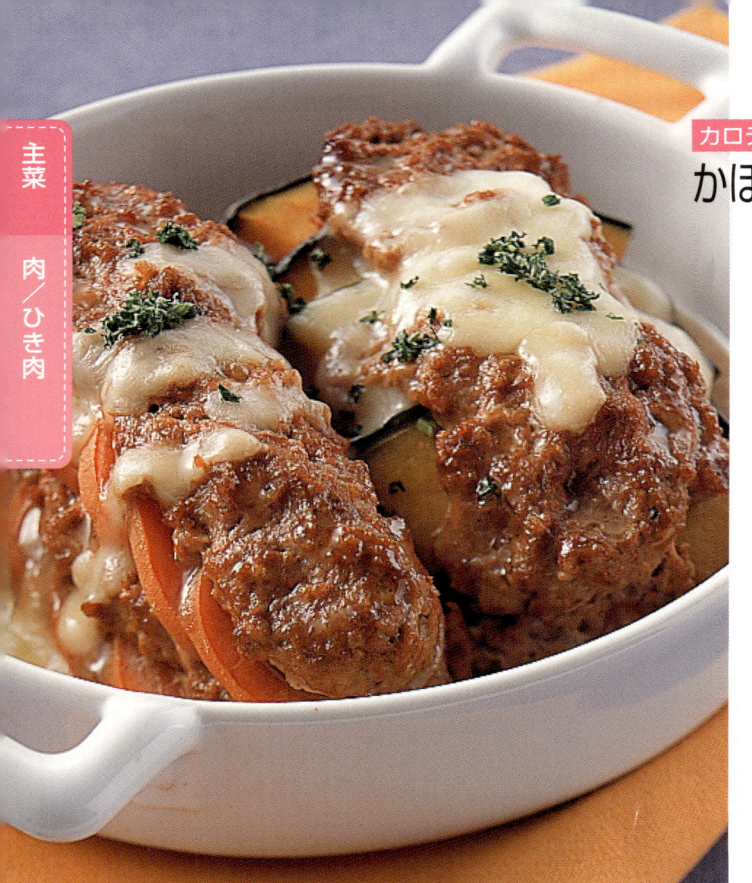

カロテンの抗酸化作用がパワーアップ
かぼちゃとにんじんのラザニア風

[1人分] エネルギー 438kcal　コレステロール 97mg　食物繊維 4.2g

[材料] 4人分
- 合いびき肉……300g
- A ┌ おろしにんにく……1かけ分
- 　├ トマトピューレ、生クリーム……各1/2カップ
- 　├ 塩……小さじ1
- 　└ ナツメグ……少々
- かぼちゃ……1/4個（正味300g）
- にんじん……1本（150g）
- ミックスチーズ……70g
- パセリのみじん切り……適量

[作り方]
1. かぼちゃは5mm厚さに切り、ラップに包んで電子レンジ（600W）で5分加熱し、ラップをはずして冷ます。にんじんは3mm厚さの輪切りにし、ラップに包んで電子レンジで3分加熱し、あら熱をとる。
2. 合いびき肉にAをよく混ぜ合わせておく。
3. 耐熱皿に1の半量ずつを2列に並べ、2の半量をそれぞれの上に平らにのせ、残りの1と2をさらに上に並べる。
4. 全体にチーズを散らし、200～220℃に温めたオーブンで20分焼く。最後にパセリのみじん切りを振る。（小田）

キャベツたっぷりの和風味
鶏だんごとキャベツのポトフ

[1人分] エネルギー 303kcal　コレステロール 114mg　食物繊維 8.6g

[材料] 4人分
- 鶏胸ひき肉……300g
- キャベツ……2/3個（800g）
- にんじん……大1/2本
- エリンギ……4本
- 玉ねぎ……1/2個
- グリンピース……100g
- パン粉……1/3カップ
- 酒……大さじ1
- 卵……1個
- 塩……小さじ1/4
- A ┌ だし4カップ
- 　├ 酒1/4カップ
- 　├ みりん大さじ1
- 　├ しょうゆ小さじ1
- 　└ 塩小さじ1/2

[作り方]
1. キャベツは芯つきのまま4等分のくし形に切る。にんじんは皮をむいて縦4つ割り、エリンギは縦半分に切る。
2. 玉ねぎはみじん切りにし、ふきんで包んでもみ洗いしてしぼる。パン粉に酒を振って混ぜる。
3. 鶏ひき肉と2、溶き卵、塩を練り合わせる。
4. 鍋でAを煮立て、キャベツ、にんじんを入れ、ふたをして中火で10分ほど煮る。
5. キャベツの上下を返して片側に寄せ、3をだんご状にまとめて煮汁に落とし、ふたをして煮る。鶏だんごの色が変わったらアクを取り、エリンギを加えて10分ほど煮る。鶏だんごに火が通ったら、グリンピースを加えて2～3分煮る。（検見﨑）

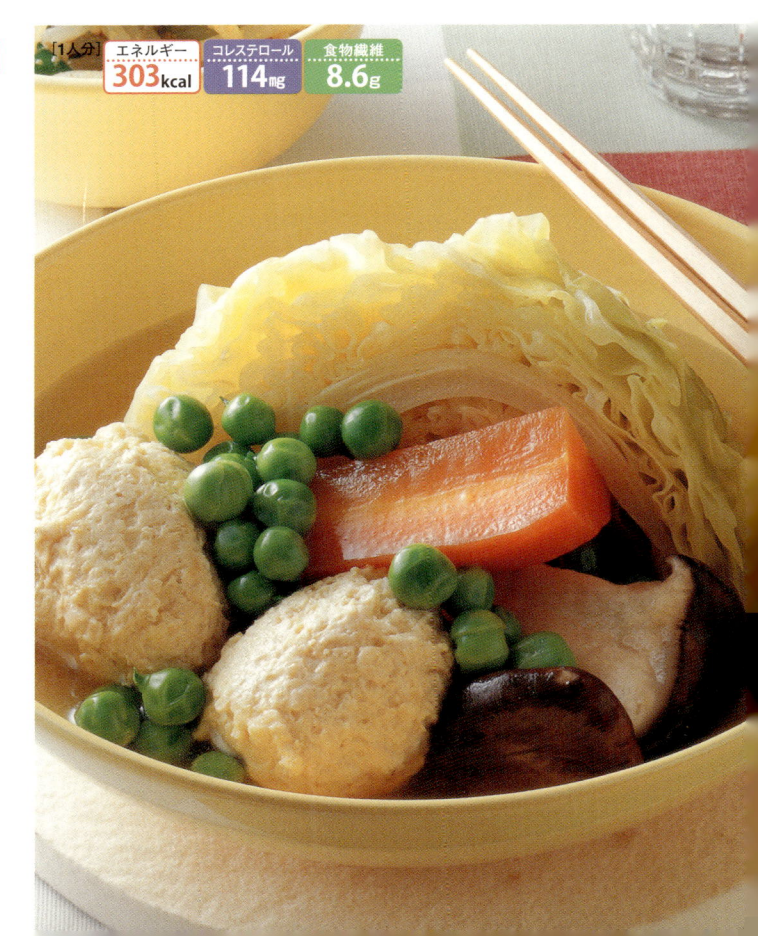

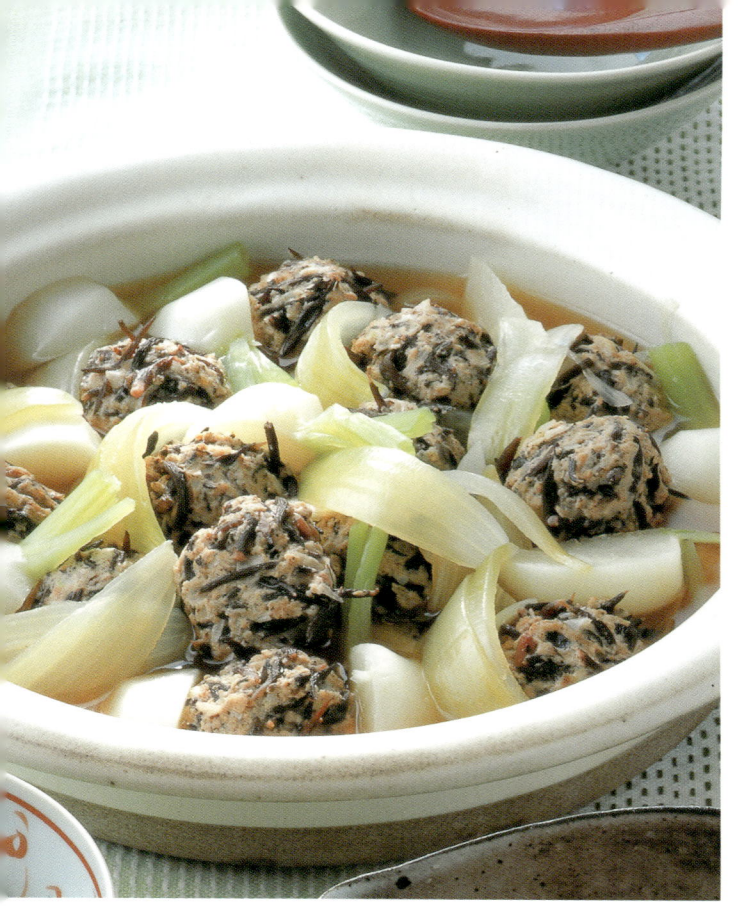

生活習慣予防にとりたいひじきを加えて
ひじき肉だんご

[1人分] エネルギー 180kcal / コレステロール 39mg / 食物繊維 4.8g

[材料] 4人分
- 豚ひき肉 …… 200g
- ひじき（乾燥）…… 20g
- A
  - ねぎのみじん切り … 1本分
  - しょうがのしぼり汁 …… 小さじ1
  - 塩 …… 小さじ1/5
  - 酒、水 …… 各大さじ2
  - 片栗粉 …… 大さじ1
- かぶ …… 4個
- 玉ねぎ …… 1個
- 鶏がらスープ …… 3カップ
- B
  - 塩 …… 小さじ1/4
  - しょうゆ …… 小さじ2
  - こしょう …… 少々

＊鶏がらスープはスープの素利用でよい。

[作り方]
1. ひじきはさっと洗い、水にひたしてもどし、ざく切りにする。
2. 豚ひき肉とA、1をボウルに入れて粘りが出るまで混ぜ、直径2cmほどのだんごに丸める。
3. かぶは葉を2～3cm残して切り落とし、皮をむいてくし形に切る。玉ねぎはくし形に切る。
4. 鍋にスープを入れて強火にかけ、煮立ったら2を加え、5分ほど煮て、Bで調味する。
5. 4に3を加えて火が通るまで煮る。（髙城）

きのこで増量し大きくエネルギーダウン
マーボー豆腐

[1人分] エネルギー 111kcal / コレステロール 13mg / 食物繊維 3.6g

[材料] 4人分
- 絹ごし豆腐 …… 300g
- 豚ももひき肉（赤身）…… 80g
- A
  - しょうゆ、片栗粉 …… 各小さじ1
- ねぎ …… 1/2本
- にんにく、しょうが … 各1かけ
- えのきたけ …… 200g
- なめこ（缶詰）…… 150g
- B
  - 鶏がらスープの素 …… 大さじ1 1/3
  - みそ …… 小さじ2
  - 豆板醤、黒砂糖 …… 各小さじ1
  - 水 …… 3カップ
- しょうゆ …… 小さじ2
- 粉山椒 …… 少々
- 万能ねぎの小口切り …… 適量

[作り方]
1. ひき肉にAを混ぜる。豆腐は1cm角に切り、ねぎ、にんにく、しょうがはみじん切り、えのきたけは根元を落として1cm長さに切る。
2. フッ素樹脂加工のフライパンを熱し、ねぎ、にんにく、しょうがをいりつけ、B、豆腐を加えて、アクを取りながら煮る。
3. 煮汁が1/3くらいになったらえのきたけを加え、しんなりしたらひき肉を加えて混ぜ火を通す。
4. なめこを缶汁ごと加えて煮立て、しょうゆ、粉山椒を加える。器に盛って万能ねぎを散らす。

（大沼）

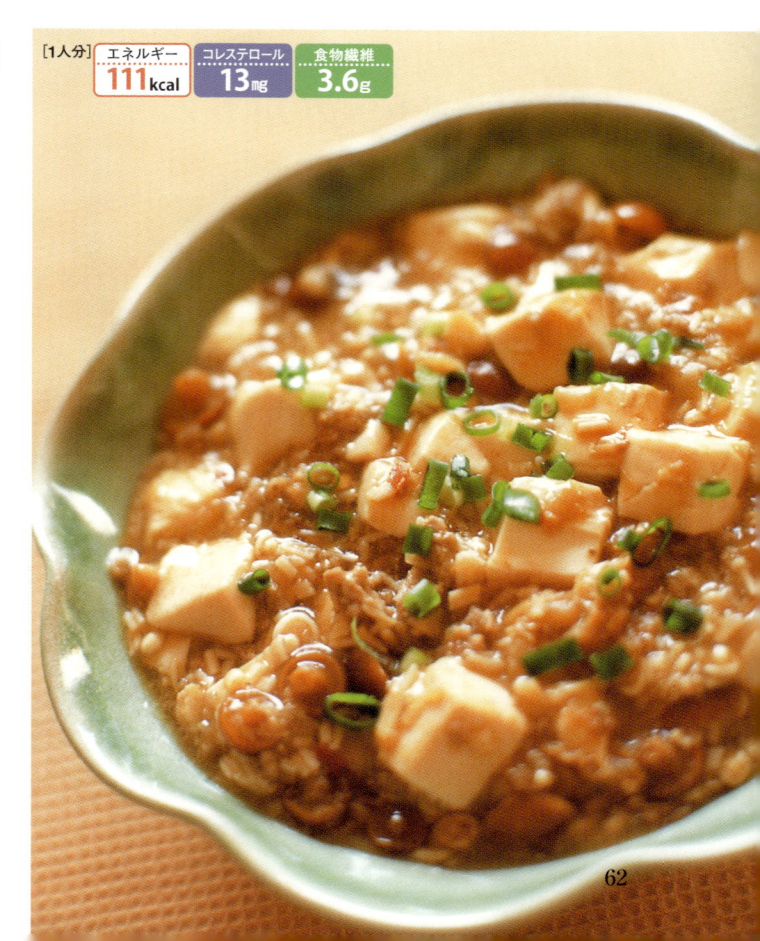

主菜 肉／ひき肉 豆腐

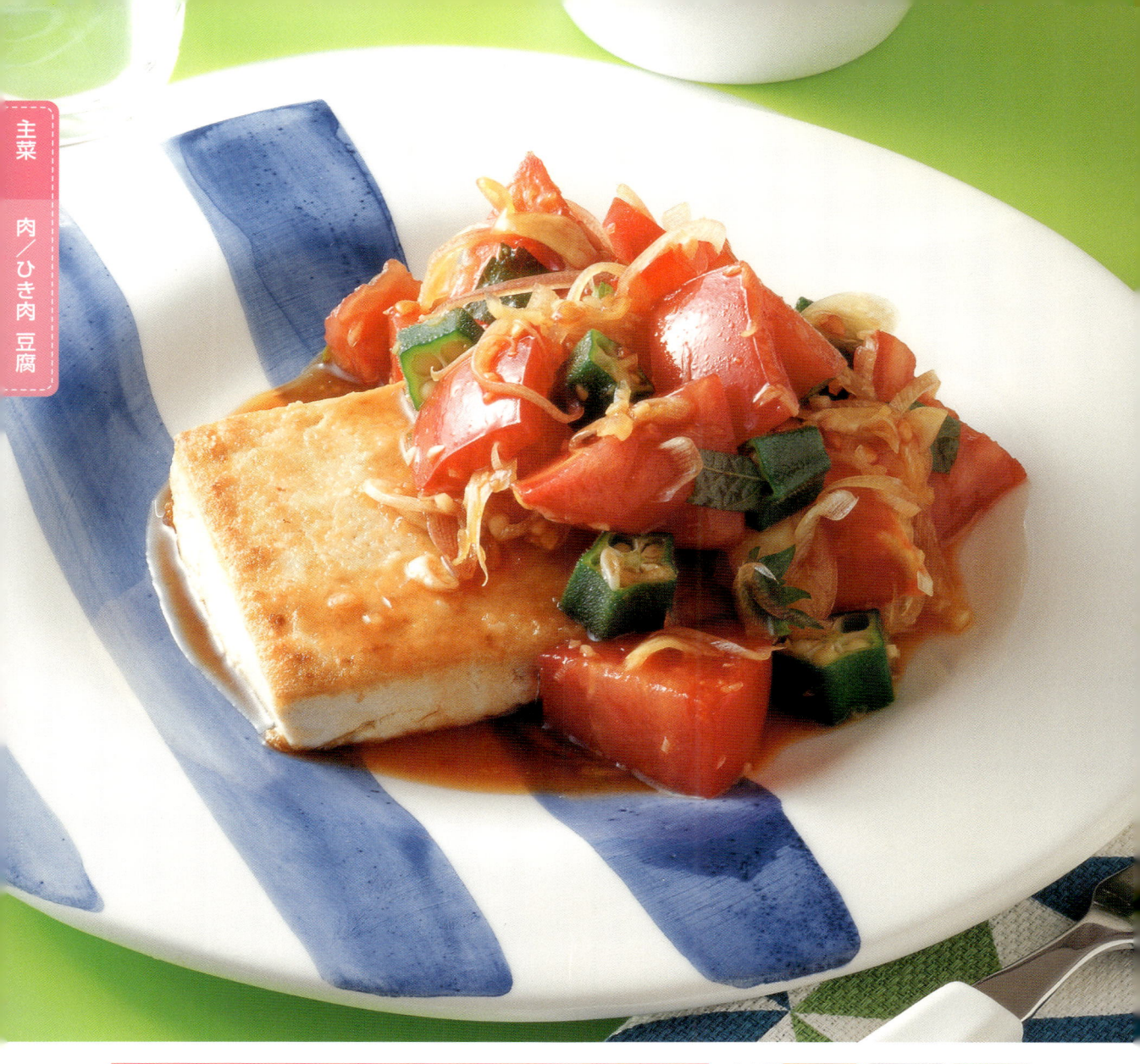

夏の緑黄色野菜と香味野菜のパワーがぎっしり

豆腐ステーキ トマトの薬味だれ

[1人分] エネルギー 248kcal　コレステロール 0mg　食物繊維 3.1g

[材料] 4人分

- 木綿豆腐 ……………………… 2丁（600g）
- トマト ………………………… 大2個（400g）
- オクラ ………………………… 12本
- みょうが ……………………… 4個
- 青じそ ………………………… 4枚
- しょうが ……………………… 1かけ
- A
  - しょうゆ …………………… 大さじ1 1/2
  - 砂糖 ………………………… 小さじ2
  - オイスターソース ………… 小さじ1/2
  - ごま油 ……………………… 大さじ1/2
- 塩 ……………………………… 小さじ1/6
- こしょう、小麦粉 …………… 各適量
- サラダ油 ……………………… 大さじ1

[作り方]

1. 豆腐はペーパータオルで包んで皿2～3枚を重しにし、30分ほどおいて水きりをする。
2. トマトは2cm角に切る。オクラはさっとゆでて冷水に取り、1cm幅に切る。みょうがは縦割りにして斜め薄切りにし、冷水にくぐらせて水気をきる。青じそはあらく刻み、しょうがはみじん切りにする。
3. 2をすべて合わせ、Aであえる。
4. 豆腐の厚みを半分に切り、塩、こしょうを振って、広い面だけに小麦粉をつける。フライパンにサラダ油を熱し、豆腐の両面を強火で焼きつける。
5. 豆腐を器に盛り、3をかける。

（検見﨑）

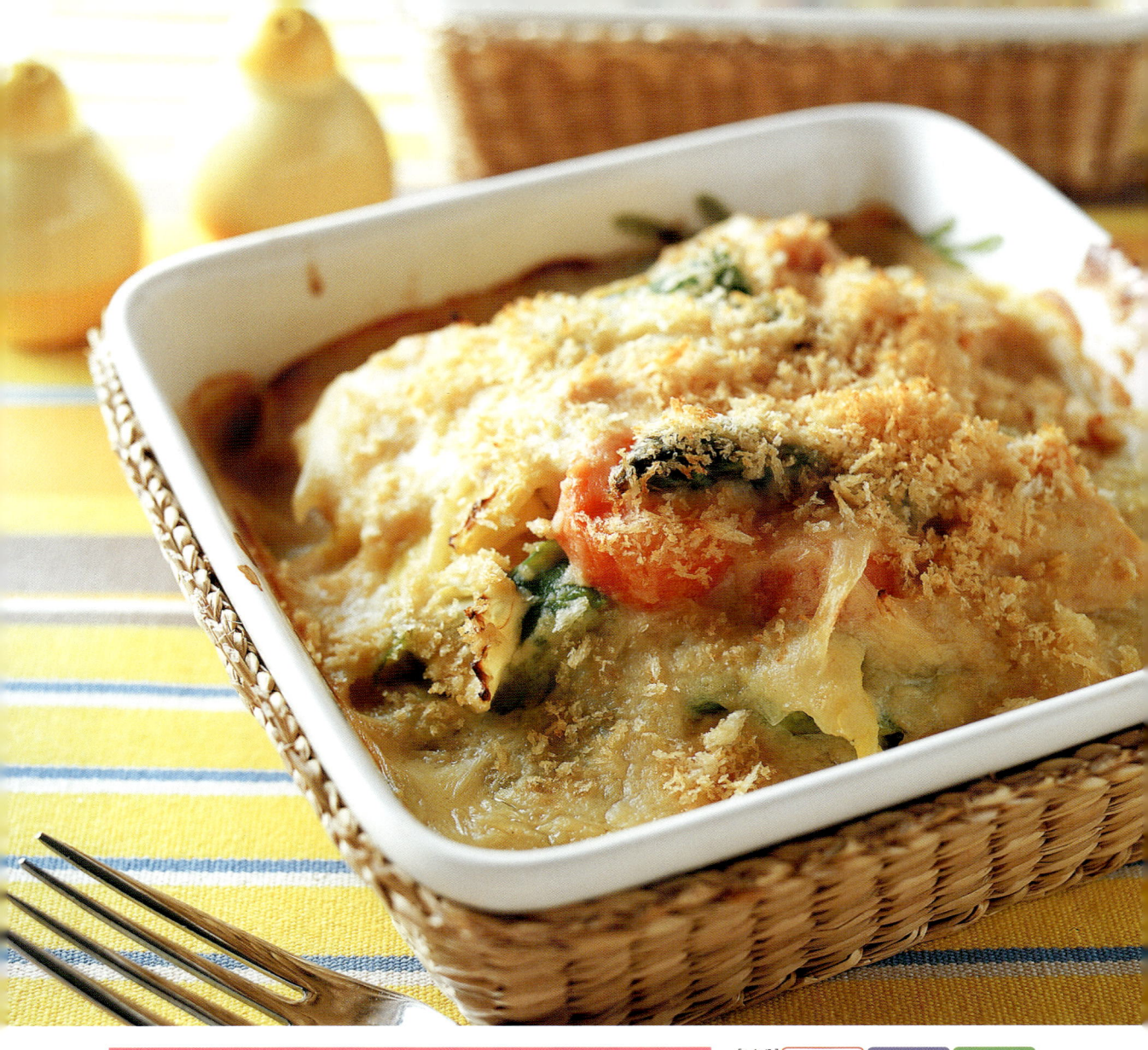

豆乳を上手に使って大豆の健康効果を期待

| [1人分] | エネルギー **224**kcal | コレステロール **12**mg | 食物繊維 **3.8**g |

ツナの豆乳グラタン

[材料] 4人分

- 豆乳 …………………………… 2カップ
- ツナ …………………………… 1缶（135g）
- グリーンアスパラガス … 1束（100g）
- キャベツ ……………… 小1/2個（300g）
- にんじん ……………………………… 1本
- 固形スープ …………………………… 1個
- 玉ねぎ ……………………………… 1/2個
- サラダ油 …………………………… 大さじ2
- パン粉 …………………………… 1/2カップ
- 小麦粉 …………………………… 大さじ4
- 塩 ………………………………… 小さじ1/2
- こしょう ……………………………… 少々

[作り方]

1 アスパラガスは下部のかたい皮をむいて3〜4cm長さに、キャベツは一口大に切り、にんじんは1cm厚さの輪切りにする。

2 耐熱容器に**1**、固形スープ、湯2カップを入れてラップをし、電子レンジに約10分かけてから、野菜はグラタン皿に移す。

3 玉ねぎは薄切りにする。フライパンにサラダ油大さじ1、パン粉を入れ、こんがりと炒めて取り出す。残りのサラダ油を足して玉ねぎを炒め、しんなりしたら小麦粉を振り入れる。

4 粉っぽさがなくなるまで弱火で炒め、**2**のスープを少しずつ加えて混ぜる。豆乳とツナを加えて中火で4〜5分煮、とろみがついたら塩、こしょうを加える。

5 **4**を**2**のグラタン皿に流して**3**のパン粉を振り、230℃のオーブンで約10分焼く。（藤井）

主菜 豆腐・大豆加工品

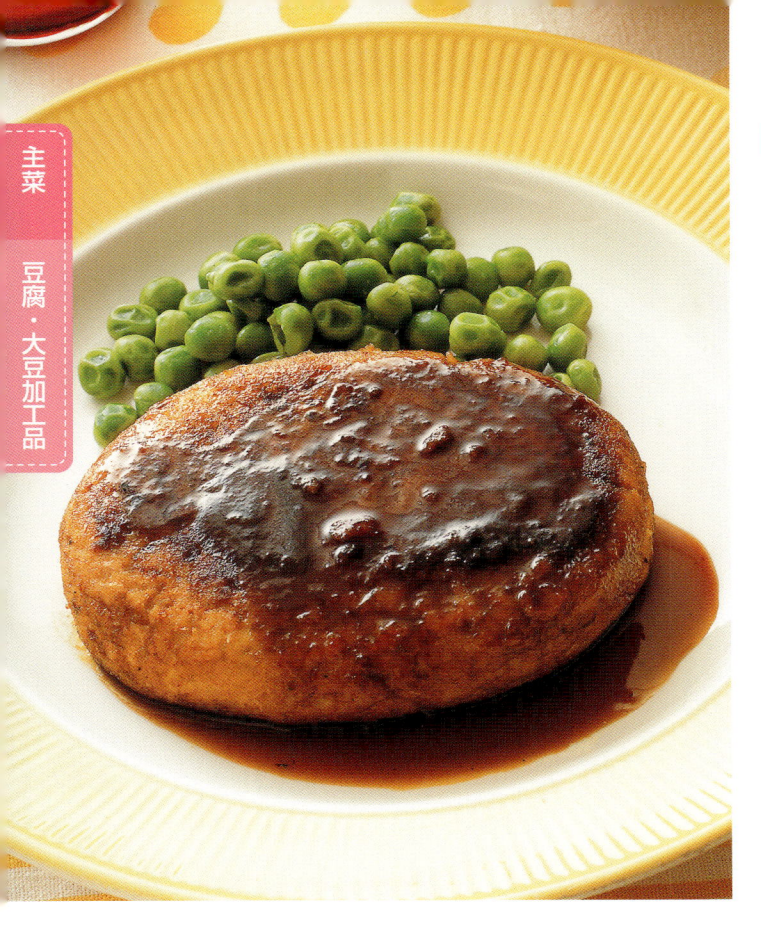

このボリュームでこのヘルシーさ!

おからとれんこんのハンバーグ

[1人分] エネルギー **394**kcal コレステロール **117**mg 食物繊維 **12.6**g

[材料] 4人分

おから……………200g
れんこん……1節(200g)
玉ねぎのみじん切り…2個分
A ┌ パン粉………2カップ
　 └ 溶き卵………2個分
グリンピース(冷凍)…2カップ
塩、こしょう………各適量
サラダ油……………少々
B ┌ 酒、みりん、トマトケ
　│ チャップ、ウスターソ
　│ ース……… 各大さじ2
　 └ 水…………大さじ8

[作り方]

1 れんこんはすりおろし、ざるに上げて水気をきる。グリンピースは電子レンジで1分30秒加熱して解凍し、塩、こしょう各少々を振る。

2 耐熱皿に玉ねぎを入れ、ふわりとラップをかけて電子レンジで3分加熱し、そのまま冷ます。

3 ボウルにれんこん、おから、**2**、A、塩、こしょう各少々を加えてよく混ぜ、小判形にする。

4 フライパンにサラダ油を入れて中火で熱し、**3**を4～5分焼く。両面に焼き色がついたら、Bを加えてひと煮たちさせてからめる。器に盛り、グリンピースを添える。(村田)

超ヘルシーレシピでハンバーグを

豆腐きのこバーグ

[1人分] エネルギー **223**kcal コレステロール **87**mg 食物繊維 **2.8**g

[材料] 4人分

木綿豆腐……………2/3丁
A ┌ ねぎ…………10cm
　│ にんじん………50g
　 └ 玉ねぎ……小1/2個
きくらげ………………2g
生しいたけ、しめじ
(合わせて)………100g
鶏ひき肉……………150g
B ┌ パン粉……大さじ3
　│ 塩………小さじ3/4
　│ こしょう………少々
　 └ 小麦粉……大さじ1
卵………………………1個
小麦粉…………………少々
サラダ油……………適量
C ┌ レタス(せん切り)…100g
　│ 大根おろし、おろし
　 └ しょうが……各適量

[作り方]

1 豆腐はさっとゆでて、水きりをする。

2 Aはみじん切りにし、フライパンにサラダ油大さじ1/2を熱してしんなりするまで炒め、冷ます。

3 きくらげはもどしてせん切りにし、しいたけはせん切り、しめじは細かくほぐす。

4 **1**にひき肉を混ぜ、**2**、B、卵の順に加えて練り合わせる。**3**に小麦粉をまぶして混ぜ込み、12等分して小判形にまとめる。

5 フライパンにサラダ油大さじ1/2～1を熱し、**4**を強火で30秒～1分、弱火にして2～3分焼き、裏返して同様に焼く。器に盛り、Cを添える。(高城)

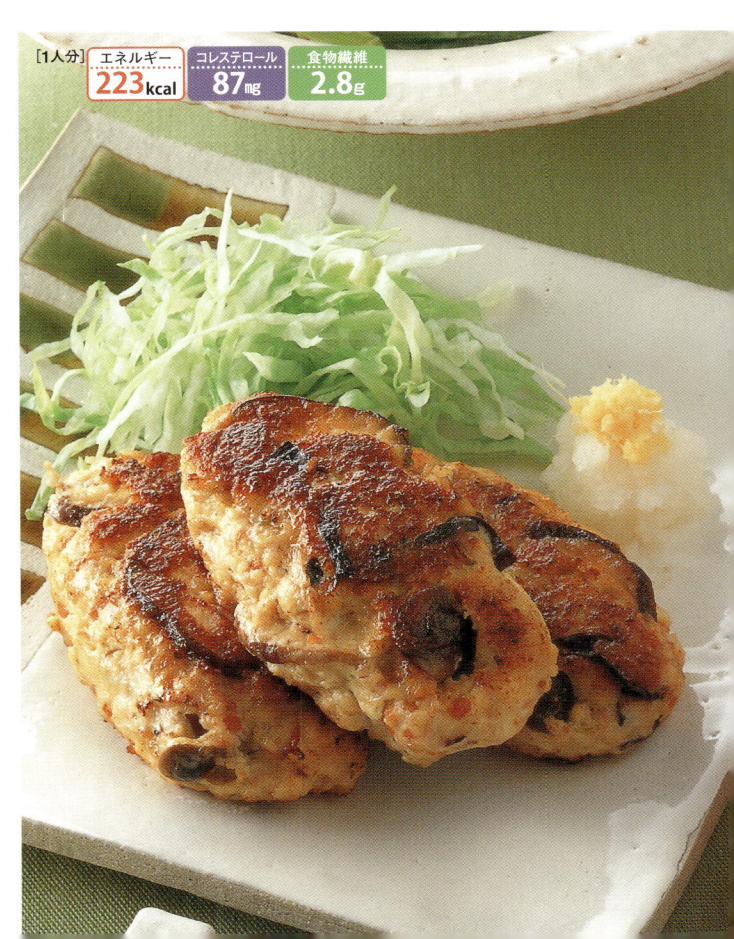

副菜になるおかず

食物繊維やビタミン類が豊富な、野菜中心の副菜です。エネルギー量に配慮しながら、主菜との組み合わせを考え、献立に変化をつけてください。

トマトの種もドレッシングに加えて
トマトカップの雑穀えびサラダ

[1人分] エネルギー **179kcal** / コレステロール **9mg** / 食物繊維 **3.6g**

[材料] 4人分
- トマト……………小8個
- 玉ねぎ……………1/2個
- きゅうり……………1本
- パプリカ（黄）……1/2個
- レーズン………大さじ4
- えび………………4尾
- あわ…………大さじ3
- A
  - レモン汁…大さじ2
  - 塩…………小さじ1
  - こしょう………少々
  - サラダ油…大さじ2

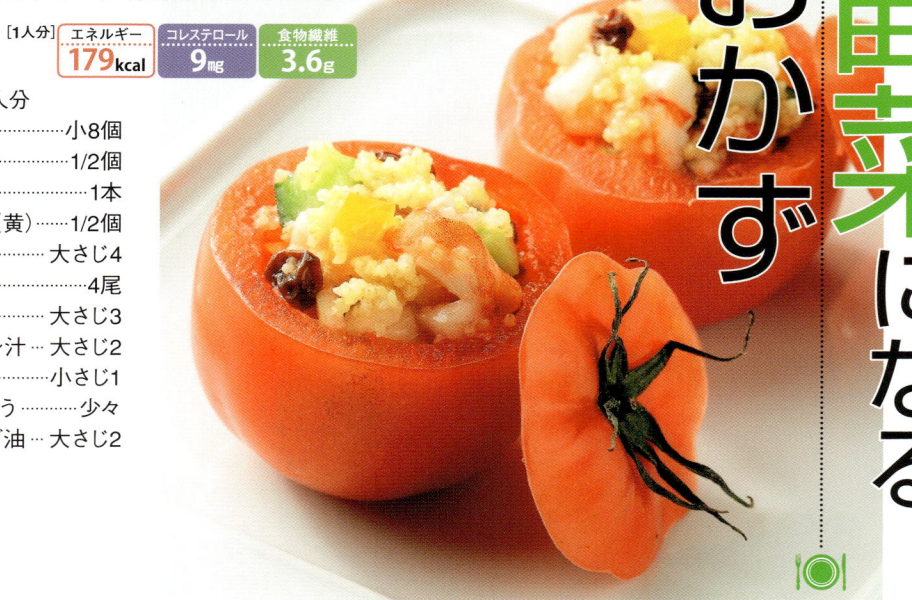

[作り方]
1. えびは熱湯でゆでて殻をむき、1cm長さに切る。あわは熱湯で5分ほどゆで、水ですすいで水気をきる。
2. トマトはへたの下を水平に切り、中身をくり抜いてカップ状にする。くりぬいた中身は手でつぶす。
3. 玉ねぎは1cm角に切って水にさらし、きゅうりとパプリカも1cm角に切る。レーズンはひたひたの水にひたす。
4. ボウルにA、**2**のトマトの中身約大さじ4を入れて混ぜ、**1**、**3**を加えてあえ、トマトカップに詰める。（舘野）

めんつゆ仕立ての
和風トマト漬けサラダ

[1人分] エネルギー **37kcal** / コレステロール **0mg** / 食物繊維 **3.9g**

[材料] 4人分
- ミニトマト……………20個
- おろししょうが…小さじ1
- めんつゆ（3倍濃縮タイプ）……………大さじ4
- 乾燥カットわかめ……5g
- えのきたけ………4パック
- 青じそ………………8枚

[作り方]
1. トマトはへたを取り、熱湯にくぐらせて皮をむく。ポリ袋に入れ、おろししょうが、めんつゆを加え、めんつゆにひたるように口をしぼって結び、冷蔵庫で半日おく。
2. わかめは水でもどして水気をきる。えのきたけは根元を切ってほぐし、ゆでて水気をきる。
3. **1**のトマトを取り出して半分に切り、**2**とともにポリ袋に戻して混ぜる。
4. **3**を器に盛り、青じそをせん切りにしてのせる。（大沼）

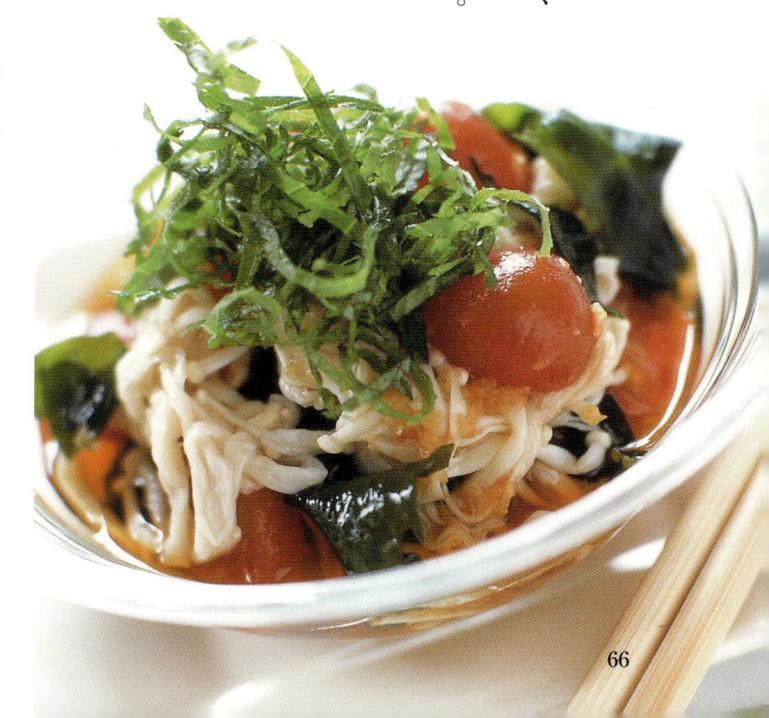

副菜　野菜/果菜

[1人分] エネルギー 144kcal　コレステロール 24mg　食物繊維 4.0g

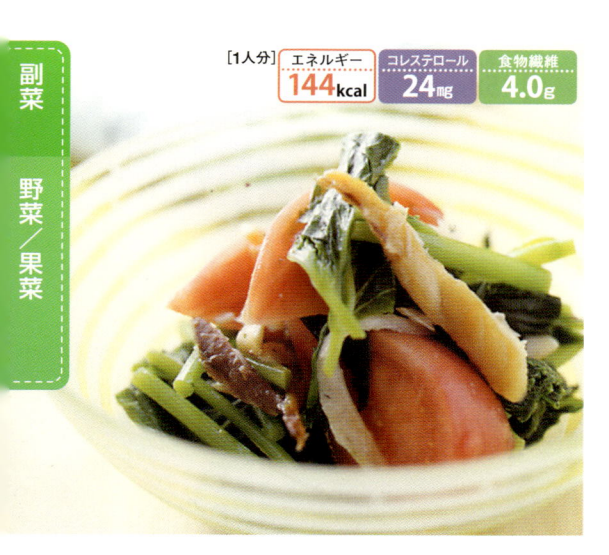

不老長寿の野菜といわれるあしたばを利用
トマトとあじ干物とあしたばのあえ物

[材料] 4人分
- トマト……………2個
- あしたば…………200g
- あじ干物…………2枚
- 塩…………………少々
- A
  - 酢……………大さじ1
  - 塩……………小さじ1/2
  - ごま油………大さじ1
  - こしょう……少々

[作り方]
1. あじはグリルで両面をこんがり焼き、骨を除いて身をあらくほぐす。
2. あしたばは塩を加えた熱湯でゆでて、水に取って水気をきり、3〜4cm長さに切る。トマトは皮を湯むきし、くし形に切る。
3. Aを混ぜ合わせ、1、2を加えてあえる。（藤井）

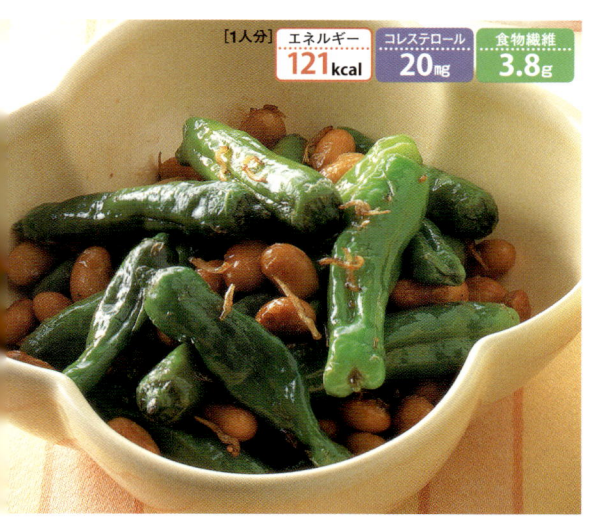

[1人分] エネルギー 121kcal　コレステロール 20mg　食物繊維 3.8g

カリッと炒めたじゃこが香ばしい
ししとうと大豆の炒め物

[材料] 4人分
- ししとうがらし……1パック（約150g）
- 水煮大豆…………150g
- ちりめんじゃこ…20g
- サラダ油、ごま油……各小さじ1
- しょうゆ…………大さじ1/2
- 砂糖、みりん……各小さじ1

[作り方]
1. ししとうがらしは茎を切り、はじけないように切り目を入れる。水煮大豆はあれば水気をきる。
2. サラダ油とごま油を鍋に熱し、ちりめんじゃこを入れてカリッとするまで中火で炒める。
3. 1を2に加えて炒め、しょうゆをまわし入れる。煮立ったら、砂糖、みりんを加えて味をからめる。（高城）

[1人分] エネルギー 108kcal　コレステロール 20mg　食物繊維 0.9g

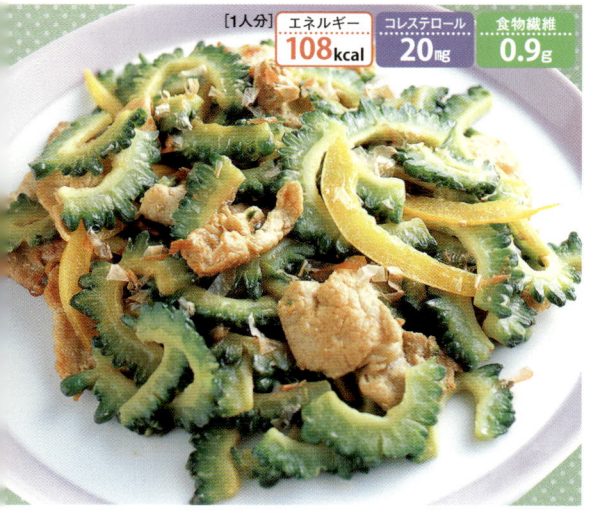

苦み成分にコレステロール低下の働きも
ゴーヤと豚肉のマヨ炒め

[材料] 4人分
- ゴーヤ……………1本
- パプリカ（黄）……1/4個
- 豚こま切れ肉……100g
- A
  - 塩、こしょう、酒……各少々
- サラダ油…………小さじ1
- B
  - マヨネーズ……大さじ1
  - しょうゆ、こしょう……各少々
- 削り節……………適量

[作り方]
1. ゴーヤは縦半分に割って種を取り、薄切りにして塩（分量外）もみし、水にさらして水気をしぼる。パプリカは種を取って細切りにする。豚肉は2cm幅に切り、Aを振る。
2. サラダ油を熱して豚肉を炒め、色が変わったら、ゴーヤ、パプリカを加えて炒める。
3. Bで調味し、器に盛って削り節を振る。（牧野）

炒めるとカロテン吸収がグンとアップ
ピーマンと豚こまのみそ炒め

[1人分] エネルギー **166kcal** / コレステロール **16mg** / 食物繊維 **2.6g**

[材料] 4人分
- ピーマン（緑、赤）…各4個
- なす…2本
- 豚こま切れ肉…100g
- A
  - しょうがのみじん切り…1かけ分
  - いり白ごま…小さじ1
  - みそ、酒…各大さじ2
  - 砂糖…大さじ1
  - ごま油…小さじ1
- サラダ油…大さじ1

[作り方]
1. ピーマンと赤ピーマンは縦4つ割りにして種とへたを取る。なすは縦横半分に切ってから1cm幅に切る。
2. Aは混ぜ合わせておく。
3. フライパンにサラダ油を熱して豚肉を炒め、肉の色が変わったら、ピーマンとなすを加えて炒め合わせる。Aをまわし入れ、手早く炒める。

（浜内）

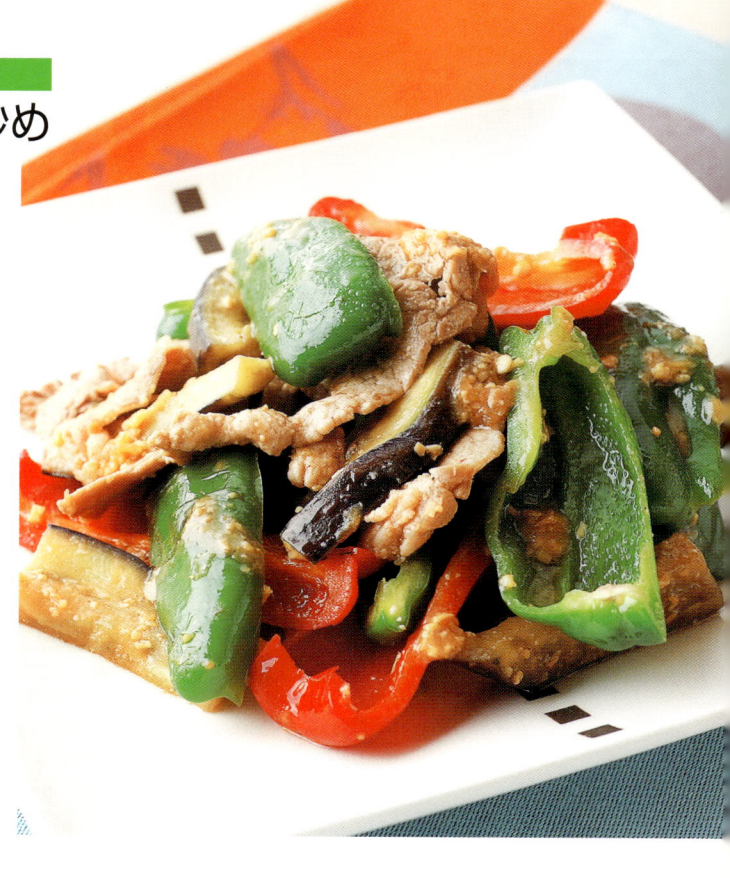

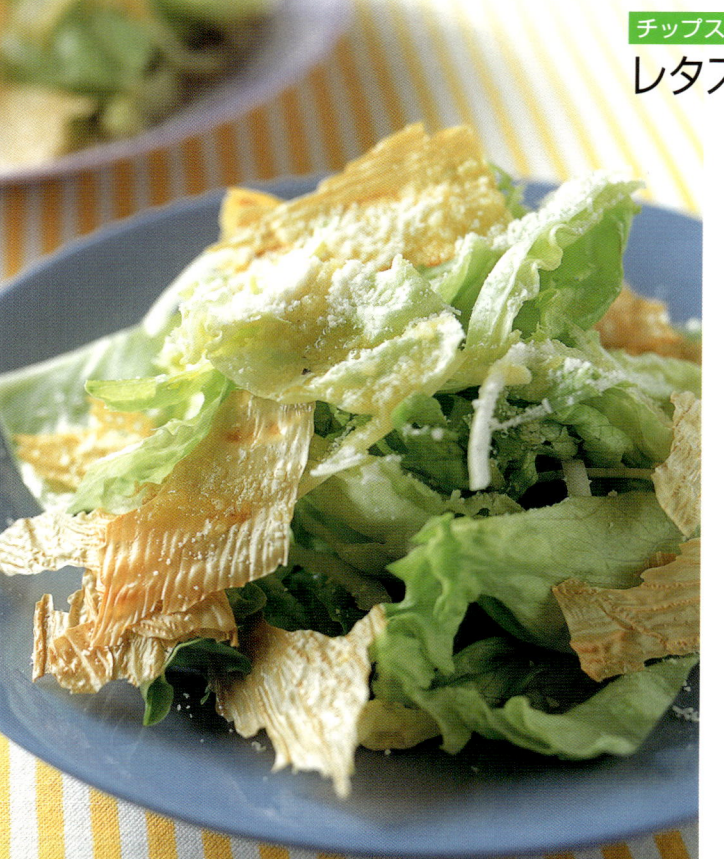

チップス風ゆばが香ばしい
レタスとゆばのシーザースサラダ

[1人分] エネルギー **154kcal** / コレステロール **9mg** / 食物繊維 **2.0g**

[材料] 4人分
- レタス…1個
- 玉ねぎ（小）…1/2個
- ゆば（乾燥）…5g
- 粉チーズ…大さじ6
- フレンチドレッシング（市販品）…1/2カップ

[作り方]
1. ゆばはもどさずにそのままフライパンに入れ、弱火で両面をこんがりと30秒〜1分焼く。
2. レタスは縦半分に切って芯を取り、食べやすい大きさに切る。玉ねぎは薄切りにする。
3. 2を冷水にさらし、レタスがパリッとしたら水気をきる。
4. ゆばと3を器に盛って粉チーズを振り、ドレッシングをかける。（大庭）

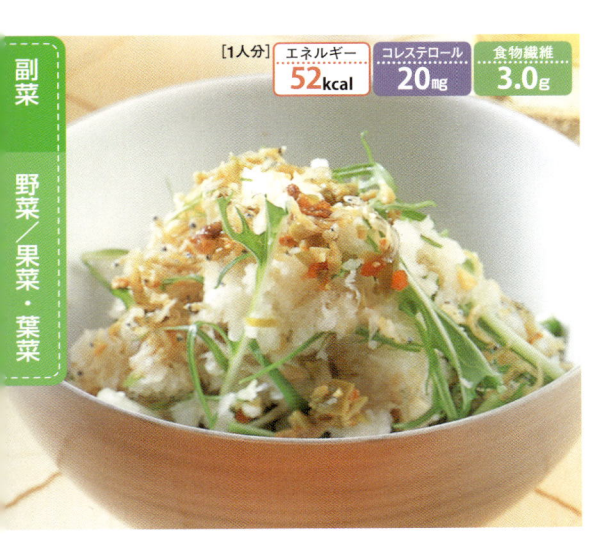

アンチョビとオリーブ味がユニーク
水菜のおろしサラダ

[1人分] エネルギー 52kcal / コレステロール 20mg / 食物繊維 3.0g

[材料] 4人分
水菜……………………1/2束
大根………1/3本（400g）
にんにく………………1かけ
オリーブ油……………小さじ1
ちりめんじゃこ………20g
アンチョビ（缶詰）…2枚
グリーンオリーブ……4個
塩、こしょう…………各少々
＊赤ピーマンを詰めたスタッフドオリーブを使うと彩りがよくなる。

[作り方]
1 にんにくはみじん切りにし、フライパンを弱火にかけて、オリーブ油で炒める。香りが立ったら、ちりめんじゃこを加え、カリカリに炒めて火を止める。
2 アンチョビ、グリーンオリーブはみじん切りにする。
3 大根はすりおろして水気をきり、1、2を混ぜ、塩、こしょうで調味する。
4 水菜はざく切りにし、3に加えてざっくりあえる。（浜内）

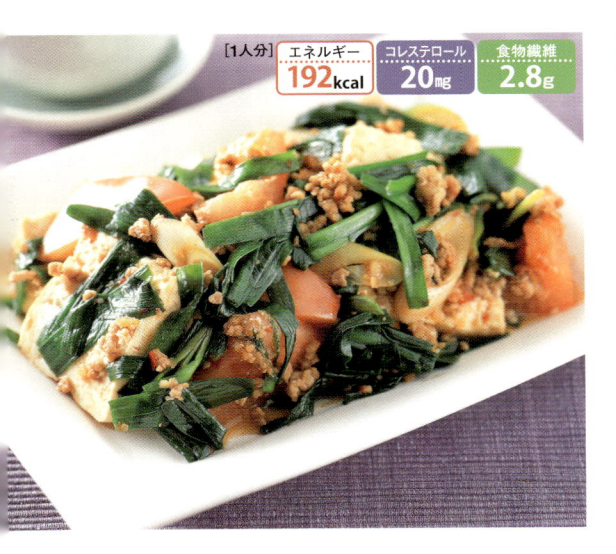

香味野菜と豆板醤でひと味変える
にら、トマト、豆腐のピリ辛炒め

[1人分] エネルギー 192kcal / コレステロール 20mg / 食物繊維 2.8g

[材料] 4人分
にら……………1 1/2束（150g）
トマト…………………2個
木綿豆腐………………1丁
豚赤身ひき肉…………120g
ねぎ（斜め薄切り）…2/3本分
A［にんにく、しょうがのみじん切り各小さじ2］
豆板醤…………………小さじ1
B［しょうゆ大さじ1強　酒大さじ1/2　オイスターソース大さじ1］
ごま油、サラダ油……各大さじ1

[作り方]
1 にらは3〜4cm長さに切り、トマトは一口大に切る。豆腐は横半分に切り、縦1.5cm幅に切る。
2 Bは合わせておく。
3 中華鍋にごま油とサラダ油を熱してAを炒め、ひき肉を加えて炒める。
4 肉の色が変わったら豆板醤を加え、1を入れて炒め合わせる。ねぎを加えてさっと炒め、Bで調味する。
（髙城）

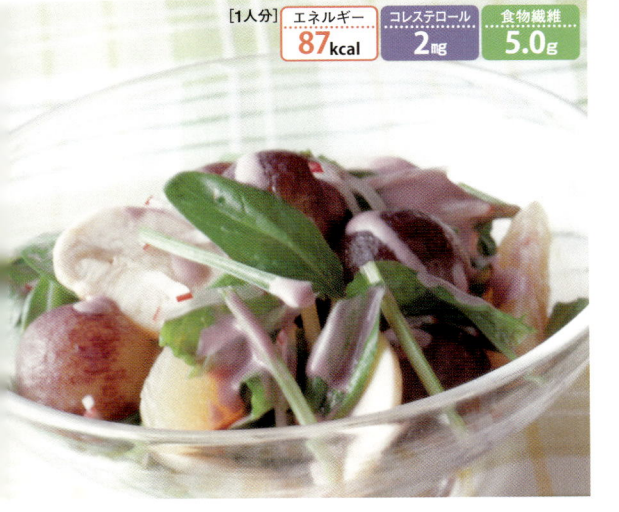

ジュース入りのドレッシングでひと工夫
ほうれんそうとぶどうのサラダ

[1人分] エネルギー 87kcal / コレステロール 2mg / 食物繊維 5.0g

[材料] 4人分
サラダ用ほうれんそう……………………1束
セロリ…………………1本
ラディッシュ…………4個
大粒のぶどう（巨峰など）………………16粒
レモン…………………1個
マッシュルーム………4個
A［酢、マヨネーズ各大さじ1　ぶどうジュース（濃縮還元）1/3カップ　塩、こしょう各適量］

[作り方]
1 ほうれんそうは葉と茎を切り分け、セロリ、ラディッシュはせん切りにして、氷水にさらす。ぶどうは皮をむいて種を取る。
2 レモンは皮を厚くむき、薄皮をとって果肉をくし形に切る。マッシュルームは薄切りにし、レモンの薄皮をしぼって汁をまぶす。
3 ぶどう、水気をきった1の野菜、2を器に盛る。Aを混ぜ合わせてドレッシングを作り、かける。（村田）

副菜　野菜／果菜・葉菜

あさりのうまみがたっぷり
小松菜のあさりあんかけ

[1人分] エネルギー 97kcal / コレステロール 10mg / 食物繊維 2.8g

[材料]4人分
- 小松菜……500g
- 赤ピーマン……1個
- あさり（むき身）…100g
- しょうが……1かけ
- ねぎ……20cm分
- サラダ油……大さじ2
- 塩……小さじ1/3
- A
  - 水……1カップ
  - しょうゆ、顆粒スープ……各小さじ1
  - 酒……小さじ2
- 片栗粉……小さじ2

[作り方]
1 小松菜は3cm長さに、ピーマンは5mm角に切る。あさりは振り洗いして水気をきる。しょうがはせん切りに、ねぎは5cm長さに切って、細い線切りにする。
2 フライパンにサラダ油を熱して小松菜を炒め、塩を振って器に盛る。
3 鍋にAを煮立て、しょうが、あさり、ピーマンを加えてひと煮し、倍量の水で溶いた片栗粉でとろみをつけ、ねぎを加えて火を止める。
4 3を2の上にかける。（竹内）

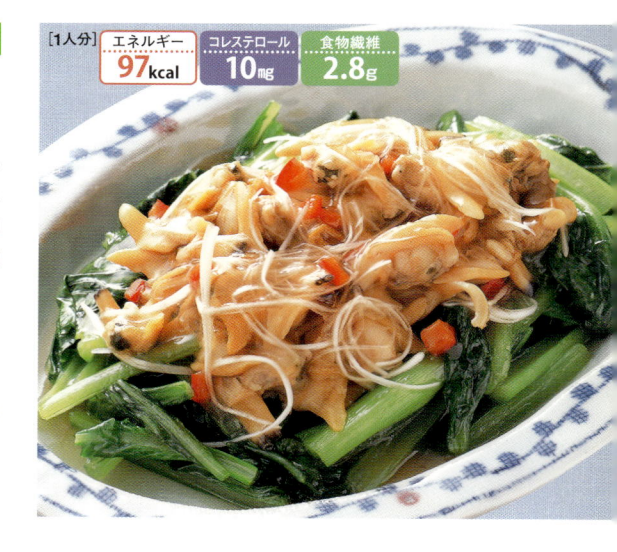

体がポカポカ温まる
小松菜のキムチ風

[1人分] エネルギー 57kcal / コレステロール 0mg / 食物繊維 2.2g

[材料]4人分
- 小松菜……400g
- 塩……少々
- ねぎ……1/4本
- しょうが、にんにく……各1かけ
- 七味とうがらし……適量
- A
  - しょうゆ……大さじ1 1/2
  - コチュジャン、砂糖、ごま油……各小さじ1
- いり白ごま……大さじ1

[作り方]
1 小松菜は熱湯にさっとくぐらせて水に取り、水気をよくしぼって軽く塩を振り、しばらくおく。さらに水気をしぼって、4cm長さに切り、ボウルに入れる。
2 ねぎ、しょうが、にんにくはみじん切りにして、七味とうがらしとともに1に加える。
3 Aを混ぜ合わせて2をあえ、包丁で刻んだごまをさっと混ぜる。
4 器に盛り、好みでさらに七味とうがらしを振る。（池上）

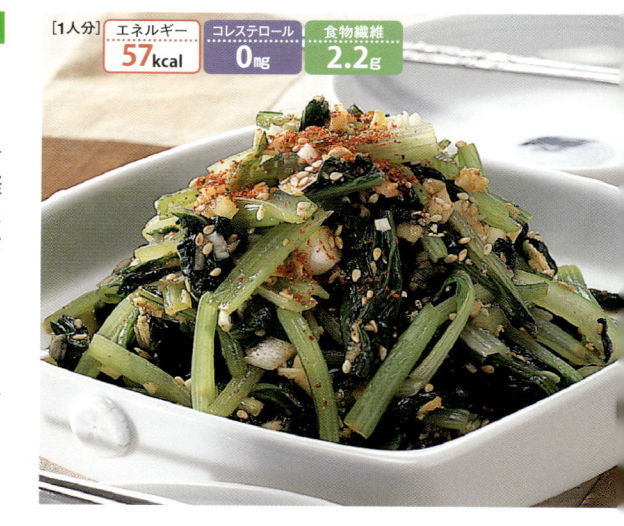

レンジでシャキシャキ歯ごたえ
野菜レンジ炒め

[1人分] エネルギー 70kcal / コレステロール 35mg / 食物繊維 3.3g

[材料]4人分
- キャベツ……6枚
- さやえんどう……100g
- 生しいたけ……8枚
- にんじん……1/2本
- 桜えび……20g
- A
  - 塩、こしょう……各少々
  - オイスターソース……大さじ2
- ごま油……小さじ1

[作り方]
1 キャベツは食べやすいざく切りにし、さやえんどうは筋を取る。しいたけは石づきを取って薄切りにし、にんじんは薄い短冊切りにする。
2 耐熱容器ににんじん、水小さじ2を入れ、ラップをして電子レンジで1分加熱後、水を捨てる。
3 2の中に残りの野菜を入れ、桜えびを加えて、Aで調味し、全体にごま油を振って混ぜる。
4 ラップをして電子レンジで4分ほど加熱する。（池上）

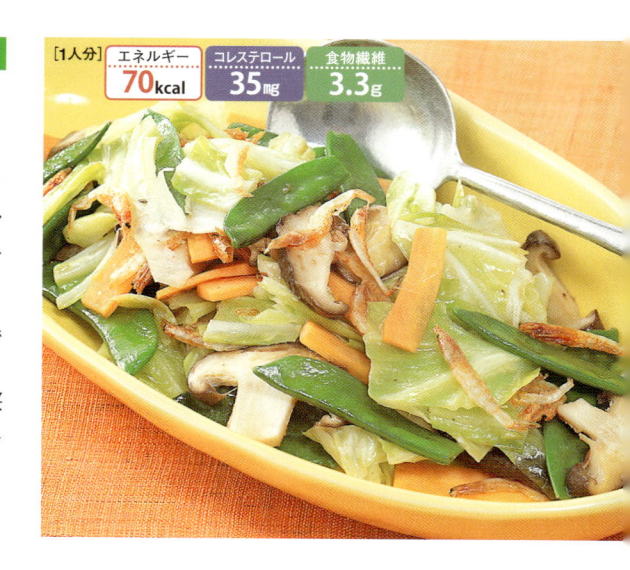

副菜 / 野菜／葉菜

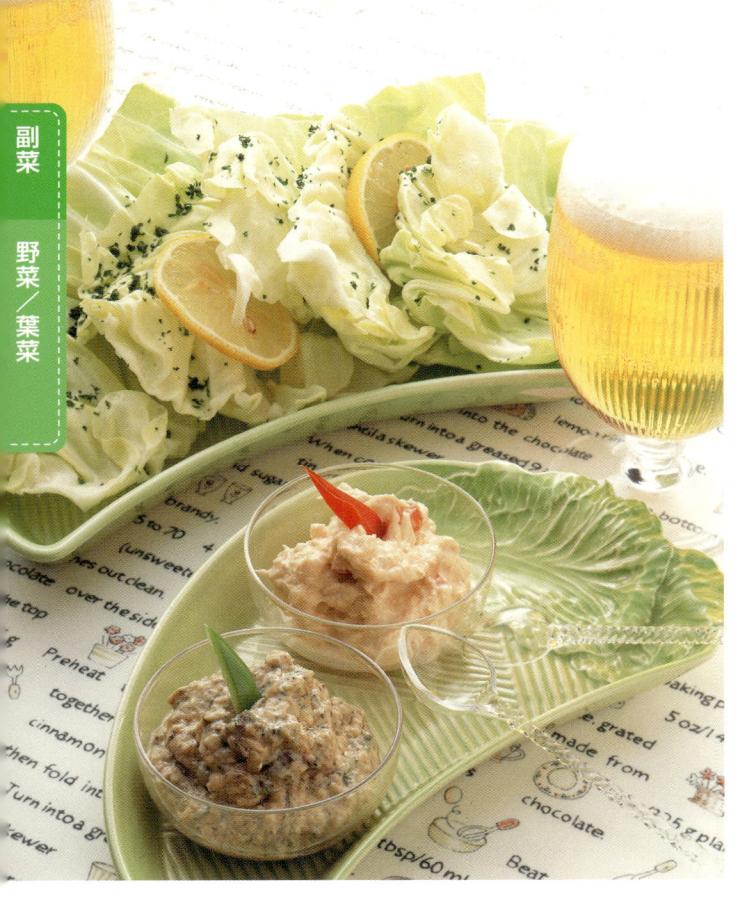

春キャベツは生がいちばん！
キャベツディップ

[1人分] エネルギー 240kcal ／ コレステロール 95mg ／ 食物繊維 0.9g

[材料] 4人分
春キャベツ………大4枚
レモン、パセリ…各適量

A ┌ オイルサーディン2缶　かたゆで卵の卵黄2個分　マヨネーズ大さじ6　パセリのみじん切り小さじ4

B ┌ ツナ1缶　玉ねぎのみじん切り小さじ4　赤ピーマン（なければ普通のピーマンでもよい）のみじん切り小さじ2　タバスコ小さじ2　マヨネーズ大さじ4

[作り方]
1　キャベツは冷水につけてパリッとさせておき、食べやすい大きさに切る。レモンは薄切りにし、パセリはみじん切りにする。
2　オイルサーディンディップを作る。Aのオイルサーディンをつぶし、他の材料と混ぜ合わせる。
3　ツナディップを作る。Bのツナをつぶし、玉ねぎ、タバスコ、マヨネーズを混ぜ合わせたあと、赤ピーマンを軽く混ぜる。
4　キャベツを器に盛り、パセリを振りかけ、レモンをのせる。2、3はそれぞれ器に盛り、キャベツに好みでつけて、レモンをしぼる。（葛西）

昆布のうまみでおいしさアップ
ビーフキャベツキャセロール

[1人分] エネルギー 79kcal ／ コレステロール 16mg ／ 食物繊維 6.5g

[材料] 4人分
キャベツ…300g（6枚）
牛もも赤身ひき肉…100g
A ┌ だしの素、片栗粉、みそ……各小さじ1
生切り昆布………150g
万能ねぎの小口切り………2本分
おろししょうが………大さじ1/2
B ┌ トマトジュース…大さじ4　めんつゆ（3倍濃縮タイプ）……小さじ2　溶きがらし……適量

[作り方]
1　キャベツはゆでて1cm幅に切る。
2　ひき肉はAを混ぜて下味をつける。
3　切り昆布は食べやすく切り、万能ねぎ、しょうがとともに2に加えて練り合わせる。
4　直径約14cmの耐熱容器にオーブンペーパーを敷き、水気をきった1のキャベツ半量、3のひき肉、残りのキャベツの順にきっちり詰める。ラップをかけて電子レンジに8分かけ、器にふせて取り出す。
5　Bを混ぜ合わせてソースを作り、4にかける。（大沼）

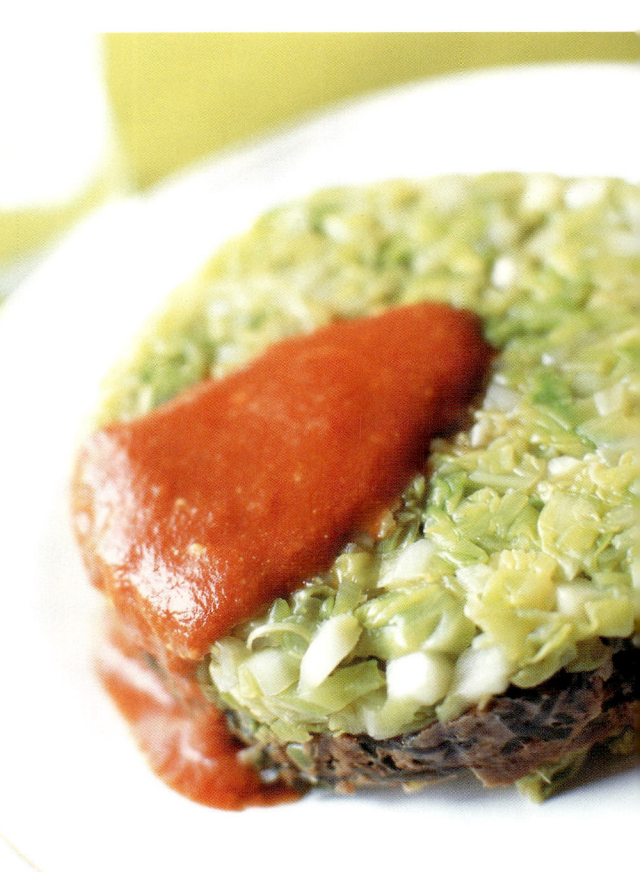

白菜の蒸し汁にはうまみ成分がたっぷり
白菜の水なし煮

[1人分] エネルギー 162kcal／コレステロール 26mg／食物繊維 2.2g

[材料] 4人分
- 白菜……600g
- 塩……小さじ1
- 豚ばら薄切り肉……150g
- 生しいたけ……4枚

[作り方]
1. 白菜はざく切りにして塩をまぶす。
2. 小鍋に湯をわかし、豚肉を入れてほぐし、色が変わったら湯をきる。
3. しいたけは軸を取り、一口大に切る。
4. 鍋に白菜、しいたけ、豚肉の順に入れ、ふたをして中火弱で10分ほど蒸し煮にする。（浜内）

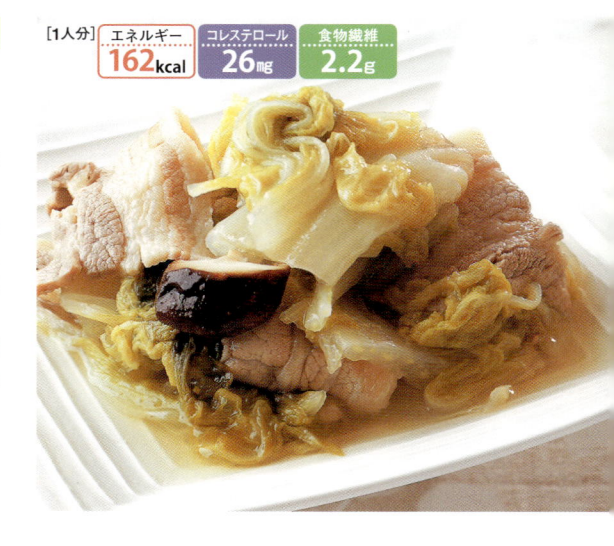

丸ごと焼けば甘みが増す
玉ねぎの丸ごとロースト

[1人分] エネルギー 169kcal／コレステロール 7mg／食物繊維 3.1g

[材料] 4人分
- 玉ねぎ……4個
- ベーコン……2枚
- A
  - パセリのみじん切り……小さじ1/2
  - 赤とうがらしの小口切り……1本分
  - オリーブ油……大さじ2
- 塩、こしょう……各少々
- レモンの半月切り……1/2個分

[作り方]
1. 玉ねぎは皮をむかずに洗い、180℃のオーブンで30分ほど焼く。汁が出てきたら焼き上がり。
2. ベーコンはみじん切りにし、油を使わずにフライパンでよく炒める。Aを加えてひと炒めし、塩、こしょうで味をととのえる。
3. 玉ねぎを器に盛ってレモンを添える。薄皮をむいて2のソースとレモンのしぼり汁をかける。（浜内）

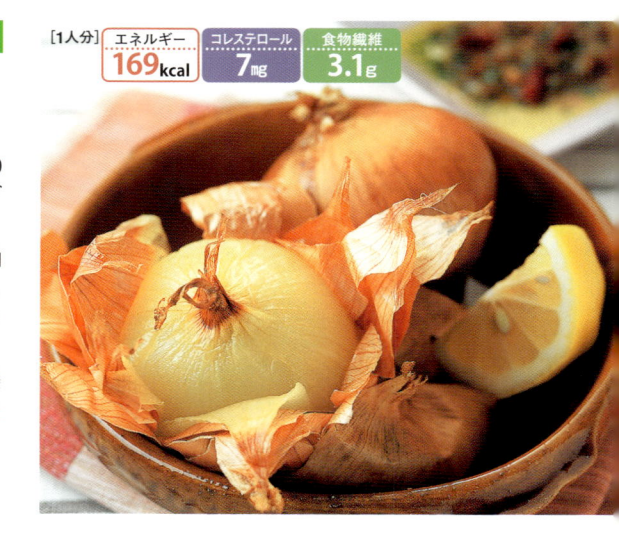

れんこんとレタスの歯ごたえを楽しむ
れんこんの梅風味サラダ

[1人分] エネルギー 78kcal／コレステロール 0mg／食物繊維 1.8g

[材料] 4人分
- れんこん……200g
- レタス……2/3個（320g）
- 梅干し……大2個
- A
  - 酢……大さじ3
  - 砂糖……大さじ1/2
  - ごま油……大さじ1

[作り方]
1. れんこんは皮をむいて4〜5mm厚さの輪切りにし、色が変わる程度にさっとゆでて冷水に取り、水気をきる。レタスは一口大にちぎって7〜8分冷水に放し、水気をきる。
2. 梅干しは種を除いて包丁でたたき、Aを混ぜる。
3. 1を器に盛って2をかける。

（検見﨑）

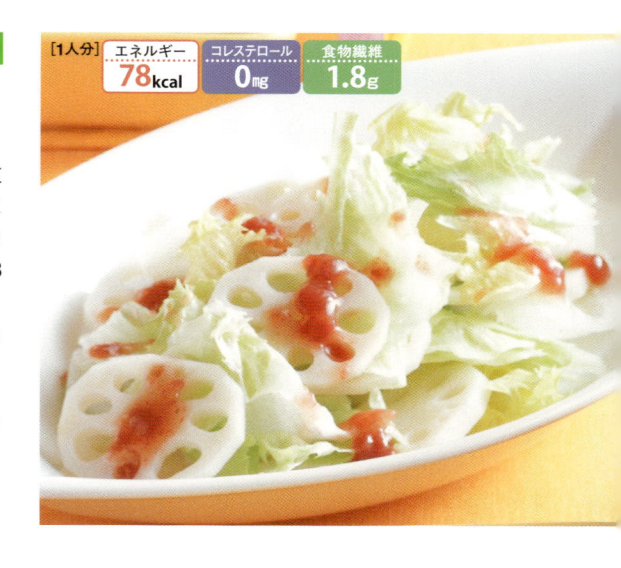

副菜 / 野菜／葉菜・根菜

レンジピクルス

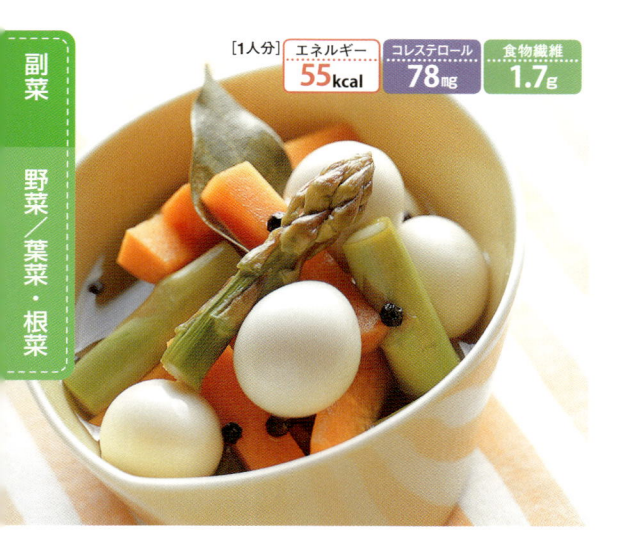

作りおきして野菜不足の解消に

[1人分] エネルギー 55kcal / コレステロール 78mg / 食物繊維 1.7g

[材料] 4人分
にんじん……1本
グリーンアスパラガス……4本
うずら卵（水煮）……8個
にんにく……1/2かけ
すし酢……カップ1/2
白ワイン、水……各大さじ2
粒こしょう（黒）……小さじ1
ローリエ……1枚

[作り方]
1 にんじんは4cm長さ、1cm角の棒状に切る。アスパラガスは茎のかたい部分の皮をむき、4cm長さに切る。
2 耐熱容器にうずら卵以外の材料を入れてラップをかけ、電子レンジに約2分30秒かけ、うずら卵を混ぜてそのまま冷ます。（藤井）

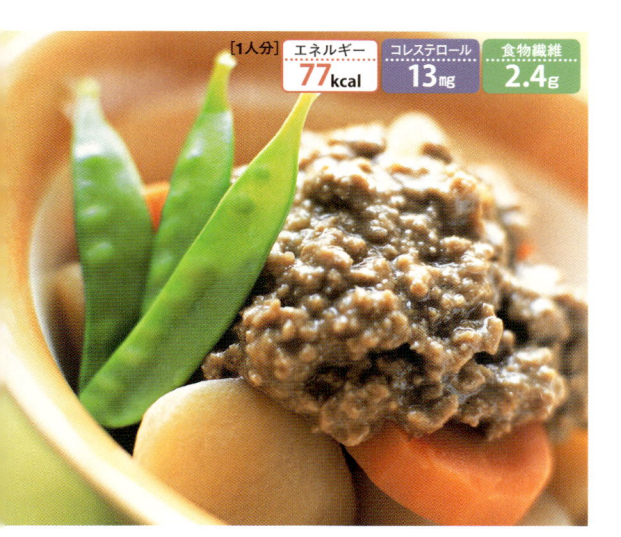

ほっとき野菜の肉あんかけ

チンして保冷で煮込み時間短縮

[1人分] エネルギー 77kcal / コレステロール 13mg / 食物繊維 2.4g

[材料] 4人分
大根……500g（2/3本）
にんじん……100g（1/2本）
めんつゆ（3倍濃縮タイプ）……大さじ4
A ┌ 牛もも赤身ひき肉……80g
　└ おろししょうが、片栗粉……各小さじ1/2
さやえんどう（ゆでる）……適量

[作り方]
1 大根は皮をむいて1cm厚さの輪切りに、にんじんは皮をむいて7mm厚さの輪切りにし、耐熱容器に入れラップをかける。電子レンジに15分かけて中まで火を通す。
2 1をポリ袋に移し、めんつゆを加える。汁が全体にまわるように口をしめ、1時間から半日冷蔵庫におく。
3 2の野菜を器に盛り、レンジにかけて温める。
4 2の汁を鍋に入れ、Aを混ぜ合わせて加え、いり煮にして3にかける。さやえんどうを添える。（大沼）

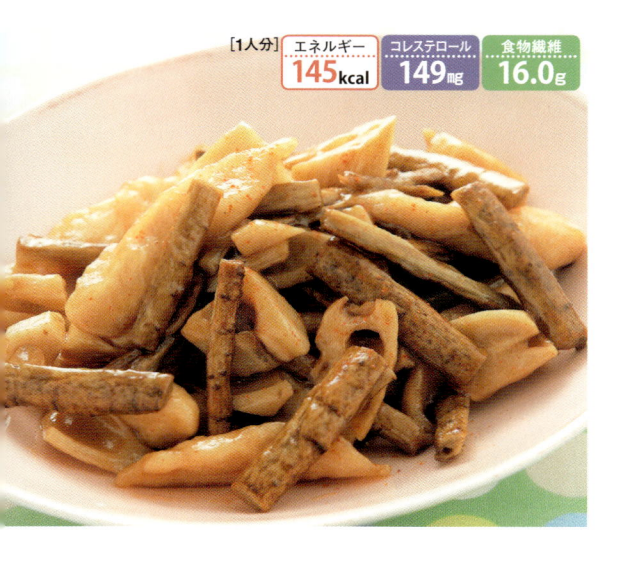

揚げ根菜とささ身の甘辛がらめ

シャキッ、フワッとかむほどに楽しい食感

[1人分] エネルギー 145kcal / コレステロール 149mg / 食物繊維 16.0g

[材料] 4人分
ごぼう（太）……1本
れんこん……1節（130g）
鶏ささ身……2本
片栗粉……適量
A ┌ 鶏がらスープの素……小さじ1
　│ しょうゆ、砂糖、みりん、酒、酢、片栗粉……各小さじ2
　└ 一味とうがらし……適量
揚げ油……適量

[作り方]
1 ごぼうはたわしで洗い、すりこ木やびんでたたいて割れ目を入れ、4cm長さに切る。れんこんは皮をむき、一口大の乱切りにする。
2 ささ身は斜めに2〜3等分に切り、片栗粉をまぶす。
3 揚げ油を高温に熱してささ身を入れ、薄いきつね色に揚げて取り出す。続けてごぼう、れんこんの順に薄く色づくまで揚げて取り出す。
4 フライパンにAを入れて強火で煮立て、とろみがついたら3を加えて全体にからめる。（藤原）

残った汁に冷麺をつけて食べても美味！
いろいろ野菜の水キムチ

[1人分] エネルギー **37kcal** ／ コレステロール **0mg** ／ 食物繊維 **2.3g**

[材料] 4人分
- 大根……1/4本（250g）
- にんじん……2/3本（100g）
- きゅうり……3本
- A
  - 塩……小さじ2
  - 水……1カップ
- B
  - りんごジュース（果汁100％）……1 1/2カップ
  - おろししょうが、おろしにんにく……各1かけ分
  - 塩……小さじ2
  - 砂糖……大さじ2
  - 豆板醤……小さじ2
- 香菜、いり白ごま……各適量

[作り方]
1. 大根、にんじん、きゅうりはそれぞれ皮つきのまま6〜7cm長さ、8mm角の拍子木切りにする。
2. 1をボウルに入れ、Aの塩水を加えて20分おく。
3. Bを保存容器に入れ、水気をしぼった2を加えて、3〜4時間漬けて味をなじませる。
4. 器に盛り、好みでごまを振り、香菜を飾る。

（小田）

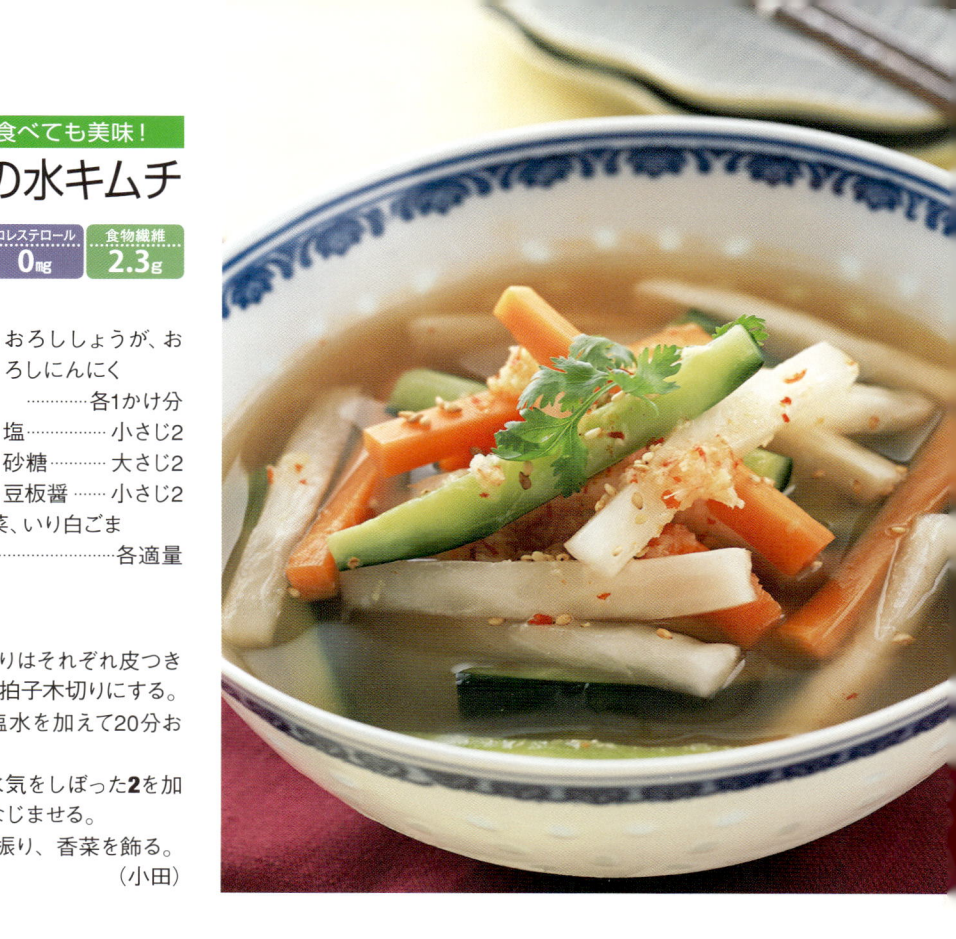

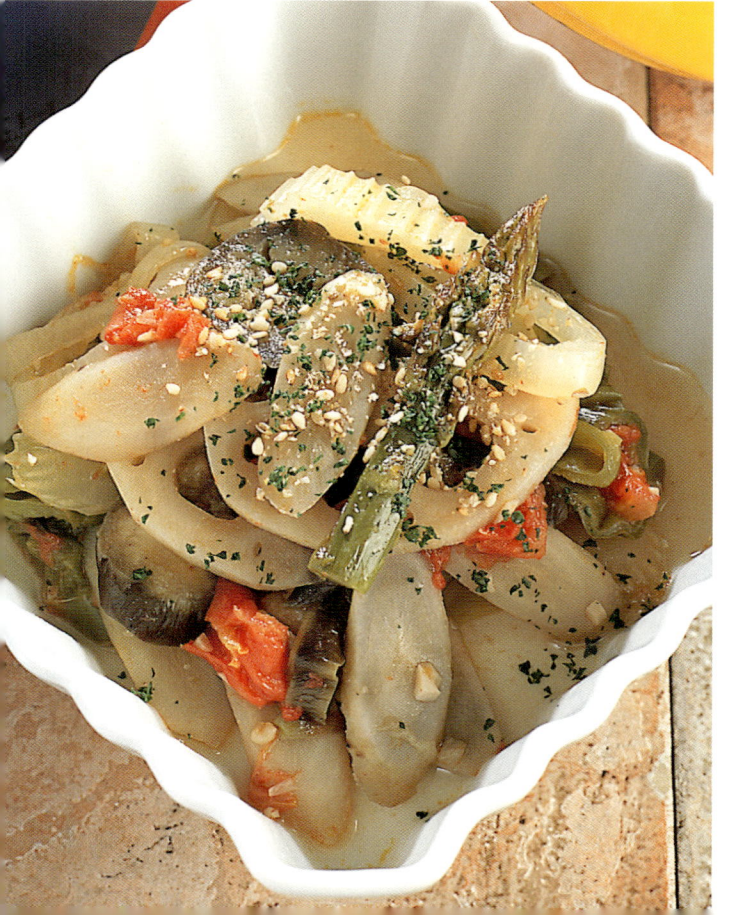

根菜も加えて食物繊維たっぷり
根菜入りラタトゥイユ

[1人分] エネルギー **144kcal** ／ コレステロール **0mg** ／ 食物繊維 **7.3g**

[材料] 4人分
- れんこん、ごぼう……各100g
- グリーンアスパラガス……4本
- なす（長卵形）……2本
- ピーマン……4個
- 玉ねぎ……1個
- トマト……2個
- セロリ……1本
- にんにくのみじん切り……1かけ分
- オリーブ油……大さじ1
- A
  - 塩、こしょう……各少々
  - 固形スープ……1個
- 白ワイン……大さじ2
- すり白ごま……大さじ2
- パセリのみじん切り……少々

[作り方]
1. れんこんは薄切り、ごぼうは斜め薄切り、なすは8mm厚さの輪切りにし、すべて水にさらしてアクを抜く。アスパラガスは3等分に切り、ピーマンと玉ねぎは薄い輪切り、トマトは皮をむいてざく切り、セロリは斜め薄切りにする。
2. 鍋ににんにくとオリーブ油を入れて炒め、水気をきった1の材料を入れて炒める。Aで調味し白ワインを全体に振る。
3. そのままぴったりとふたをして、40分ほど中火で蒸し煮にする。
4. 器に盛り、ごまとパセリを振る。（池上）

副菜 / 野菜／根菜・茎菜

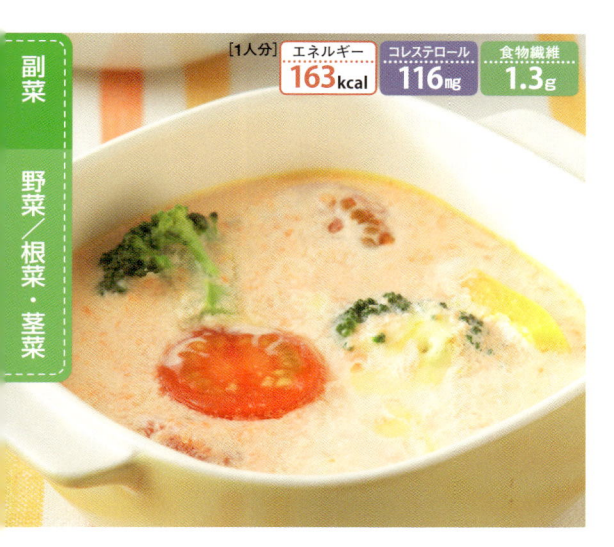

豆乳と緑黄色野菜で栄養バランスにひと工夫
にんじんと豆乳の洋風茶碗蒸し

[1人分] エネルギー 163kcal / コレステロール 116mg / 食物繊維 1.3g

[材料] 4人分
- にんじん（すりおろしたもの）…… 大さじ4
- ミニトマト …… 8個
- ブロッコリー …… 40g
- パプリカ（黄）…… 1/4個
- 卵 …… 2個
- 豆乳（無調整）…… 1 1/2カップ
- 塩 …… 小さじ1
- ピザ用チーズ …… 大さじ4

[作り方]
1. ミニトマトは半分に切り、ブロッコリーは小房に分け、パプリカは一口大に切る。
2. 卵はよく溶きほぐし、豆乳、塩を加えてざるでこし、すりおろしたにんじんを加えて混ぜる。
3. 4個の器に1を等分に入れて2を流し、チーズを散らし、アルミホイルをかぶせる。
4. 蒸気の上がった蒸し器に入れ、強火で約4分、弱火にして約10分蒸す。（舘野）

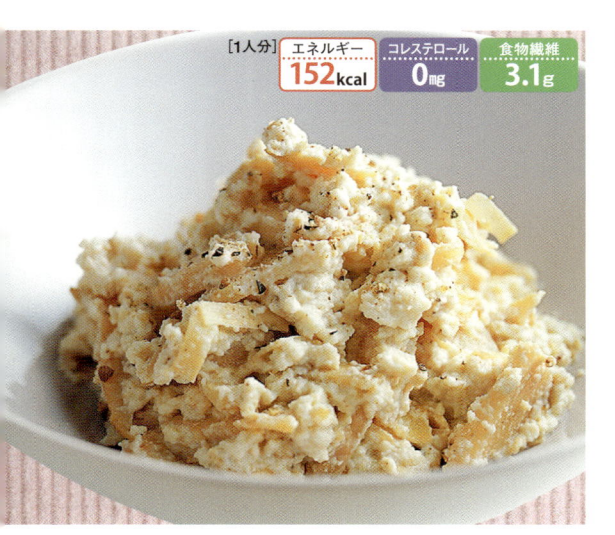

オリーブ油がほんのり香る変わり小鉢
たけのこの白あえ

[1人分] エネルギー 152kcal / コレステロール 0mg / 食物繊維 3.1g

[材料] 4人分
- ゆでたけのこ …… 200g
- オリーブ油 …… 小さじ2
- A［しょうゆ …… 小さじ1 / 塩、こしょう … 各少々］
- 木綿豆腐 …… 1丁
- いり白ごま …… 大さじ4
- B［砂糖 …… 大さじ1 / 塩 …… 小さじ1/4 / 薄口しょうゆ …… 大さじ1/2］
- あらびき黒こしょう …… 少々

[作り方]
1. たけのこは薄切りにしてオリーブ油で炒め、Aで下味をつけて冷ます。
2. 豆腐は水きりをする。
3. すり鉢でごまを半ずりにし、2を加えてすり混ぜ、Bで調味する。
4. 3に1を加えてあえ、器に盛ってこしょうを振る。（牧野）

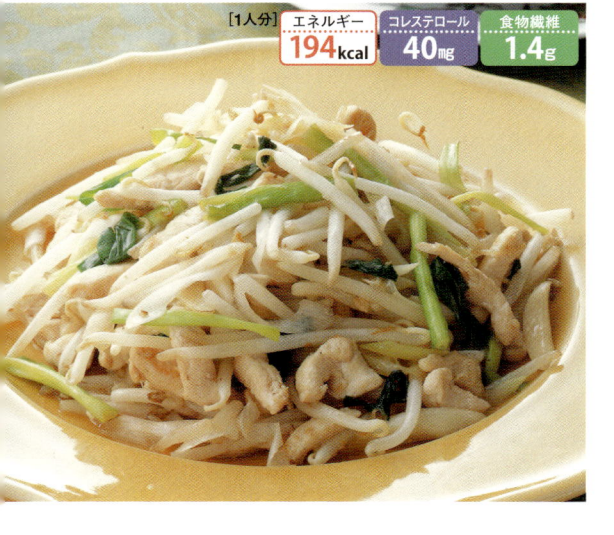

安くて早くて味もよい
もやしと鶏肉の炒め物

[1人分] エネルギー 194kcal / コレステロール 40mg / 食物繊維 1.4g

[材料] 4人分
- もやし …… 300g
- 鶏胸肉 …… 200g
- A［酒、しょうゆ …… 各小さじ1］
- ねぎ …… 1/2本
- しょうが …… 1かけ
- 万能ねぎ …… 5〜6本
- サラダ油 …… 大さじ2〜3
- B［酒、しょうゆ各大さじ1　砂糖、塩各小さじ1/2］
- ごま油 …… 少々

[作り方]
1. もやしは根を取る。
2. 鶏肉は細切りにし、Aをもみ込み下味をつける。ねぎは縦半分に切って、斜め細切りにする。しょうがはせん切りにする。
3. 万能ねぎは4cm長さに切る。
4. フライパンにサラダ油を熱し、2を入れて強火で炒める。肉の色が変わったらもやしを加え、さっと混ぜて炒め合わせ、万能ねぎを加えてBで調味する。仕上げにごま油を振る。（髙城）

疲れたときにとりたい元気回復おかず
アスパラガスとゆばの炒め物

[1人分] エネルギー **202kcal** / コレステロール **18mg** / 食物繊維 **1.2g**

[材料] 4人分
- グリーンアスパラガス…250g
- ゆば（乾燥）………40g
- 豚ばら薄切り肉…100g
- しょうがのせん切り…少々
- 酒……………大さじ1
- A [中華スープの素小さじ1/5　水1/2カップ
- B [塩………小さじ1/2
　　 こしょう………少々
- C [片栗粉、水………各大さじ1
　　 ごま油、サラダ油………各大さじ1/2

[作り方]
1. ゆばはたっぷりの水に10〜15分ひたし、やわらかくなったら水気をきり、3〜4cm角に切る。
2. アスパラガスは根元のかたい皮をむき、長さを4等分に切ってゆでる。
3. 豚肉は3cm幅に切る。
4. フライパンにサラダ油を熱し、豚肉をほぐすようにして炒め、肉の色が変わったら、しょうが、1、2を加えて炒め、酒を振る。Aを加え、煮立ったらBで調味し、混ぜたCでとろみをつけ、ごま油を振る。（大庭）

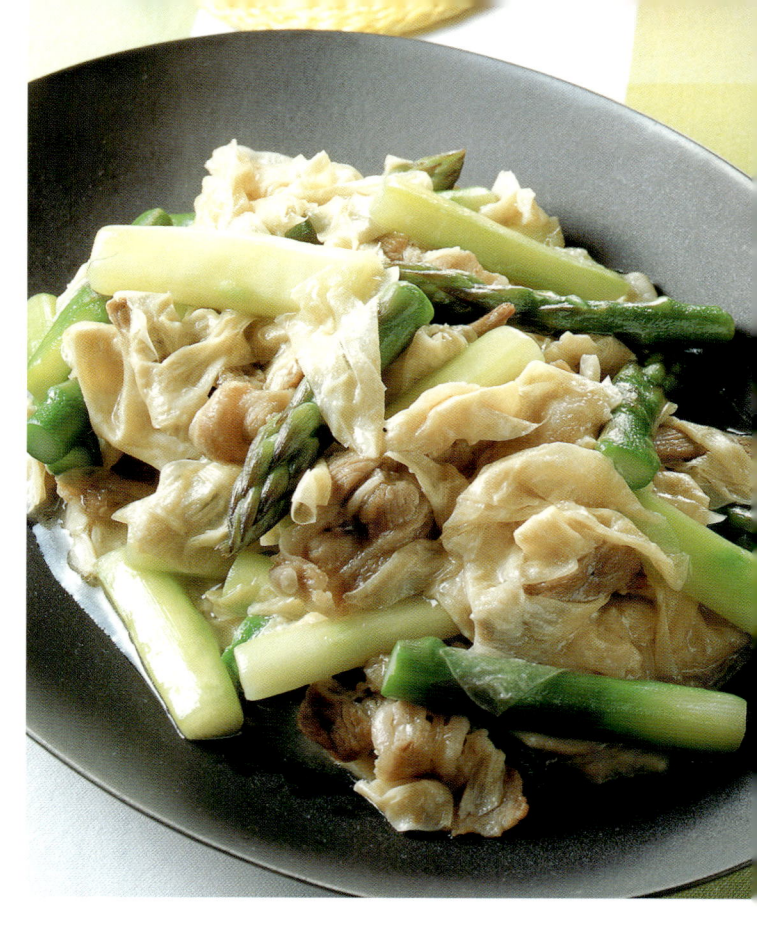

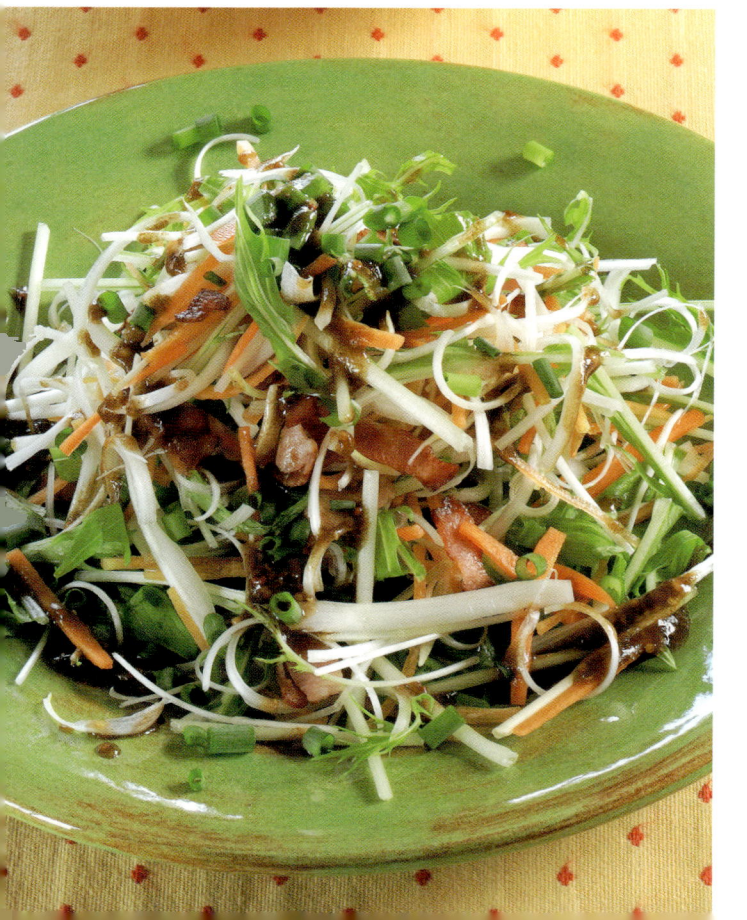

バルサミコ酢や赤ワインビネガーを使って
フレンチ風ねぎサラダ

[1人分] エネルギー **225kcal** / コレステロール **9mg** / 食物繊維 **4.8g**

[材料] 4人分
- ねぎ………………2本
- 水菜………………4株
- にんじん…………中1本
- 万能ねぎ…………4本
- ベーコン…………4枚
- A [オリーブ油大さじ4　バルサミコ酢大さじ2　赤ワインビネガー小さじ4　粒マスタード小さじ2

＊バルサミコ酢は酢、赤ワインビネガーは赤ワインで代用可能。

[作り方]
1. ねぎは長さを4等分に切ってからせん切りに、にんじんもせん切りにする。水菜はざく切りにし、水に放してパリッとさせる。
2. 万能ねぎは小口切りにする。ベーコンは1cm幅に切ってカリカリに焼く。
3. 水気をよくきった1と油をよくきったベーコンを軽く混ぜ合わせて器に盛り、万能ねぎを散らす。小鍋かフライパンで熱したAを上からかける。
（今別府）

副菜 — 野菜／茎菜・花菜

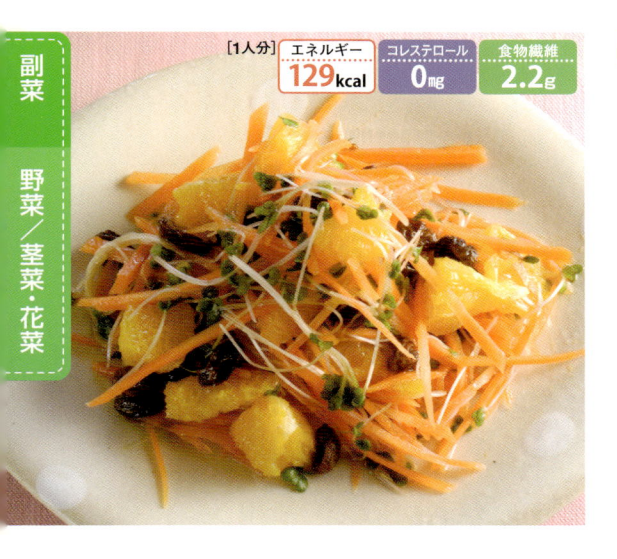

野菜の新芽とフルーツで作る小粋な一品
スプラウトとオレンジのサラダ

[1人分] エネルギー 129kcal / コレステロール 0mg / 食物繊維 2.2g

[材料] 4人分
- スプラウト……4パック
- にんじん……80g
- オレンジ……2個
- レーズン……40g
- A
  - サラダ油……大さじ2
  - 酢……小さじ4
  - 塩……少々

[作り方]
1. スプラウトは根元を切り落とし、にんじんはせん切りにする。
2. オレンジは丸ごとよく洗って皮をかるくおろし、果肉は薄皮をむいて大きめにほぐす。
3. ボウルに1、2とレーズンを入れ、Aを混ぜ合わせたドレッシングであえる。（今別府）

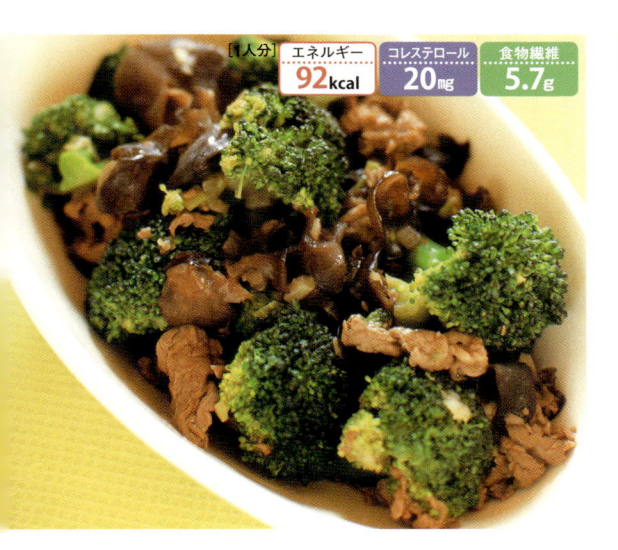

炒め油なしでフッ素樹脂加工のフライパンを活用
ブロッコリーと牛肉の炒め物

[1人分] エネルギー 92kcal / コレステロール 20mg / 食物繊維 5.7g

[材料] 4人分
- ブロッコリー……2株
- きくらげ……15g
- 牛もも赤身薄切り肉……120g
- A
  - しょうゆ、片栗粉……各小さじ1
  - こしょう……少々
- ねぎのみじん切り……1/2本分
- オイスターソース、しょうゆ……各大さじ1 1/2

[作り方]
1. ブロッコリーは小房に分ける。きくらげはもどして石づきを取り、一口大に切る。
2. 牛肉は食べやすい大きさに切り、Aをもみ込む。
3. フッ素樹脂加工のフライパンに、ねぎ、ブロッコリー、きくらげの順に入れ、オイスターソース、しょうゆを振りかけ、水大さじ4を加える。
4. ふたをして火にかけ、湯気が上がったらふたを取り、混ぜながら味をからめ、牛肉を加えて火を通す。（大沼）

発酵食品の酒かすやヨーグルトで腸もイキイキ
ブロッコリーとカリフラワーの酒かすあえ

[1人分] エネルギー 49kcal / コレステロール 2mg / 食物繊維 1.8g

[材料] 4人分
- ブロッコリー……1/2個
- カリフラワー……1/4個
- 酒かす……40g
- A
  - プレーンヨーグルト……80g
  - 砂糖……小さじ1
  - 塩……小さじ1/3
  - しょうゆ……少々

[作り方]
1. ブロッコリーとカリフラワーは小房に分け、やわらかくゆでる。
2. 酒かすをあらくほぐしてフードプロセッサーかすり鉢に入れ、Aを加えてなめらかになるまで混ぜる。
3. 1を2であえる。（村田）

じゃがいもとマヨネーズを用いずエネルギーダウン
カリフラワーのポテサラ風

[1人分] エネルギー 73kcal / コレステロール 3mg / 食物繊維 4.8g

[材料] 4人分
- カリフラワー（茎を除く）……400g
- カッテージチーズ…大さじ4
- A ┌ 顆粒スープ…小さじ2
  └ 溶きがらし…小さじ1/2～1
- にんじん………小1/2本
- 玉ねぎ…………小1/4個
- きゅうり………2本
- 顆粒スープ……少々
- 塩………………適量
- B ┌ サラダ菜、トマトの
  └ くし形切り…各適量

[作り方]
1　カリフラワーは小房に分け、ラップで包んで電子レンジに8分かけ、ざるに移して水気をきる。
2　ミキサーかフードプロセッサーに1、チーズ、Aを入れてなめらかに攪拌する。
3　にんじんと玉ねぎは1cm角に切る。熱湯でにんじんをゆで、玉ねぎも加えてさっと火を通し、水気をきって顆粒スープを混ぜる。
4　きゅうりは小口切りにして塩もみし、水気をよくしぼり、2、3と混ぜる。器に盛ってBを添える。（大沼）

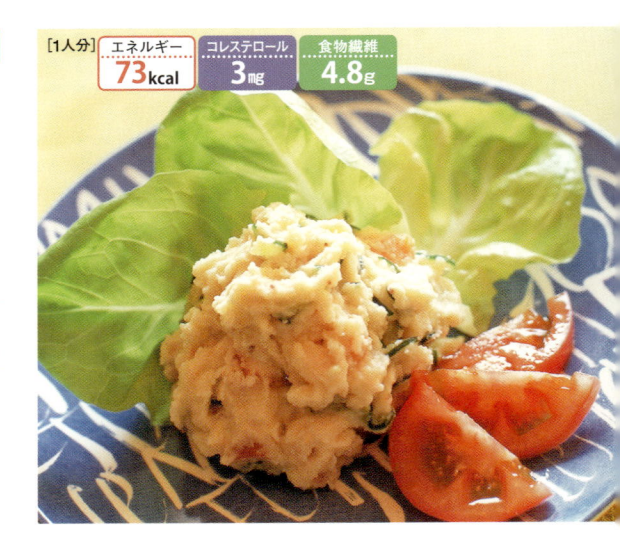

菜の花は食物繊維と抗酸化ビタミンの宝庫
菜の花とぶりのごまあえ

[1人分] エネルギー 192kcal / コレステロール 36mg / 食物繊維 3.1g

[材料] 4人分
- 菜の花……………1束
- ぶり………………2切れ
- 塩…………………適量
- すり白ごま………大さじ4
- 砂糖………………大さじ1
- しょうゆ…………大さじ1
- だし………………大さじ2
- 練りマスタード…適量

[作り方]
1　菜の花は洗ってかたい部分は切り落とす。塩少々を加えた熱湯でさっとゆでて、水に取り、水気をしぼって半分に切る。
2　ぶりは塩少々を振って20分くらいおき、グリルでこんがりと両面を焼いたあと、食べやすい大きさに割る。
3　ごま、砂糖、しょうゆ、だしを混ぜ、1と2を加えてざっくりとあえる。器に盛りつけ、好みで練りマスタードをのせる。（浜内）

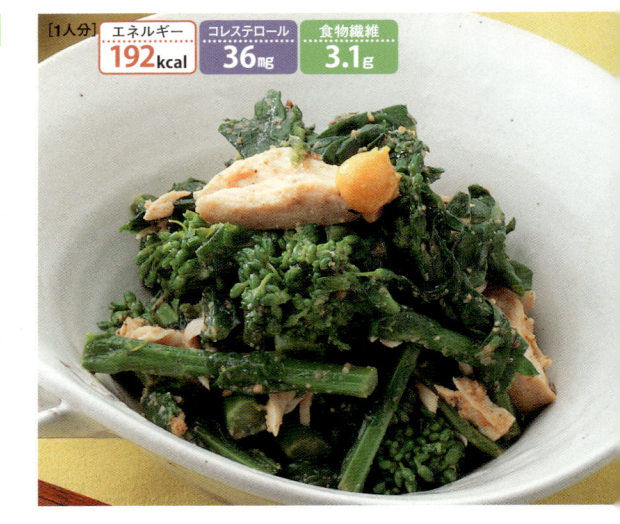

昆布のうまみを生かした手軽な一品
菜の花のとろろ昆布巻き

[1人分] エネルギー 23kcal / コレステロール 0mg / 食物繊維 3.2g

[材料] 4人分
- 菜の花……………1束
- とろろ昆布………15g
- A ┌ しょうゆ、だし
  └ ……各大さじ1/2

[作り方]
1　菜の花は熱湯でゆでて水に取って冷まし、水気をしぼる。
2　1にAをかけて汁気をしぼり、2等分してとろろ昆布で巻き、食べやすく切る。（牧野）

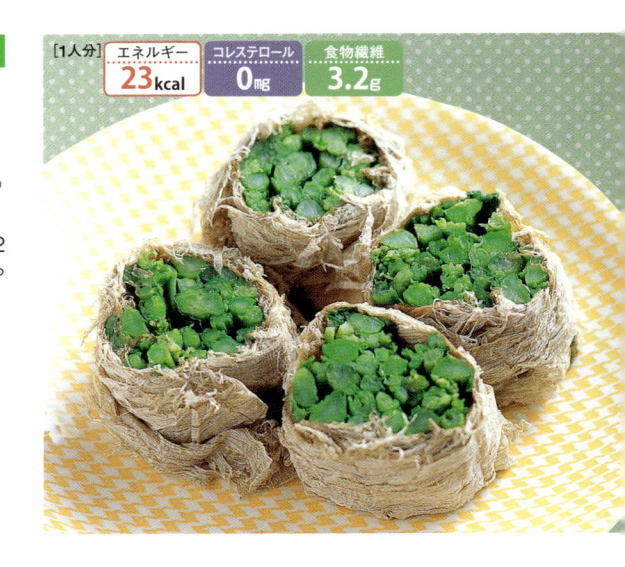

副菜 野菜／花菜・豆

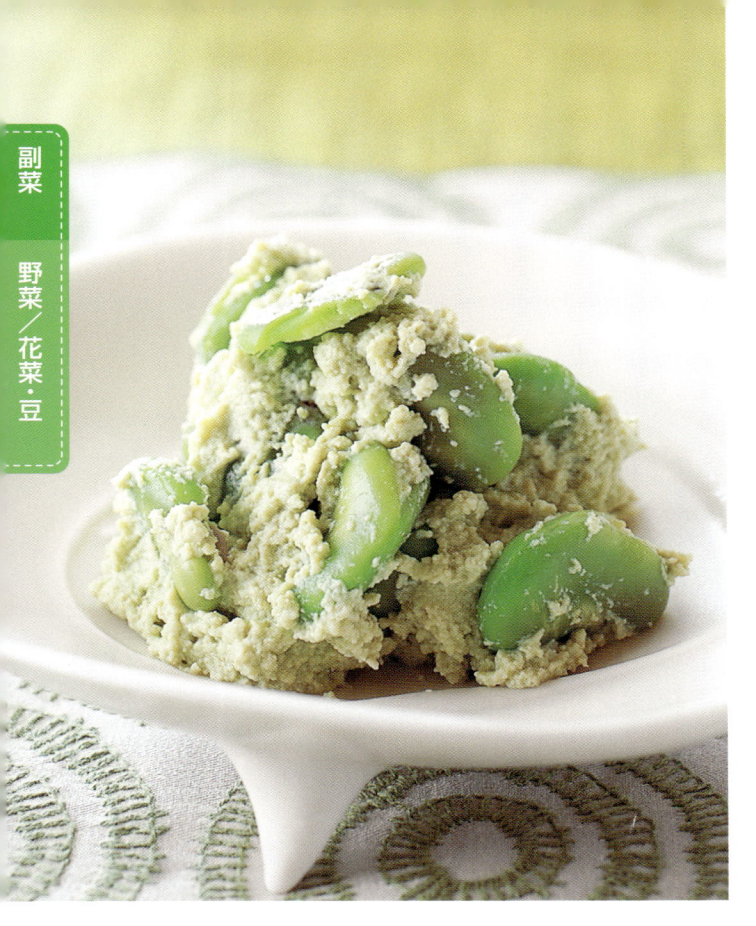

クリーミーな味わいが新しい
そら豆のアボカド白あえ

[1人分] エネルギー 91kcal／コレステロール 0mg／食物繊維 1.7g

[材料]4人分
- そら豆(薄皮つき)……130g
- 木綿豆腐……1/2丁(150g)
- アボカド……1/2個
- 砂糖……大さじ2
- 塩……適量

[作り方]
1. そら豆は塩少々を加えた熱湯でゆで、薄皮をむく。
2. 豆腐はふきんなどで包み、約2/3の重さになるまで水気をよくしぼり、ボウルに入れる。
3. アボカドは種と皮を除いて裏ごしし、2に加える。
4. 2に砂糖、塩小さじ1/2を混ぜ合わせ、そら豆を加えてざっくりあえる。(浜内)

おなじみレシピに季節の枝豆を利用
枝豆チリコンカーン

[1人分] エネルギー 277kcal／コレステロール 33mg／食物繊維 7.0g

[材料]4人分
- 枝豆(さやつき)……600〜650g
- 玉ねぎ……1個
- にんにく……1かけ
- セロリ……2本
- トマト……大2個
- 牛赤身ひき肉……200g
- A：チリパウダー小さじ1/2〜1　チリペッパー、ナツメグ、こしょう各少々　ローリエ1枚
- B：塩小さじ1/2　トマトケチャップ、ウスターソース各大さじ1
- サラダ油……大さじ1

[作り方]
1. 枝豆はゆでて豆を取り出す。
2. 玉ねぎ、にんにくはみじん切りにし、セロリは筋を取ってみじん切りにする。
3. トマトは1.5cm角に切る。
4. 鍋にサラダ油を熱して2を入れ、しんなりするまでよく炒め、牛ひき肉を加え炒める。肉の色が変わったら、1、Aを加えて炒め、全体がなじんだら、3、B、湯1カップを加える。煮立ったら中火にし、ほとんど汁気がなくなるまで15〜20分煮る。(検見﨑)

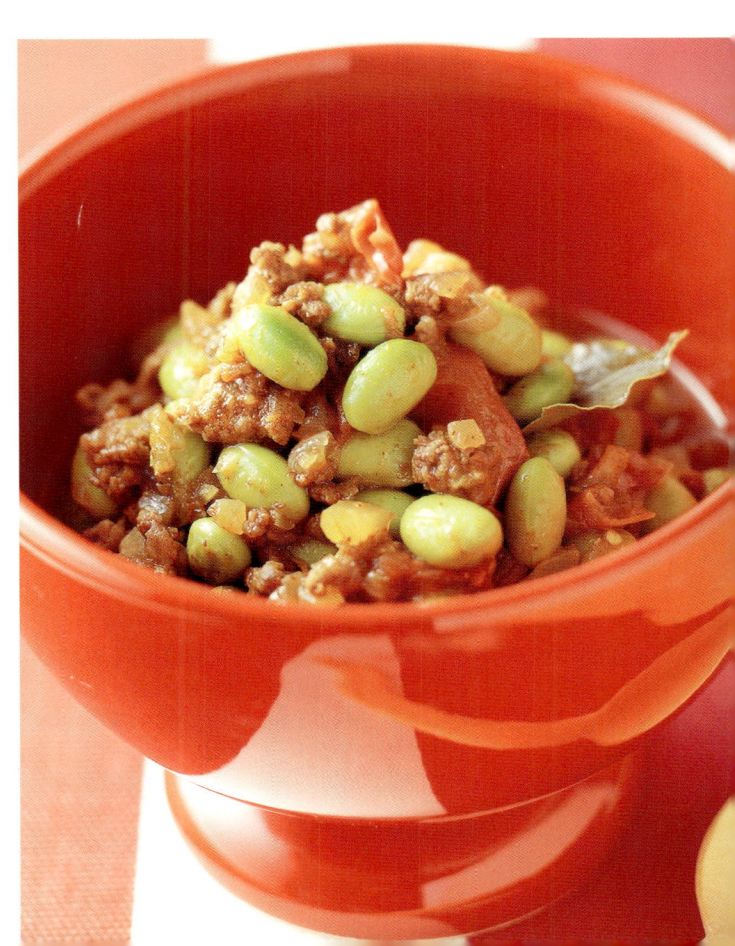

甘辛味に仕上げて食物繊維補給に
さつまいものきんぴら

[1人分] エネルギー 166kcal / コレステロール 0mg / 食物繊維 1.5g

[材料] 4人分
- さつまいも …… 1本（250g）
- ごま油 …… 大さじ1 1/2
- A ┌ みりん、酒 …… 各大さじ2
　 └ しょうゆ …… 大さじ1
- いり黒ごま …… 小さじ2

[作り方]
1. さつまいもは皮をよく洗い、7〜8mm角の棒状に切り、水に5分ほどさらす。
2. 鍋にごま油を入れて中火で熱し、水気をきった1を加えて全体に油がまわるまで炒める。
3. Aを加えてふたをし、弱火にして4〜5分煮る。さつまいもがやわらかくなったらふたを取り、汁気がなくなるまでいりつける。
4. 器に盛ってごまを振る。（村田）

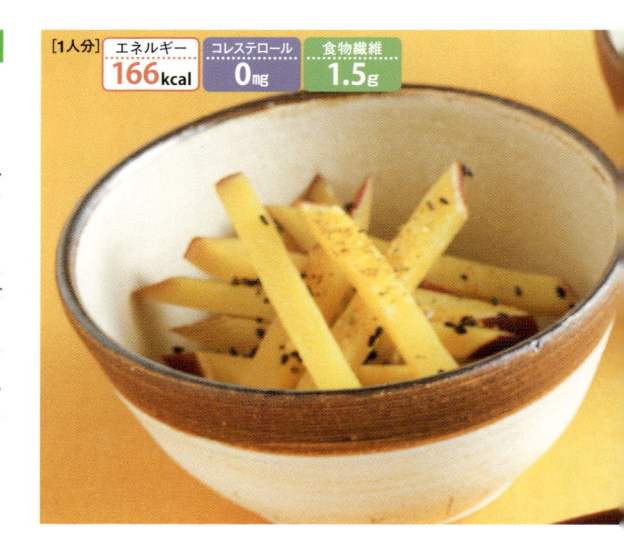

ほんのり自然な甘みがうれしい
さつまいものヨーグルトサラダ

[1人分] エネルギー 166kcal / コレステロール 6mg / 食物繊維 2.0g

[材料] 4人分
- さつまいも …… 1本（240g）
- レーズン …… 大さじ4
- アーモンドスライス …… 小さじ4
- ヨーグルト …… 大さじ8
- マヨネーズ …… 小さじ4

[作り方]
1. さつまいもは皮つきのまま1.5cm角に切り、塩（分量外）を加えた湯でやわらかくなるまでゆで、ざるに上げておく。
2. レーズンは水に5分つける。
3. アーモンドスライスは耐熱皿に広げ、電子レンジで2分加熱する。
4. ボウルでヨーグルトとマヨネーズを混ぜ合わせ、1と水気をきった2を加えて混ぜ合わせ、器に盛り3を散らす。（村田）

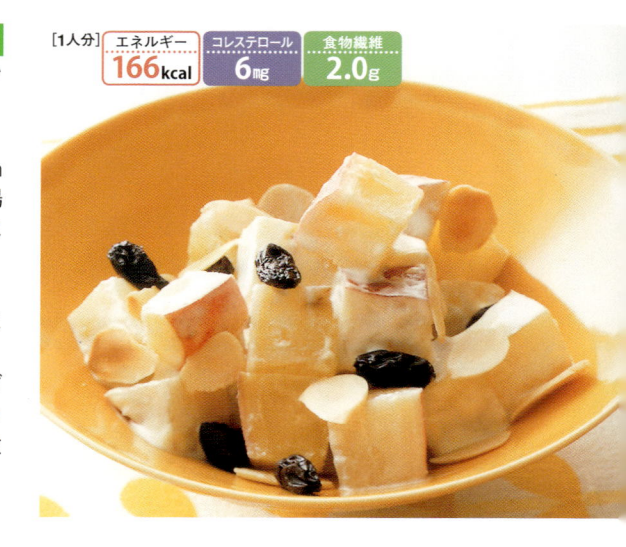

ほくほくポテトにひと手間かけて
スタッフドポテト

[1人分] エネルギー 100kcal / コレステロール 6mg / 食物繊維 1.8g

[材料] 4人分
- じゃがいも（メークイン） …… 2個（400g）
- A ┌ ボンレスハム …… 40g
　 │ 玉ねぎ …… 1/4個（50g）
　 └ マッシュルーム（缶詰）…… 50g
- 顆粒スープ …… 小さじ2
- 低脂肪牛乳 …… 大さじ2
- パセリのみじん切り …… 大さじ1
- マヨネーズ …… 小さじ1

[作り方]
1. じゃがいもはよく洗って皮つきのまま1個ずつラップで包み、電子レンジに12分かける。半割りにしてスプーンでくりぬく。
2. Aはみじん切りにする。
3. フッ素樹脂加工のフライパンで玉ねぎとマッシュルームを炒め、顆粒スープの半量とハムを加える。
4. 3に1のくりぬいた中身、残りの顆粒スープ、牛乳、パセリを混ぜ込み、1のじゃがいものケースに詰める。
5. マヨネーズを表面に塗り、オーブントースターで約3分焼く。（大沼）

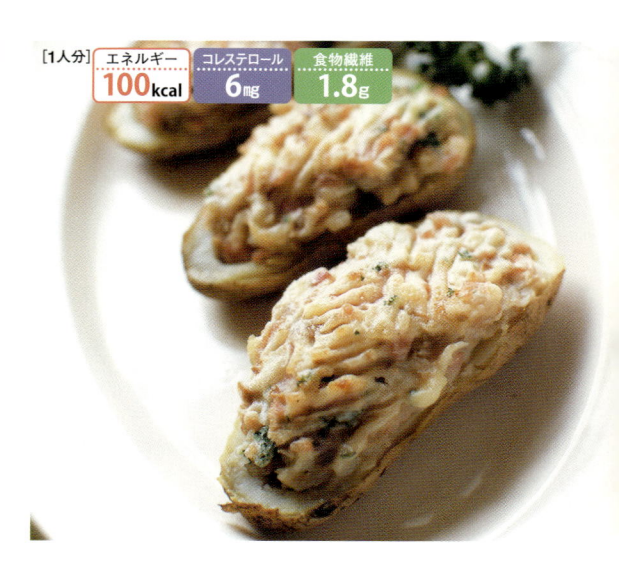

副菜 野菜／いも

[1人分] エネルギー 79kcal　コレステロール 2mg　食物繊維 2.6g

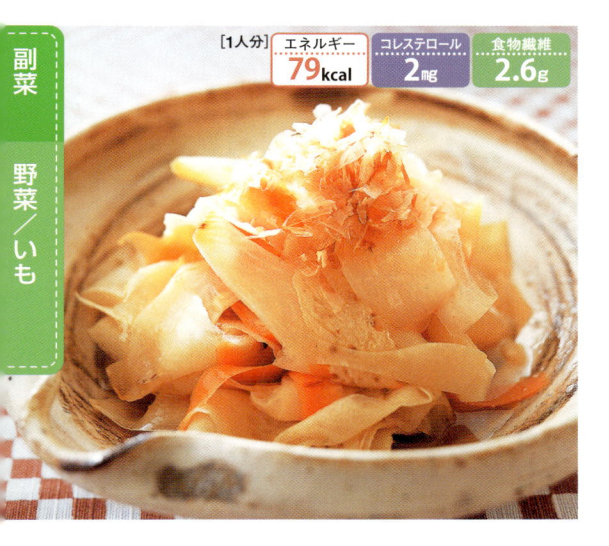

すぐに煮えてシャキシャキ感も残した
里いものピーラー煮

[材料] 4人分
- 里いも……………4個
- 大根………………250g
- にんじん…………1/2本
- A ┬ 水……………3カップ
  │ しょうゆ、みりん
  └ ……各大さじ3強
- 削り節……………5g

[作り方]
1 里いもはピーラーで皮をむき、そのまま薄く削る。大根、にんじんも同様にピーラーで切る。
2 鍋に1、Aを入れて中火で煮、煮立ったらアクを取る。
3 里いもが透明になったら、削り節を加えて火を止める。（浜内）

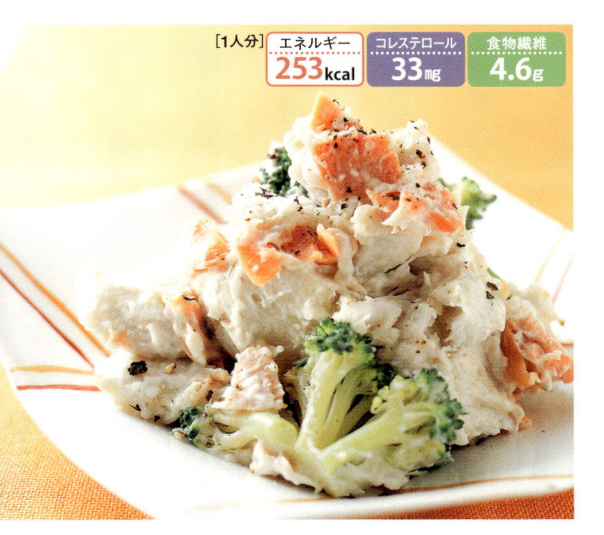

[1人分] エネルギー 253kcal　コレステロール 33mg　食物繊維 4.6g

里いものぬめりを生かした口当たり
里いもと塩ざけのサラダ

[材料] 4人分
- 里いも……………600g
- 塩ざけ（甘塩）
  ………2切れ（160g）
- ブロッコリー……1株
- 塩、こしょう……各適量
- A ┬ マヨネーズ
  │ 　　……大さじ4
  │ レモン汁…大さじ1
  │ おろしにんにく
  │ 　　……1かけ分
  │ 塩…………小さじ1/3
  └ こしょう………少々

[作り方]
1 里いもは皮をよく洗い、ブロッコリーは小房に分ける。
2 塩ざけは焼いてあらくほぐす。
3 蒸気の上がった蒸し器に里いもを入れて強火で15分蒸し、ブロッコリーを加えてさらに1分蒸す。里いもはふきんで包んで皮をむき、それぞれ塩、こしょう各少々を振る。
4 ボウルにAを混ぜ合わせ、里いもを入れて少しつぶれるくらいに混ぜる。塩ざけと、ブロッコリーを加え、ざっくりと混ぜ合わせる。（藤井）

[1人分] エネルギー 71kcal　コレステロール 0mg　食物繊維 1.7g

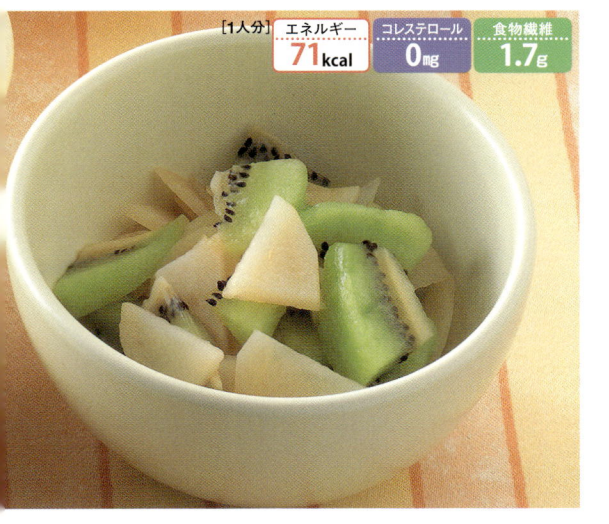

シャキシャキじゃがいもの歯ごたえを生かして
じゃがいも、キウイの酢の物

[材料] 4人分
- じゃがいも………2個
- キウイフルーツ…2個
- A ┬ 酢………大さじ1 1/2
  │ だし、薄口しょうゆ、
  │ しょうがのしぼり汁
  │ 　……各大さじ1/2
  └ 塩…………小さじ1/5

[作り方]
1 じゃがいもは皮をむいて薄いいちょう切りにし、10分ほど水にさらす。沸とうさせた湯に入れ、1分したらザルに上げる。
2 キウイフルーツは皮をむき、薄いくし形切りにしてから半分に切る。
3 Aを混ぜ合わせて1、2をあえる。（髙城）

ジューシーなジャンボしいたけを利用
イタリア風しいたけの肉詰め焼き

[1人分] エネルギー 172kcal / コレステロール 30mg / 食物繊維 2.7g

[材料] 4人分
- ジャンボしいたけ…4枚
- 塩、こしょう……各少々
- トマト…………1〜2個
- 玉ねぎのみじん切り…1/2個分
- オリーブ油……小さじ1/2
- 牛ひき肉…………100g
- A [塩…………小さじ1
-     こしょう………少々]
- スライスチーズ……4枚
- あらびき黒こしょう…少々
- レモンのくし形切り…4個
- バジル（あれば）…少々

[作り方]
1. 玉ねぎはオリーブ油で薄く色づくまで炒め、冷ます。
2. しいたけは軸を切り、笠の内側に塩、こしょうを振る。トマトは1.5cm厚さの輪切り4枚をとる。
3. ひき肉にAと1を加えてよく練り、しいたけの笠の内側に詰める。
4. アルミホイル4枚に3、トマト、チーズをのせ、ホイルを閉じてオーブントースターで7〜8分焼く。
5. 黒こしょうを振り、バジルがあれば飾り、レモンを添える。（浜内）

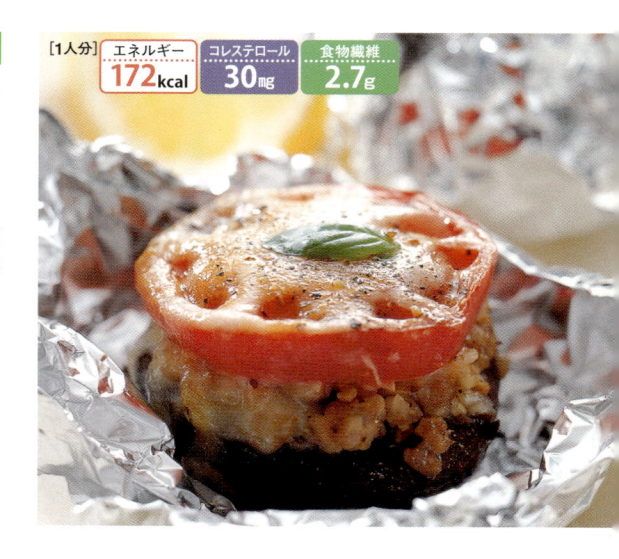

2種類のきのこをさっぱり味で
きのこのレモンおろしあえ

[1人分] エネルギー 42kcal / コレステロール 0mg / 食物繊維 2.9g

[材料] 4人分
- 生しいたけ…………4枚
- まいたけ…………1パック
- 酒………………大さじ1
- 大根おろし………500g
- 大根の葉…………少々
- レモン汁………1/2個分
- レモンの皮…………少々
- 塩…………………適量
- しょうゆ…………少々

[作り方]
1. しいたけは軸を取り、まいたけはあらく裂き、酒をまぶす。
2. 大根おろしにレモン汁を混ぜる。
3. レモンの皮はよく洗い、黄色い部分を薄くそいでみじん切りにする。大根の葉は小口切りにして塩少々を振ってもみ、水気をしぼる。
4. フライパンに1を並べて中火にかけ、油なしで両面をこんがり焼く。しいたけは1cm幅に、まいたけは一口大に切り、塩少々を振る。
5. 2〜4をざっくりあえ、器に盛ってしょうゆをかける。（浜内）

サラダ感覚で食べられる即席漬け
大豆の梅ポン酢漬け

[1人分] エネルギー 73kcal / コレステロール 0mg / 食物繊維 4.2g

[材料] 4人分
- 大豆（水煮）………150g
- きゅうり……………1本
- 大根………………1/5本
- みょうが……………3個
- 青じそ………………10枚
- 梅干し………………2個
- ポン酢じょうゆ………大さじ6

[作り方]
1. きゅうりは縦4つ割りにして1.5cm長さに切り、大根、みょうが、青じそは1.5cm角に切る。梅干しは果肉をちぎる。
2. 材料をすべて混ぜ合わせ、30分以上漬ける。（藤井）

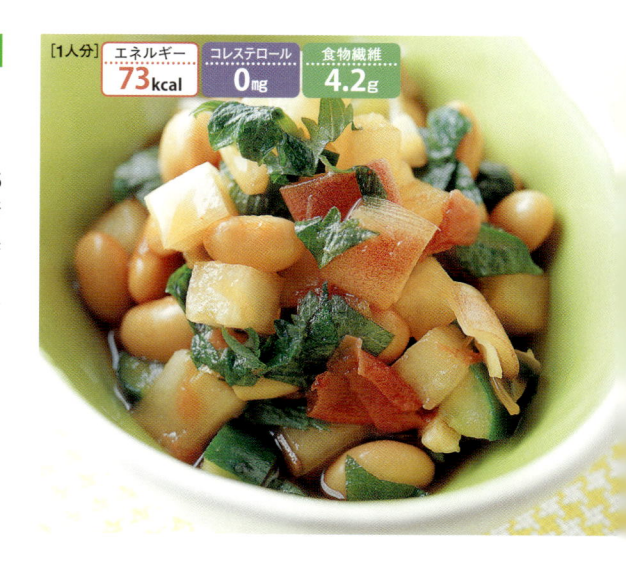

副菜 / 野菜・きのこ・加工品

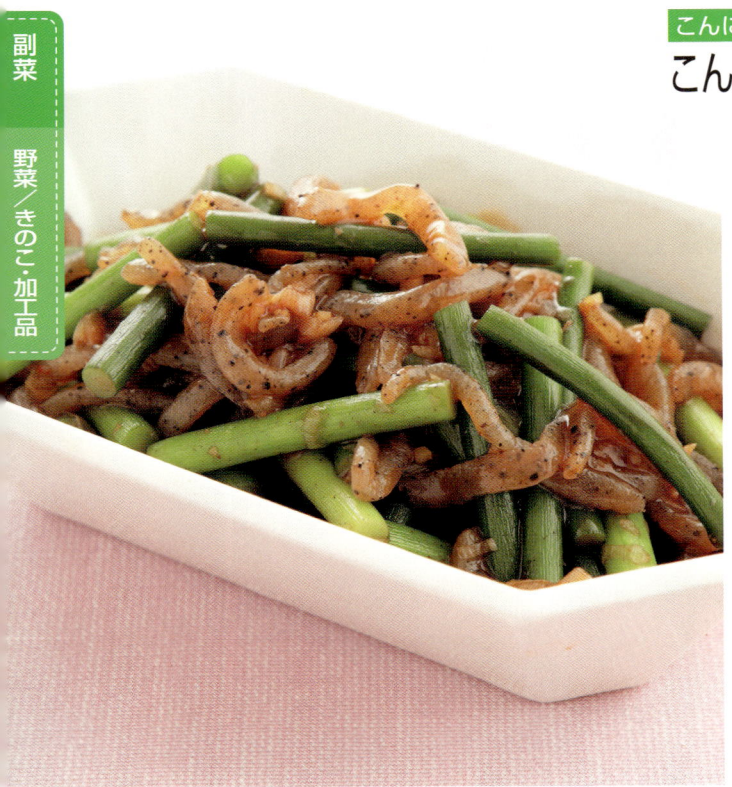

こんにゃくでマーボー味の炒め物！
こんにゃくとにんにくの芽の中華炒め

[1人分] エネルギー 50kcal / コレステロール 0mg / 食物繊維 2.1g

[材料] 4人分
- つきこんにゃく（糸こんにゃく）……150g
- にんにくの芽……100g
- A
  - 長ねぎのみじん切り……1/4本分
  - しょうがのみじん切り……1かけ分
- 水……70mℓ
- B
  - コチュジャン、テンメンジャン……各大さじ2/3
  - 豆板醬……少々
  - しょうゆ、酒、片栗粉……各小さじ1
  - 砂糖……小さじ2
- ごま油……小さじ1

[作り方]
1. こんにゃくはゆでてアクを抜き、水気をきって4～5cm長さに切る。にんにくの芽は3～4cm長さに切る。Bは合わせておく。
2. フライパンを中火にかけてこんにゃくを入れ、カラカラにからいりしてから、ごま油、にんにくの芽、Aを加えて炒める。
3. にんにくの芽が少ししんなりしたら、Bを加えて強火で煮立て、とろみが出たら全体にからめる。（藤原）

ひじきプラス緑黄色野菜でビタミンも強化
ひじきとひき肉の炒め煮

[1人分] エネルギー 173kcal / コレステロール 25mg / 食物繊維 3.7g

[材料] 4人分
- ひじき（乾燥）……25g
- 牛ひき肉……150g
- A
  - しょうゆ……小さじ2
  - 酒……小さじ1
  - 塩……少々
  - 片栗粉……小さじ2
- ピーマン……4個
- トマト……1/2個
- ねぎ……5cm
- B
  - トマトケチャップ……大さじ1
  - しょうゆ……大さじ1/2
  - 塩……小さじ1/5
- ごま油……少々
- サラダ油……大さじ1

[作り方]
1. ひじきは水でもどし、水気をきってざく切りにする。
2. ひき肉はAをまぶして下味をつける。
3. ピーマンはせん切り、トマトは角切り、ねぎはみじん切りにする。
4. フライパンにサラダ油を熱してねぎを炒め、2を加えて炒め合わせる。肉の色が変わったらピーマン、トマト、1を加えて炒め、Bで調味する。仕上げにごま油を加えて、香りづけする。（髙城）

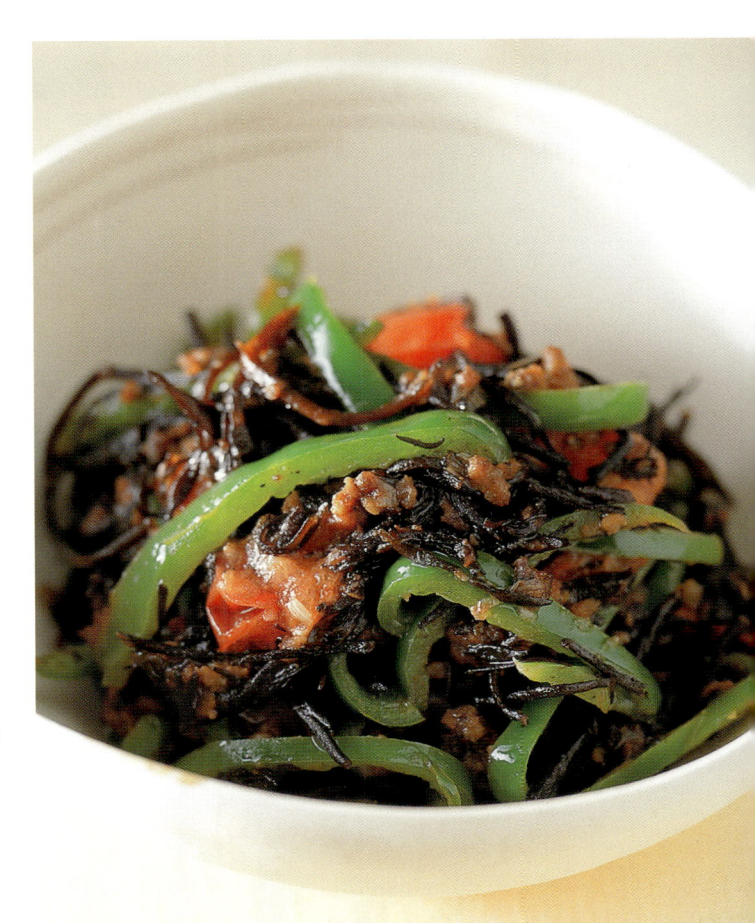

コレステロール値を下げる効果ありといわれる
ところてんときゅうりの酢の物

[1人分] エネルギー 38kcal / コレステロール 58mg / 食物繊維 0.6g

[材料] 4人分
- ところてん……50g
- きゅうり……2本
- 卵……1個
- 塩、砂糖……各少々
- A［だし、酢……各大さじ2 / しょうゆ……小さじ1］
- みょうがの甘酢漬け（あれば）……適量

[作り方]
1. きゅうりは蛇腹切りにして塩水（分量外）につけ、しんなりしたら一口大に切る。
2. 卵は塩と砂糖を加えてよく混ぜ、薄焼き卵を作って細切りにする。
3. Aを混ぜて、合わせ酢を作る。
4. 水気をきったところてんと1を器に盛り、2をのせて、3をかける。みょうがの甘酢漬けがあれば、せん切りにしてのせる。（田沼）

＊蛇腹切りは、割り箸2本をきゅうりの両脇に置き、斜めに細かく切り目を入れ、裏返して同様に切る。

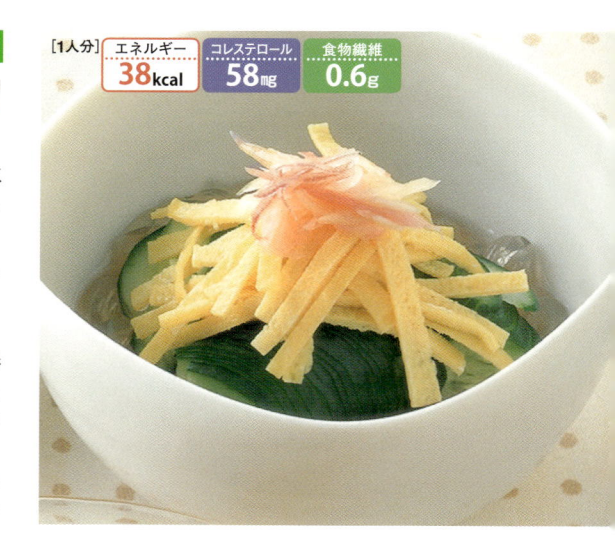

ささ身は余熱でふっくら仕上げる
たっぷり海藻のごまソース

[1人分] エネルギー 65kcal / コレステロール 26mg / 食物繊維 2.6g

[材料] 4人分
- 海藻サラダミックス（生またはもどしたもの）……200g
- 鶏ささ身……150g（大2本）
- 酒……大さじ1
- きゅうり……2本
- A［ねぎのみじん切り……大さじ2 / おろししょうが、おろしにんにく……各小さじ1 / すり白ごま……大さじ1/2 / みそ……小さじ1/2 / めんつゆ（3倍濃縮タイプ）……大さじ3 / 水……大さじ1］

[作り方]
1. ラップにささ身をのせて酒を振って包んで少しおき、電子レンジに1分30秒かける。そのまま1分おいて余熱で火を通し、細く裂いて、ラップに残った蒸し汁をからめる。
2. Aを混ぜてたれを作る。
3. きゅうりは斜め薄切りにして細切りにし、海藻とともに器に盛り合わせ、1をのせて2をかける。（大沼）

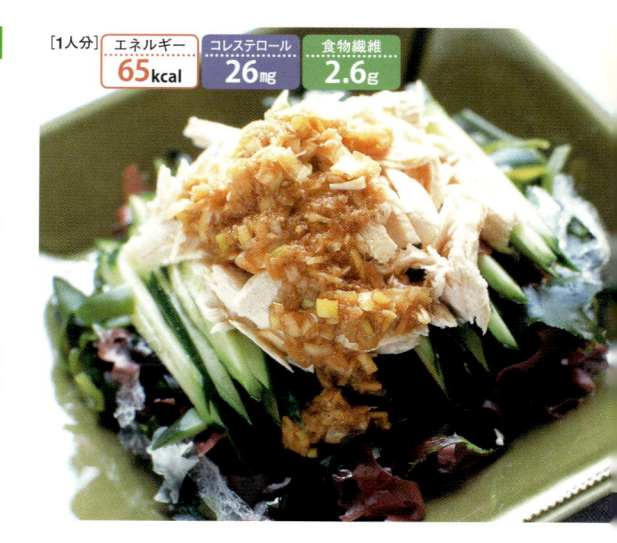

動脈硬化の予防におすすめの納豆、アボカド
あじとアボカドと納豆の粒マスタードあえ

[1人分] エネルギー 252kcal / コレステロール 39mg / 食物繊維 5.5g

[材料] 4人分
- あじ（刺身）……200g
- アボカド……2個
- 納豆……100g（2パック）
- 青じそ……4枚
- A［粒マスタード……小さじ2 / しょうゆ……大さじ1］

[作り方]
1. あじは食べやすく切る。アボカドは皮と種を除き、大きめの一口大に切る。
2. 納豆はほぐす。青じそは細切りにする。
3. 1と2をボウルに入れ、混ぜ合わせたAであえる。（池上）

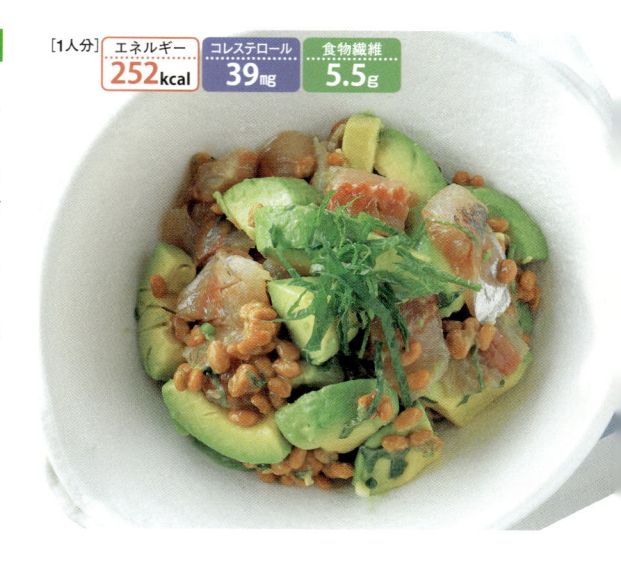

副菜　野菜／加工品　魚介

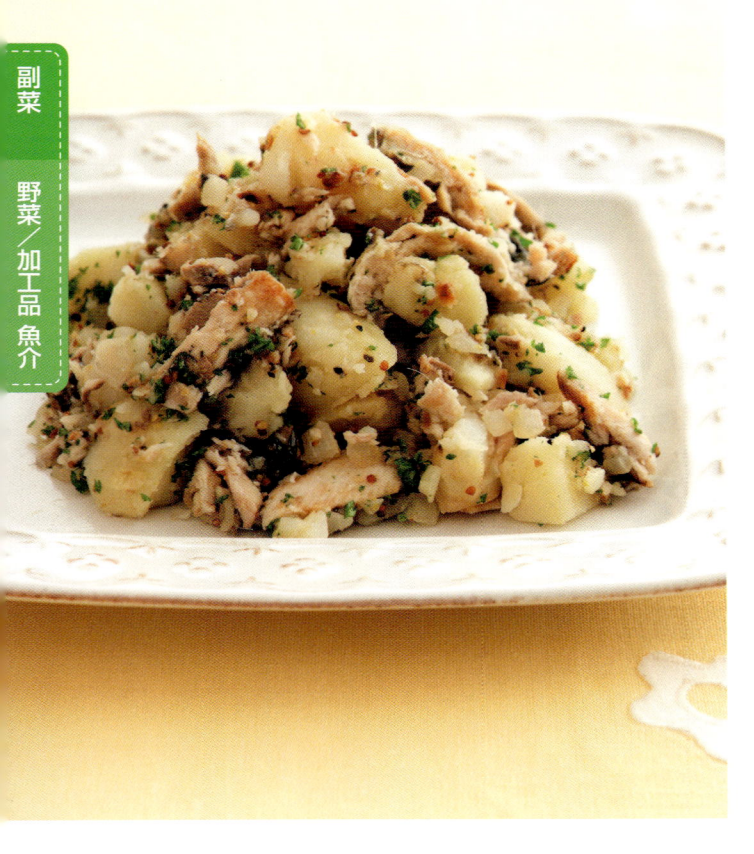

青背のいわしでコレステロール対策
いわし入りポテトサラダ

[1人分] エネルギー **186kcal** ／ コレステロール **21mg** ／ 食物繊維 **1.4g**

[材料] 4人分
- いわし……………大2尾
- じゃがいも…………2個
- 玉ねぎ…………大1/2個
- にんにく………大1かけ
- オリーブ油………小さじ1
- A┌ 酢……………大さじ2
- 　│ 砂糖…………小さじ2
- 　└ 粒マスタード…小さじ2強
- パセリのみじん切り…大さじ1
- 塩、こしょう……各適量

[作り方]
1. いわしは手開きにする。
2. じゃがいもは10分ほど蒸すか、電子レンジ（600W）に7〜8分かけ、皮をむいて一口大に切る。玉ねぎ、にんにくはみじん切りにする。
3. フライパンにオリーブ油とにんにくを入れて火にかけ、香りが立ったらいわしを入れて両面を焼き、ボウルに取り出す。残った油で玉ねぎを炒め、ボウルに加える。
4. じゃがいもが温かいうちに**3**に加え、いわしをほぐしながら混ぜ合わせ、**A**を合わせてかけ、味をなじませる。あら熱が取れたらパセリを加え、塩、こしょうで味をととのえる。（藤原）

こくと酸味のあるたれで季節を楽しむ
かつおの梅ごまあえ

[1人分] エネルギー **105kcal** ／ コレステロール **30mg** ／ 食物繊維 **1.4g**

[材料] 4人分
- かつお（刺身用）…200g
- みょうが……………3個
- 青じそ………………10枚
- A┌ 梅肉…………大さじ1
- 　└ すり白ごま……大さじ3
- A┌ 練りわさび………小さじ1/2
- 　│ しょうゆ………大さじ1
- 　└ みりん…………小さじ1/2

[作り方]
1. かつおは一口大の薄切りにし、みょうがは小口切り、青じそはせん切りにする。
2. ボウルにAを入れてよく混ぜ、みょうがと青じそを飾り用に少量残して加える。全体がなじんだら、かつおを加えてよくあえる。
3. 器に盛り、みょうがと青じそを飾る。（藤井）

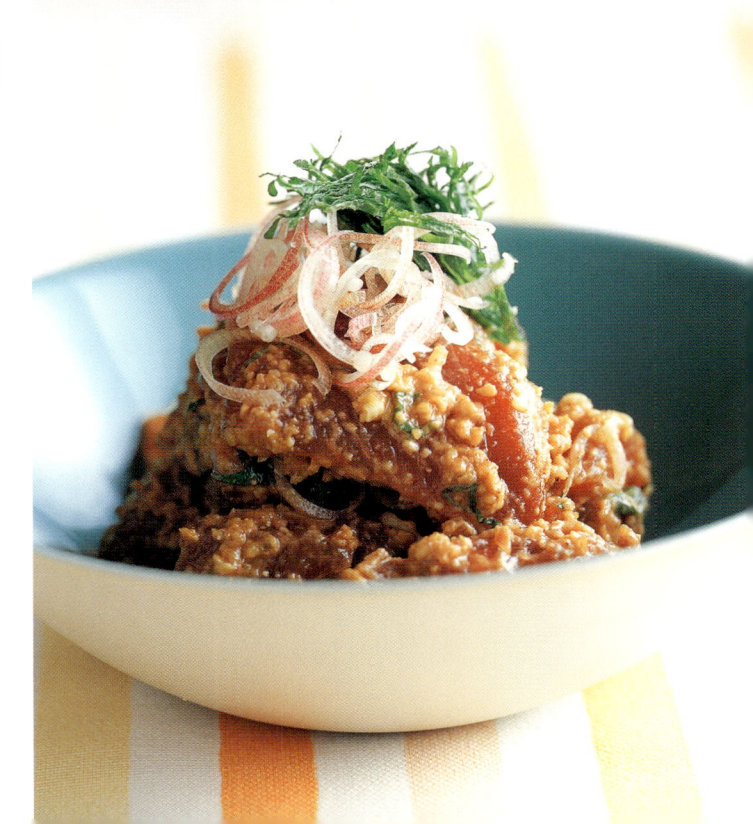

さんまの磯辺焼きサラダ
のりの風味と香り野菜で魚のくせを抑えて

[1人分] エネルギー 182kcal / コレステロール 25mg / 食物繊維 2.4g

[材料] 4人分
- さんま (三枚におろす) …… 2尾 (150g)
- 塩 …… 小さじ1/3
- 春菊 …… 1束
- ねぎ …… 1/2本
- 焼きのり …… 2枚
- サラダ油 …… 大さじ1
- A
  - しょうゆ、みりん …… 各大さじ2
  - 酒 …… 大さじ3
  - 砂糖 …… 大さじ1

[作り方]
1. さんまは塩を振って10分ほどおく。春菊は葉をつみ、ねぎは斜め薄切りにして水にさらす。
2. さんまの水気をふいて縦半分に切り、3等分にする。のりは1枚を帯状に12等分に切り、さんまに巻く。
3. フライパンにサラダ油を熱して**2**を皮側から入れ、中火で両面を色よく焼いて取り出す。
4. フライパンをふき、Aを入れて煮立て、さんまを戻してさっと煮る。春菊、水気をきったねぎ、さんまを器に盛って、煮汁をかける。(藤井)

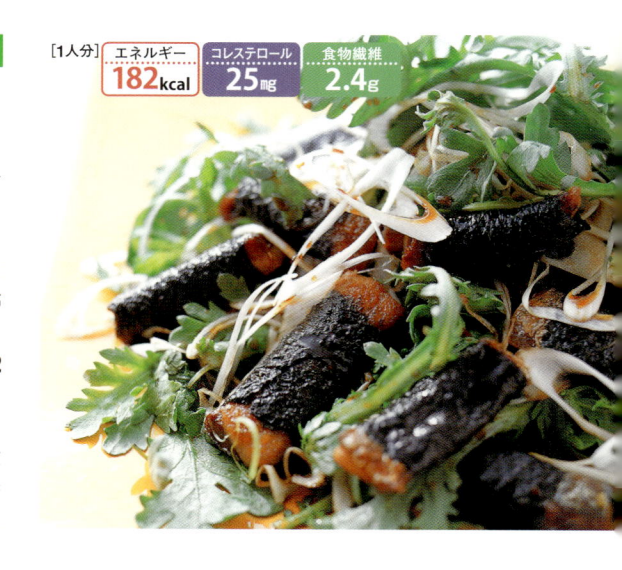

まぐろの納豆ドレッシング
納豆のこんな食べ方も新鮮

[1人分] エネルギー 197kcal / コレステロール 25mg / 食物繊維 1.3g

[材料] 4人分
- まぐろ (刺身) …… 200g
- A
  - りんご酢 …… 大さじ3
  - しょうゆ …… 大さじ2
  - 砂糖 …… 大さじ1
  - 塩 …… 小さじ1/3
  - こしょう …… 少々
- 玉ねぎ …… 1/2個
- 納豆 (ひき割り) …… 1パック
- オリーブ油 …… 大さじ3
- 万能ねぎの小口切り …… 少々

[作り方]
1. 玉ねぎはみじん切りにして水にさらし、水気をきる。Aを混ぜ合わせてドレッシングを作る。
2. Aの砂糖と塩が溶けたら、玉ねぎ、納豆を加え、オリーブ油を混ぜる。
3. まぐろを器に盛り、**2**をかけて万能ねぎを散らす。(牧野)

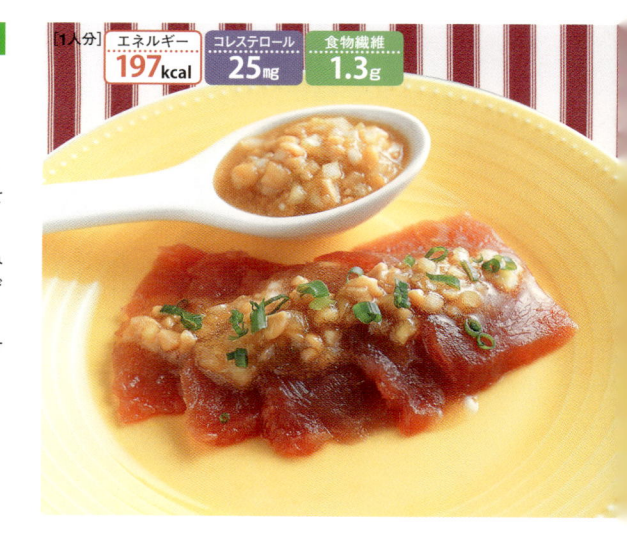

あさりとキャベツの炒め蒸し
蒸し料理で栄養分とうまみをキープ

[1人分] エネルギー 52kcal / コレステロール 8mg / 食物繊維 1.3g

[材料] 4人分
- あさり (砂出しずみ) …… 200g
- キャベツ …… 300g
- にんにく …… 小1かけ
- ごま油 …… 大さじ1/2
- 豆板醤 …… 小さじ1/2~1
- 酒 …… 1/4カップ

[作り方]
1. あさりは殻をこすり合わせて洗う。
2. キャベツは2cm幅に切り、にんにくは薄切りにする。
3. フライパンにごま油とにんにくを入れて火にかけ、香りが立ったら、あさり、キャベツを加えてさっと炒める。
4. **3**に豆板醤、酒を加えて混ぜ、ふたをして中火で2~3分蒸し煮にする。全体を返し、あさりの口が開いたら火を止める。(髙城)

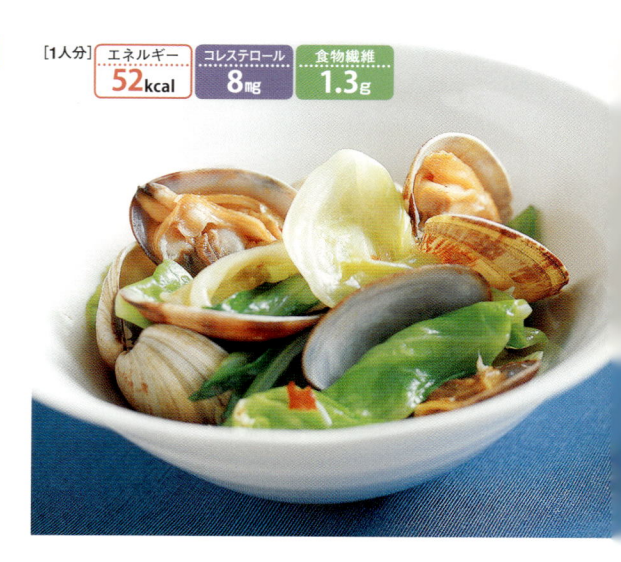

88

副菜 魚介・肉

[1人分] エネルギー **52kcal** コレステロール **105mg** 食物繊維 **1.1g**

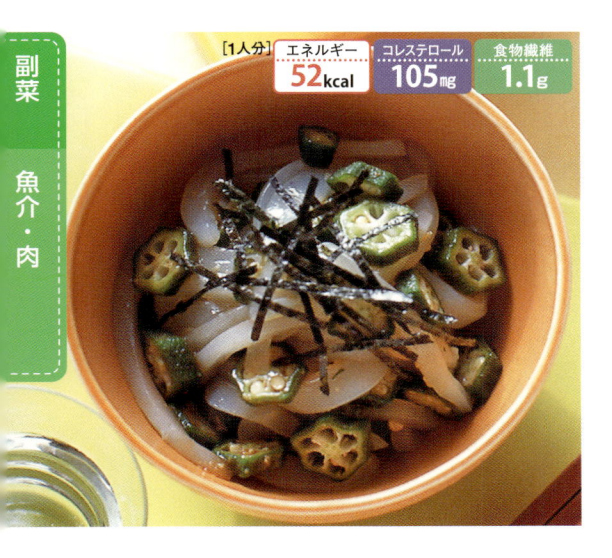

歯ごたえとのどごしを楽しみたい
いかのオクラあえ

[材料] 4人分
- いかそうめん……160g
- オクラ……12本
- A ┌ しょうゆ……小さじ4
  │ だしの素、練りわさ
  └ び……各小さじ1
- 焼きのり（細切り）……少々

[作り方]
1. オクラは洗ってラップで包み、電子レンジに1分～1分半かける。冷水につけ、水気をふいて小口切りにする。
2. オクラにAを混ぜ、いかそうめんをあえる。
3. 器に盛ってのりをのせる。（大沼）

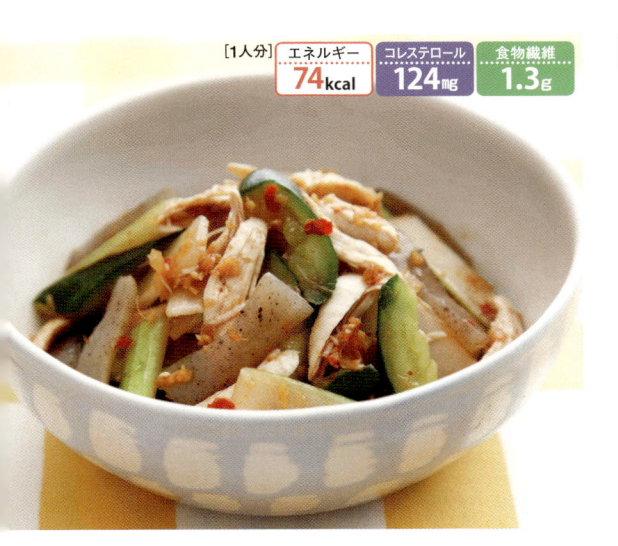

[1人分] エネルギー **74kcal** コレステロール **124mg** 食物繊維 **1.3g**

食物繊維が豊富な食材を合わせて
ささ身とこんにゃくのピリ辛あえ

[材料] 4人分
- 鶏ささ身……3本
- こんにゃく（アク抜きずみのもの）……1/2枚
- セロリ……1/2本
- きゅうり……1本
- A ┌ ねぎ、しょうがのみじん切り……各大さじ1 1/2
  │ 豆板醤……小さじ1 1/2
  │ しょうゆ……大さじ1
  │ ごま油……大さじ1/2
  └ 酢……大さじ4 1/2

[作り方]
1. 鍋に湯を沸かし、ささ身を入れて中火で3分ほどゆで、湯をきる。あら熱が取れたら細かく裂く。
2. こんにゃくは1cm幅×4cm長さに切り、セロリは筋を取って同様に切る。きゅうりはすりこ木などでたたいて縦半分に割り、1cm幅に斜め切りにする。
3. ボウルにAを入れて混ぜ合わせ、1、2を加えてよくあえる。（藤原）

[1人分] エネルギー **187kcal** コレステロール **49mg** 食物繊維 **1.1g**

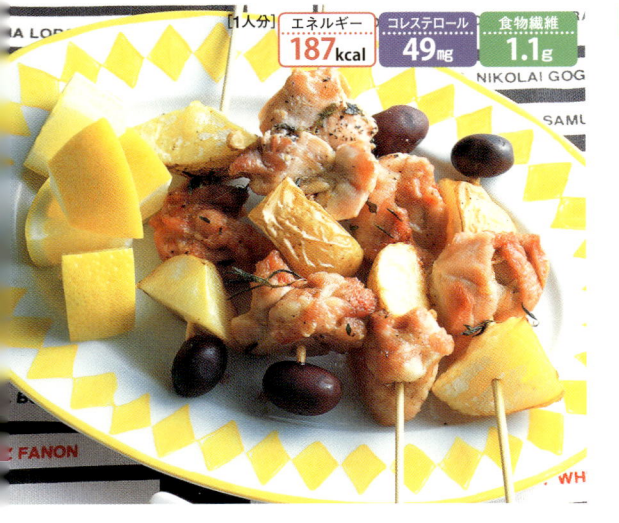

ローズマリーの香りで豊かな味わい
チキンとポテトのハーブ焼き

[材料] 4人分
- 鶏もも肉……200g
- じゃがいも……2個
- オリーブ油……大さじ1
- A ┌ 塩……小さじ1/2
  └ こしょう、ローズマリーの葉……各少々
- レモン汁……大さじ1/2
- オリーブ（黒）……8個
- レモンのくし形切り……2切れ

[作り方]
1. 鶏肉は一口大に切り、じゃがいもは皮つきのまま一口大に切る。
2. 耐熱皿にオリーブ油の1/2量を広げて1を並べ、Aを振ってレモン汁をかけ、15分ほどおく。
3. 残りのオリーブ油をかけ、200℃のオーブンで20～30分、こんがりと焼く。
4. 8本の串に鶏肉とじゃがいもを交互に刺してオリーブで留め、器に盛り、くし形を1/3に切ったレモンを添える。（牧野）

炒め油カットのミートソースをかける
メキシカンサラダ

[1人分] エネルギー **102**kcal コレステロール **17**mg 食物繊維 **3.3**g

[材料] 4人分
牛もも赤身ひき肉…100g
A [しょうゆ、片栗粉
　　………各小さじ1]
玉ねぎ………………1個
にんにく……………1かけ
水煮トマト（缶詰）…4個
B [水……………1カップ
　　固形スープ………2個]
B [チリパウダー…小さじ2
　　クミンパウダー…小さじ1/2
　　タイム、カイエンヌペッパー、こしょう…各少々]
レタス………1個（300g）
きゅうり……………2本
トマト………………1個
コーン（缶詰）…小さじ4

[作り方]
1　牛肉にAを合わせて下味をつける。
2　玉ねぎとにんにくはみじん切りにする。
3　フッ素樹脂加工の鍋を熱して2を炒め、しんなりして色が変わったら水煮トマトをくずして入れ、Bを加え、弱火で10分ほど煮る。
4　3に1を加え、ほぐしながら火を通す。
5　レタスはせん切りにし、きゅうりとトマトは角切りにして器に盛り、温かい4のミートソースをかけてコーンを散らす。（大沼）

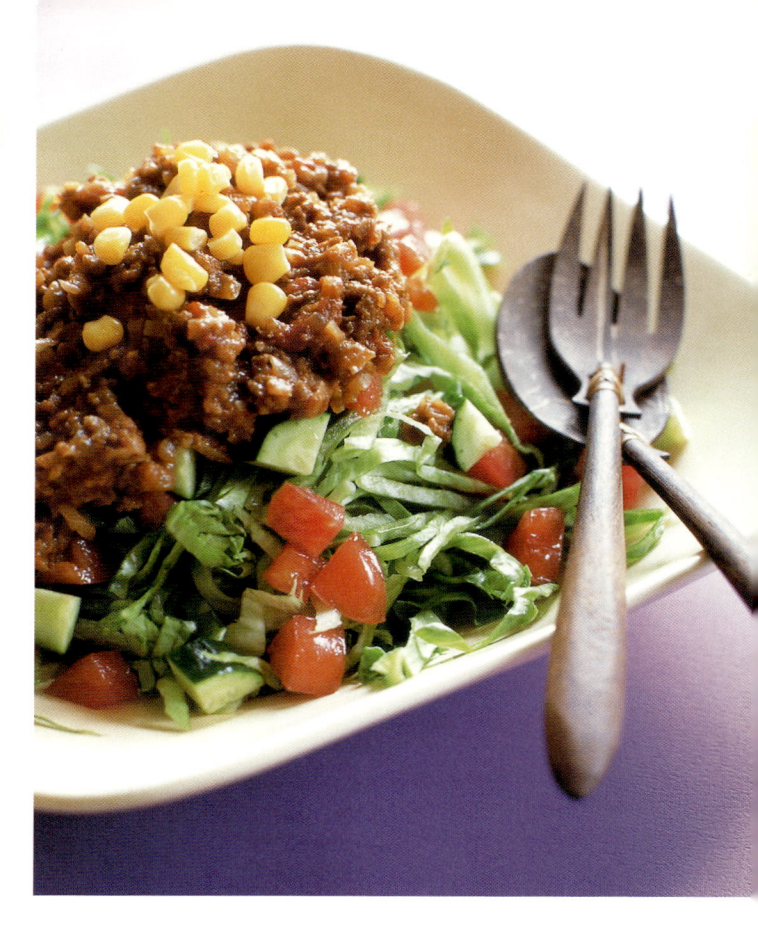

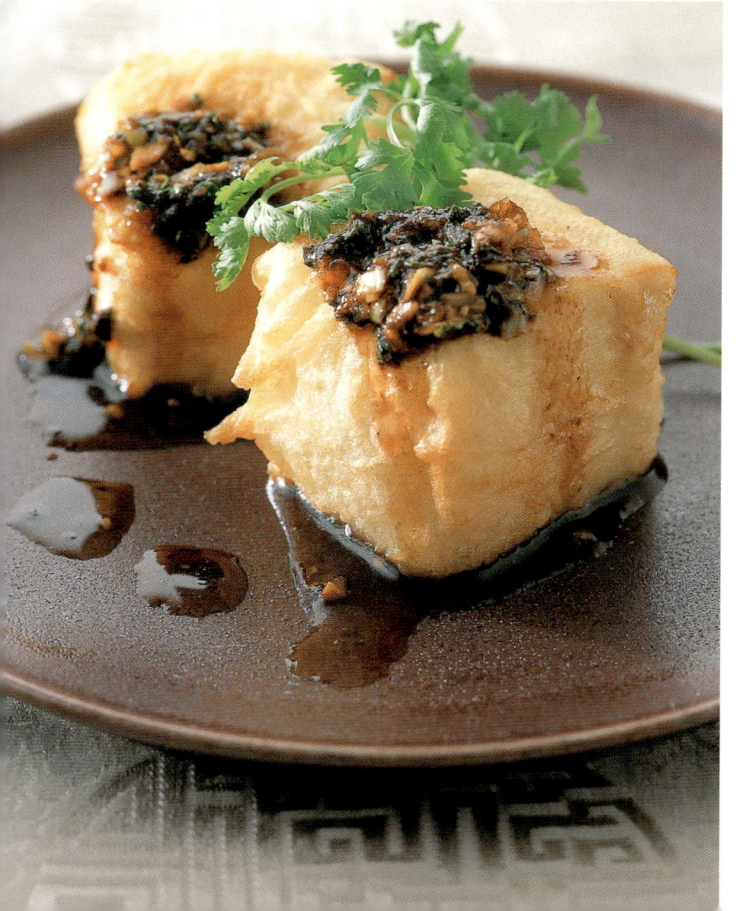

中華の香辛料の刺激と香りが新鮮
揚げ豆腐の薬味ソースがけ

[1人分] エネルギー **185**kcal コレステロール **0**mg 食物繊維 **0.7**g

[材料] 4人分
木綿豆腐…………1 1/3丁
A [片栗粉………大さじ1
　　小麦粉……1/3カップ
　　ベーキングパウダー
　　………小さじ1/3
　　塩………………少々
　　水…………1/4カップ]
サラダ油………小さじ1
揚げ油……………適量
B [ねぎのみじん切り…大さじ1/2
　　しょうがのみじん切り
　　………小さじ1/2
　　パセリのみじん切り…小さじ1
　　酢、砂糖、しょうゆ…各大さじ1
　　豆板醤……………少々
　　花椒粉、五香粉…各小さじ1/2
　　ごま油………小さじ1/4]
香菜（あれば）………少々

[作り方]
1　Aをよく混ぜてからサラダ油を加え、1時間ほどおいて、衣を作る。
2　Bは混ぜ合わせる。豆腐は軽く水気をきり、大きめの角切りにする。
3　豆腐に1の衣をたっぷりつけ、高温に熱した揚げ油で揚げる。
4　3を器に盛ってBをかけ、あれば香菜をのせる。（髙城）

副菜 肉・豆腐

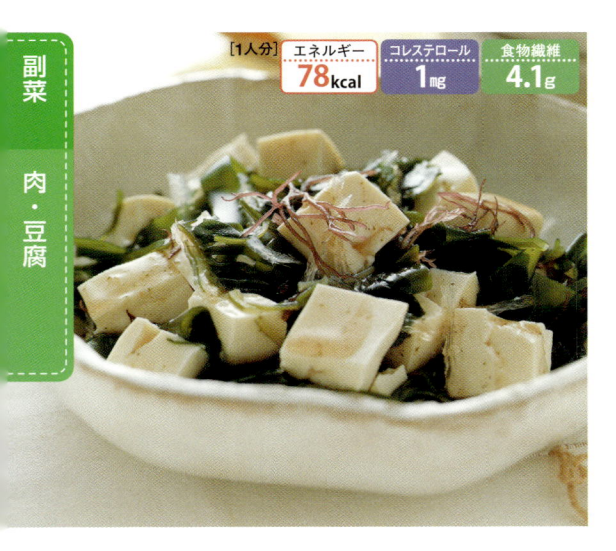

食欲のないときもおすすめのさっぱり味
豆腐と海藻サラダの梅ドレッシング

[1人分] エネルギー 78kcal / コレステロール 1mg / 食物繊維 4.1g

[材料] 4人分
- 木綿豆腐……………1丁
- 海藻サラダ（乾燥）……………40g
- 梅ドレッシング（市販品）……………大さじ8

[作り方]
1. 海藻は水でもどす。
2. 豆腐は水きりして、さいの目に切る。
3. 海藻と豆腐を器に盛り、梅ドレッシングをかける。（井上）

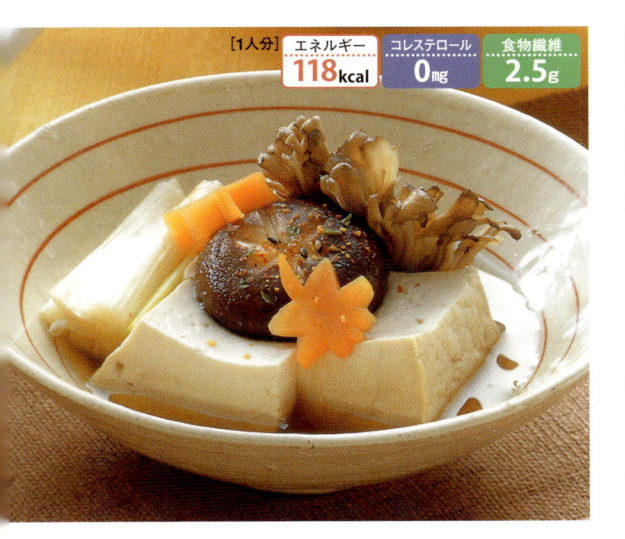

温かいおかずがほしい季節に
豆腐ときのこの煮やっこ

[1人分] エネルギー 118kcal / コレステロール 0mg / 食物繊維 2.5g

[材料] 4人分
- 木綿豆腐……………2丁
- 生しいたけ…………4枚
- まいたけ……………1パック
- ねぎ…………………1本
- にんじん……………4cm
- A
  - だし…………2カップ
  - 薄口しょうゆ…………大さじ2
  - 塩、みりん、酒…………各少々
- 七味とうがらし……少々

[作り方]
1. 豆腐は3cm角くらいに切る。
2. しいたけは軸を取って飾り切りにし、まいたけはほぐす。ねぎは4〜5cm長さに切る。にんじんは輪切りにして型抜きし、さっとゆでる。
3. Aを煮立て、2を入れて煮る。
4. 火が通ったら豆腐を静かに入れ、ひと煮立ちさせる。器に盛って、七味とうがらしを振る。（浜内）

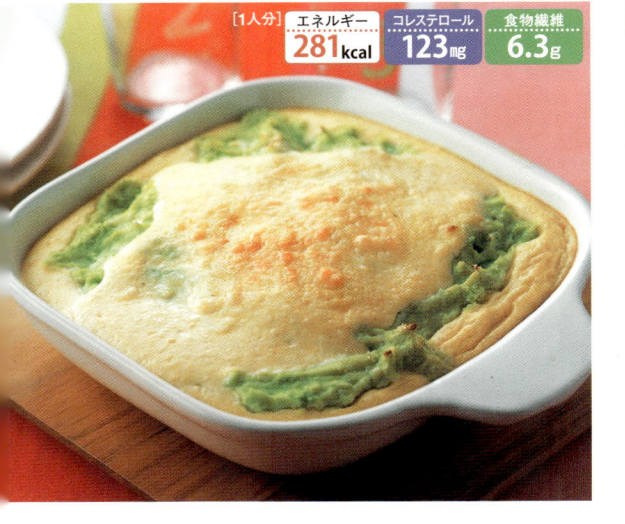

トロトロ、フワフワの食感が楽しい
ビーンズマッシュの豆腐ソースグラタン

[1人分] エネルギー 281kcal / コレステロール 123mg / 食物繊維 6.3g

[材料] 4人分
- 絹ごし豆腐……………2丁
- グリンピース（冷凍でも可）……………2カップ
- じゃがいも…………2個
- ヨーグルト…………1カップ
- 塩、こしょう………各適量
- 長いも………………100g
- 卵……………………2個
- みそ…………………少々
- 粉チーズ……………小さじ2

[作り方]
1. グリンピースはゆで、じゃがいももやわらかくゆでて、ヨーグルト、塩、こしょう各少々とともにフードプロセッサーにかけてなめらかにする。
2. ボウルに豆腐、すりおろした長いも、卵、みそ、塩、こしょう各少々を加えて、なめらかになるまで混ぜ、ソースを作る。
3. グラタン皿に、2の半量を入れ、上に1をのせ、その上に残りの2をのせて粉チーズを振り、オーブン（またはオーブントースター）で、焼き色がつくまで焼く。（池上）

ビタミン豊富なかぶの葉は捨てずに利用
高野豆腐とかぶの葉の辛み炒め

[1人分] エネルギー 231kcal / コレステロール 35mg / 食物繊維 2.0g

[材料] 4人分
- 高野豆腐……4枚
- かぶの葉……4株分
- きくらげ……少々
- 赤ピーマン……2個
- 鶏胸肉……1枚
- A 塩……小さじ1/5 / 酒……大さじ1/2
- 片栗粉……大さじ1
- B 水1/3カップ　顆粒スープ小さじ1/2　オイスターソース、しょうゆ、酒各大さじ2/3　豆板醤小さじ1
- サラダ油……大さじ2
- 片栗粉……大さじ1/2

[作り方]
1 高野豆腐は湯につけてもどし、水気をきって短冊に切る。かぶの葉は3cm長さに切る。
2 きくらげはもどして食べやすく切る。ピーマンは角切り、鶏肉は皮を取ってそぎ切りにし、Aを振って片栗粉をまぶす。Bは合わせておく。
3 フライパンにサラダ油を熱して鶏肉を炒め、火が通ったら高野豆腐、ピーマン、きくらげ、かぶの葉の順に加えて手早く炒め、Bを加える。煮立ったら倍量の水で溶いた片栗粉でとろみをつける。（竹内）

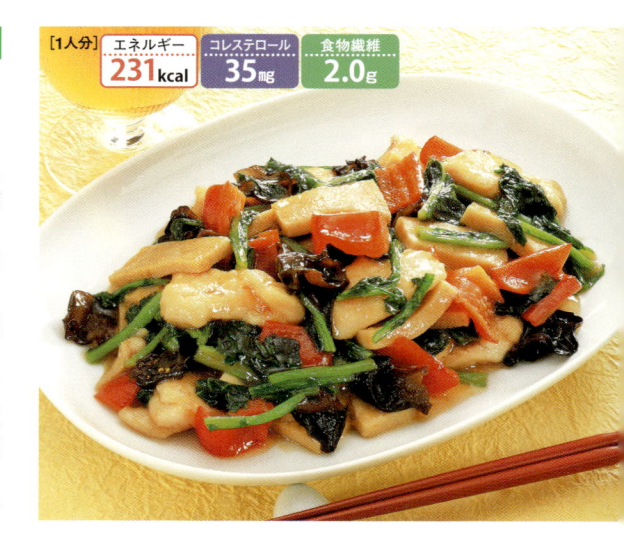

食物繊維の宝庫、おからをトマト味で
いりおからのトマト風味

[1人分] エネルギー 125kcal / コレステロール 0mg / 食物繊維 9.2g

[材料] 4人分
- おから……250g
- 生しいたけ……6枚
- にんじん……80g
- しょうが……1かけ
- サラダ油……大さじ1
- ホールトマト（缶詰）……200g
- A 塩……小さじ1/4 / しょうゆ……小さじ2 / 砂糖……小さじ1
- あさつき（小口切り）……10本分

[作り方]
1 しいたけは石づきを取って薄切りにし、にんじん、しょうがはせん切りにする。
2 鍋にサラダ油を熱して1を炒め、しんなりしたら、おから、A、トマトを加え、へらで切るようにくずす。全体を混ぜながら、水分を飛ばすように10分ほど中火でいりつける。
3 あさつきを加えてさっと混ぜる。（髙城）

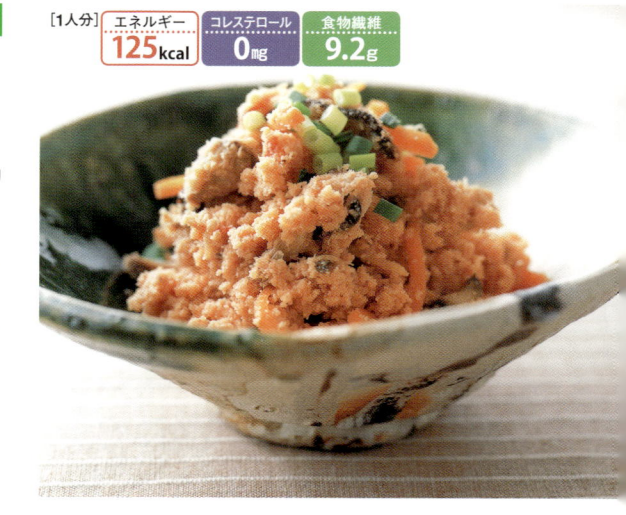

彩り豊かな食材で見た目も味も満足
生ゆばのあんかけ

[1人分] エネルギー 66kcal / コレステロール 2mg / 食物繊維 0.7g

[材料] 4人分
- 生ゆば……2枚
- ブロッコリー……50g
- 食用菊……40g
- かに風味かまぼこ……50g
- だし……3カップ
- A しょうゆ……大さじ1/2 / 塩……小さじ2/3 / みりん……小さじ1
- 片栗粉……適量

[作り方]
1 ゆばは食べやすく切る。
2 ブロッコリーは小房に分け、4分ほどゆでる。食用菊は花びらをつみ取り、酢少々（分量外）を入れた熱湯でさっとゆで、水にさらしたあと水気をきる。かに風味かまぼこはほぐしておく。
3 鍋にだしを入れて火にかけ、沸騰したら2を加えてひと混ぜする。Aを加えて味をととのえ、同量の水で溶いた水溶き片栗粉を加えてとろみをつける。仕上げに1を加えてひと煮する。（池上）

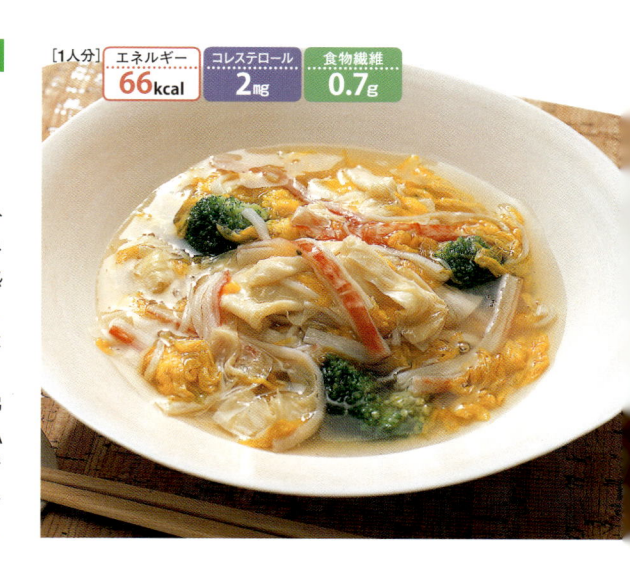

あと一品の小さなおかず

野菜料理がもう一品欲しい…そんなときすぐに役立つ少ない材料、手間いらずの小鉢、小皿料理12品。ボリューム主菜や、丼物、パスタに添えるにも最適です。

小さなおかず

辛みをきかせた中華風ピクルス
きゅうりの炒め漬け

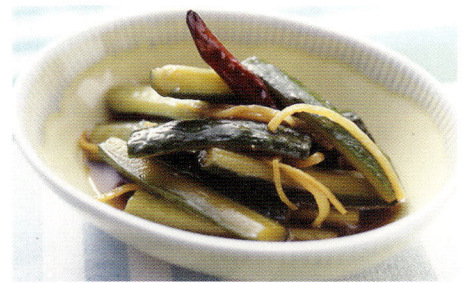

[1人分] エネルギー 56kcal　コレステロール 0mg　食物繊維 0.9g

[材料] 4人分
きゅうり3本　赤とうがらし1本　しょうが1かけ　サラダ油大さじ1　A[砂糖大さじ2　塩小さじ1/3　しょうゆ大さじ1　酢大さじ2]

[作り方]
1　きゅうりは縦4つ割りにして種のところを切り落とし、4～5cm長さに切る。赤とうがらしは種を除き、しょうがはせん切りにする。
2　フライパンにサラダ油を熱し、強火で1を手早く炒めてAを加え、煮立ち始めたら火を止め、バットなどに移して冷ます。（藤井）

バジルソースでイタリア風に
いんげんのバジルソースあえ

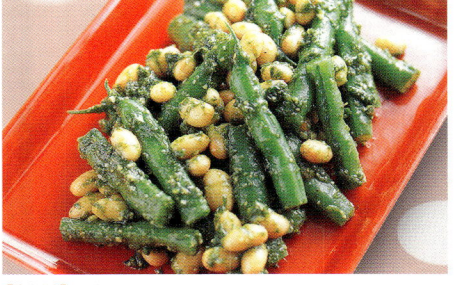

[1人分] エネルギー 79kcal　コレステロール 1mg　食物繊維 4.4g

[材料] 4人分
さやいんげん150g　白いんげん豆（水煮缶）100g　A[バジルの葉15g　おろしにんにく1/2かけ分　オリーブ油、粉チーズ各大さじ1　塩、こしょう各少々]

[作り方]
1　いんげんはゆでて、3～4cm長さに切る。
2　Aのバジルの葉をすり鉢ですり、残りの材料を加えてよくすり混ぜ、ソースを作る。
3　2に1、汁気をきった白いんげん豆を加えてあえる。（牧野）

フルーティーな味わいが新しい
サーモンとりんごの紅白なます

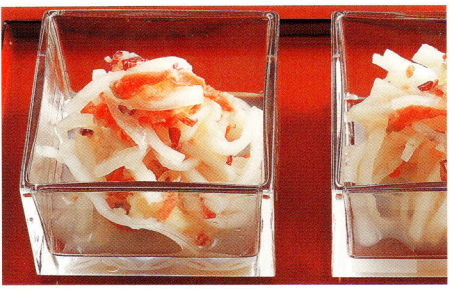

[1人分] エネルギー 56kcal　コレステロール 6mg　食物繊維 1.9g

[材料] 4人分
大根400g　塩小さじ1/2　スモークサーモン4枚　りんご1個　酢大さじ3

[作り方]
1　大根は皮をむいてせん切りにし、塩を振る。しんなりしたら、水気をしっかりしぼる。
2　スモークサーモンは細切りにする。
3　りんごを皮ごとすりおろして酢を混ぜ、1、2をあえる。（浜内）

みじん切りのザーサイがおいしさの決め手
かぶのミモザ風

[1人分] エネルギー 48kcal　コレステロール 60mg　食物繊維 1.1g

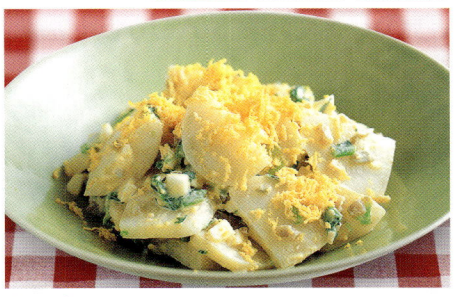

[材料] 4人分
卵1個　かぶ2個　塩小さじ1/5　かぶの葉1個分　A[ザーサイのみじん切り20g　マヨネーズ大さじ1]

[作り方]
1　卵はかたゆでにして殻をむき、黄身を少し残してあらく刻む。残した黄身は裏ごしにする。
2　かぶは皮をむき、半分に切って5mm厚さに切り、塩を振ってもむ。葉はゆでて刻み、水気をしぼる。
3　刻んだ卵、水気をしぼったかぶ、かぶの葉をAであえて器に盛り、黄身を飾る。（牧野）

4　器に盛り、指でごまをつぶしながら振る。（村田）

主菜もかねた ごはん・めん・パスタ

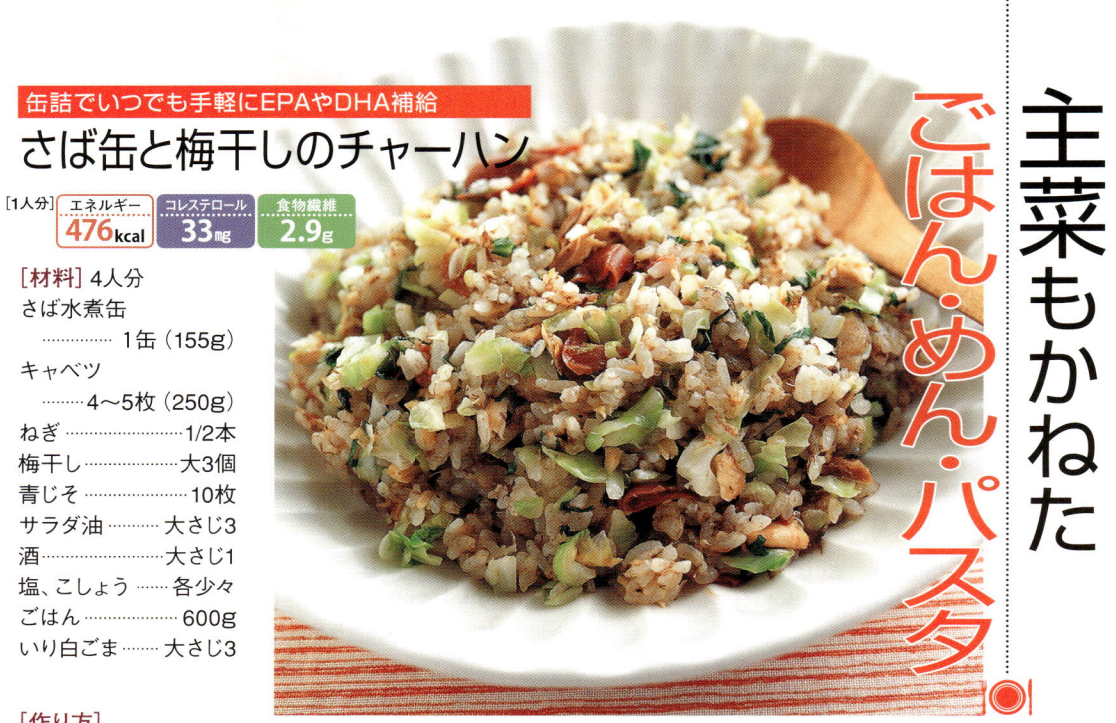

食物繊維豊富な野菜やきのこを加えて、低エネルギーと満足感の両得をねらいます。野菜の小鉢やスープを添え、栄養バランスに配慮を。

さば缶と梅干しのチャーハン
缶詰でいつでも手軽にEPAやDHA補給

[1人分] エネルギー 476kcal / コレステロール 33mg / 食物繊維 2.9g

[材料] 4人分
- さば水煮缶 …… 1缶（155g）
- キャベツ …… 4〜5枚（250g）
- ねぎ …… 1/2本
- 梅干し …… 大3個
- 青じそ …… 10枚
- サラダ油 …… 大さじ3
- 酒 …… 大さじ1
- 塩、こしょう …… 各少々
- ごはん …… 600g
- いり白ごま …… 大さじ3

[作り方]
1 さばは缶汁をきる。キャベツは1cm角に切る。ねぎはあらみじんに切り、梅干しは種を除いて細かくたたく。青じそはせん切りにする。
2 フライパンにサラダ油大さじ1を熱してキャベツを炒め、しんなりしたらさばを加え、ほぐすように炒めて取り出す。
3 残りのサラダ油を足し、ねぎ、ごはんを入れてほぐすように炒め、2を戻し入れて梅干しを加える。酒を振って塩、こしょうで調味し、青じそ、ごまを加えてさっと炒め合わせる。（大庭）

さけとブロッコリーのピラフ
うまみのあるさけを炊き込み、味わい豊かに

[1人分] エネルギー 429kcal / コレステロール 51mg / 食物繊維 2.5g

[材料] 4人分
- 米 …… 2カップ（360㎖）
- 生ざけ …… 3切れ
- 塩 …… 小さじ1/3
- マッシュルーム …… 100g
- サラダ油 …… 小さじ2
- バター …… 大さじ2
- A
  - 白ワイン …… 大さじ2
  - 顆粒スープ、おろしにんにく …… 各小さじ1
  - ローリエ …… 1枚
- ブロッコリー …… 1株
- あらびき黒こしょう …… 適量

[作り方]
1 米はといでざるに上げる。
2 さけは皮と骨を取り、半分に切って塩を振る。
3 マッシュルームは薄切りにする。
4 フライパンにサラダ油を熱し、さけに焼き色をつけて取り出す。
5 4にバターを溶かし、米、マッシュルームを炒め、米が熱くなったら炊飯器に移し、熱湯1 3/4カップ、Aを加え、さけをのせて炊く。
6 ブロッコリーは小房に分け、茎は皮を厚くむいて短冊切りにし、塩（分量外）を加えた熱湯でかためにゆでる。
7 炊き上がったら6を加えて混ぜ合わせ、器に盛って黒こしょうを振る。（牧野）

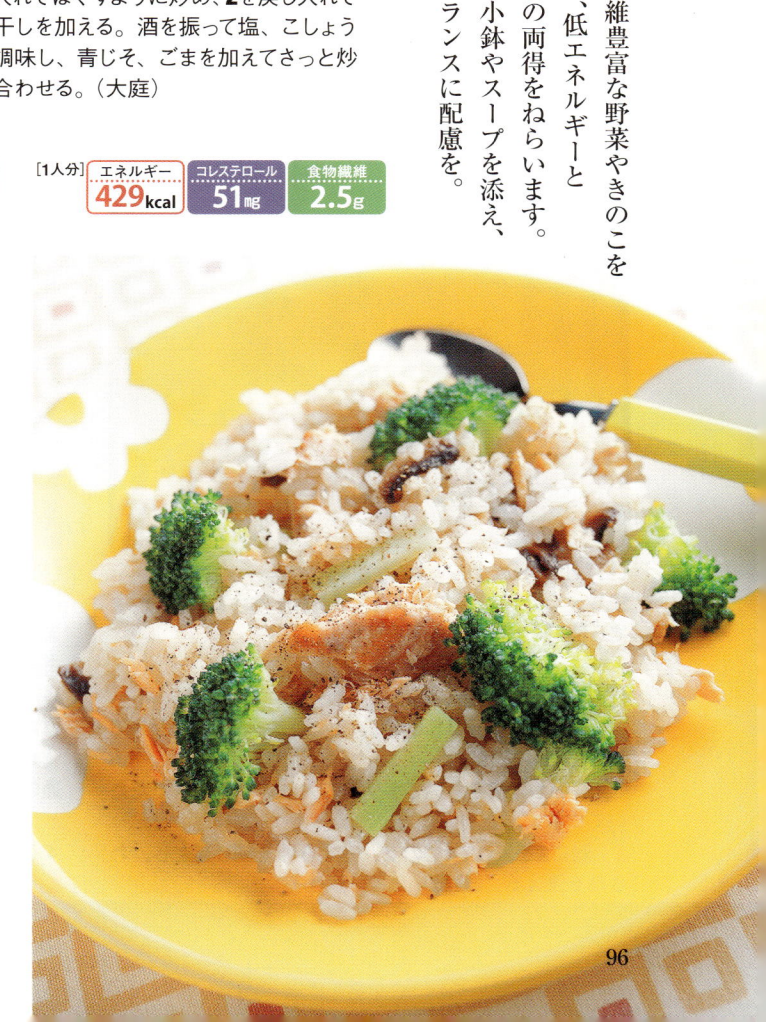

ごはん・めん・パスタ

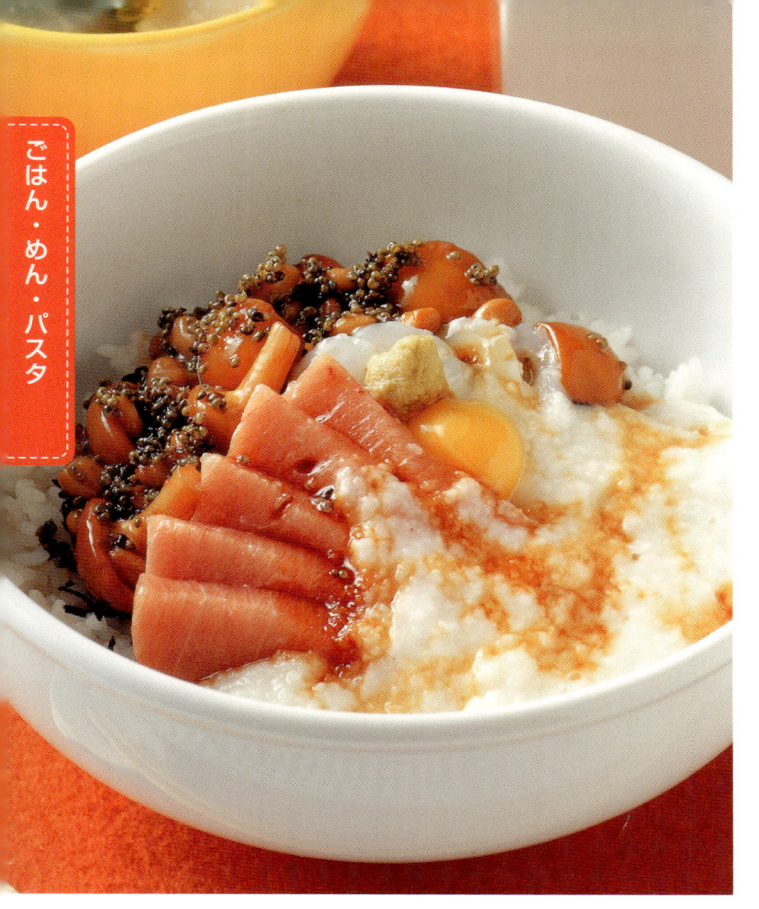

「ねばねば食材」トリオで疲れをいやす
ねばねば丼

[1人分] エネルギー **441**kcal　コレステロール **93**mg　食物繊維 **5.0**g

[材料] 4人分
- 長いも……1/2本
- A [しょうゆ……大さじ3 / みりん……大さじ2]
- B [納豆……小2パック(100g) / なめこ……1袋 / とんぶり……1袋]
- まぐろ(刺身用薄切り)……100g
- いか(刺身用細切り)……80g
- 刻みのり……適量
- うずら卵……4個
- 練りわさび……小さじ1
- ごはん……茶碗4杯(560g)

[作り方]
1. 長いもは皮をむいてすりおろし、酢少々(分量外)を混ぜる。
2. Aを混ぜ合わせ、その1/2をBに加えて、よく混ぜる。
3. 温かいごはんを器に盛って刻みのりを散らし、まぐろといか、B、1を盛り合わせる。
4. 残りのAをかけ、うずら卵を割り落とし、わさびを添える。（村田）

＊とんぶりは秋田特産のほうき草の実。カロテンやミネラルが豊富に含まれ、生で食べられる。

麦ごはんに野菜あんかけでヘルシー
いかとたっぷり野菜の中華丼

[1人分] エネルギー **316**kcal　コレステロール **135**mg　食物繊維 **0.5**g

[材料] 4人分
- いか(おろしたもの)……1ぱい(200g)
- にんじん……小1本
- きくらげ……10g
- ヤングコーン(缶詰)……10本
- 玉ねぎ……1個
- チンゲンサイ……2株
- A [水2カップ　鶏がらスープの素大さじ1強　酒大さじ1　しょうゆ小さじ2　片栗粉大さじ1強]
- B [ごま油小さじ2　しょうがのみじん切り2かけ分]
- 麦ごはん……600g

[作り方]
1. いかはエンペラや足も一緒に大きめの一口大に切る。
2. にんじんは乱切りにし、少なめの水でゆでる。きくらげはもどして石づきを取る。ヤングコーンは斜め半分に切り、玉ねぎは乱切りにする。
3. チンゲンサイの葉はざく切り、茎は乱切りにする。Aはよく混ぜ合わせておく。
4. フライパンにBを入れて熱し、2、チンゲンサイの茎を加えて炒める。玉ねぎが透き通ってきたら、1、チンゲンサイの葉を加えてさっと炒める。Aを注いでとろみがつくまで強火で煮立てる。
5. 温かい麦ごはんを器に盛って4をかける。

（藤原）

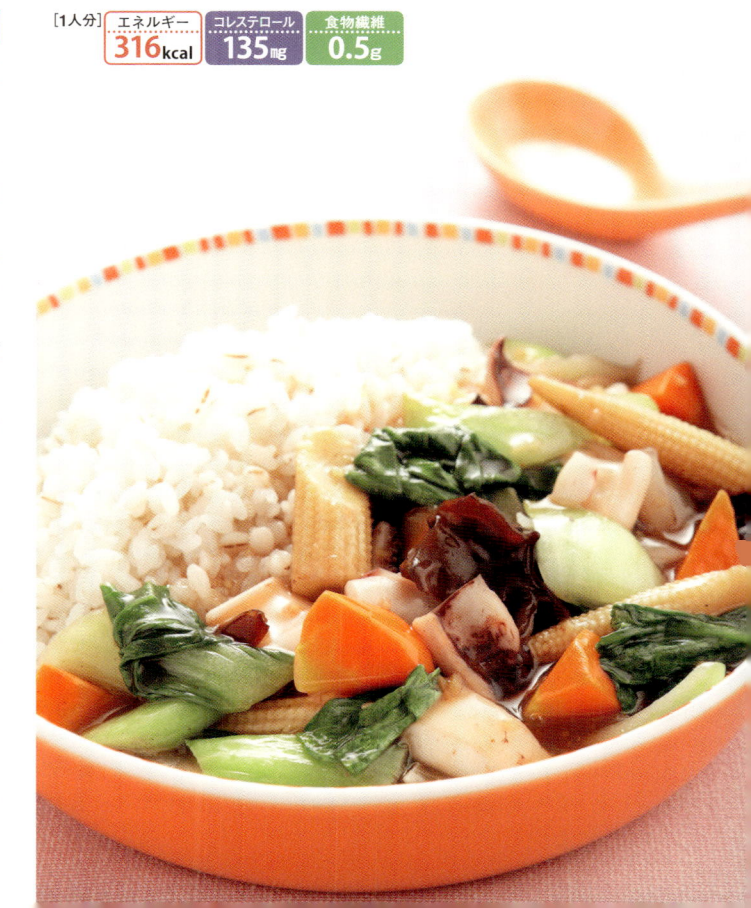

ほっこり里いもとたこの歯ごたえが美味

里いもとたこの混ぜごはん

[1人分] エネルギー 380kcal / コレステロール 38mg / 食物繊維 1.8g

[材料] 4人分
米……2カップ（360㎖）
A ┌ 酒……大さじ2
　└ 塩……小さじ1/2
昆布……10㎝角1枚
里いも、ゆでだこ…各100g
生しいたけ……4枚
枝豆……適量
B ┌ 昆布だし1/2カップ
　│ 薄口しょうゆ大さじ
　│ 1 1/2　酒、みりん
　└ 各小さじ2
しょうがのせん切り、木の芽……各適量

[作り方]
1　炊飯器にといだ米と、A、昆布、水1 3/4カップを入れて炊く。
2　里いもは皮をむき、縦4つに、ゆでだこは3～4㎝角に切る。しいたけは4等分に切る。枝豆はゆでて、さやから取り出しておく。
3　鍋にBと里いもを入れて煮る。やわらかくなったらしいたけを加え、最後にゆでだこを加えてサッと煮る。
4　炊き上がった1に3の具と、3の煮汁大さじ1、枝豆を加えて混ぜる。
5　器に盛り、しょうがと木の芽をのせる。（信太）

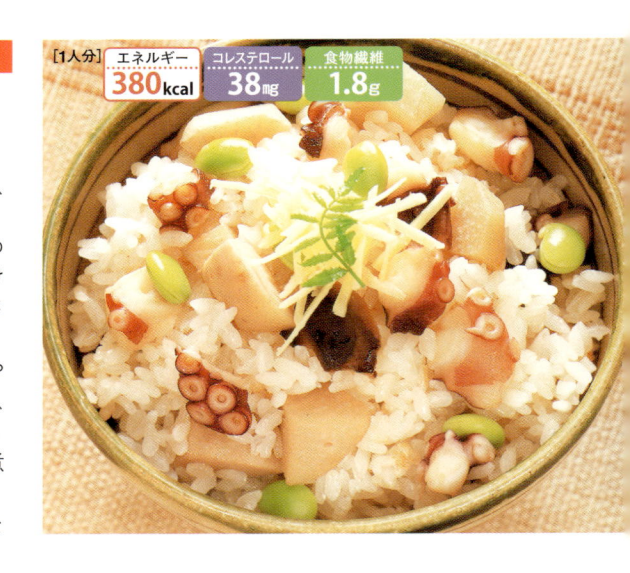

大根とおろししょうがですっきり味わう

おろしゆで豚丼

[1人分] エネルギー 401kcal / コレステロール 53mg / 食物繊維 1.8g

[材料] 4人分
グリーンアスパラガス……4本
貝割れ菜……1パック
大根……10㎝
しょうが……1かけ
A ┌ しょうゆ……大さじ3
　└ 酢、砂糖……各大さじ2
豚薄切り肉（しゃぶしゃぶ用）……320g
酒、塩……各少々
ごはん…茶碗4杯（560g）

[作り方]
1　アスパラガスは根元のかたい部分を切り落とし、斜め薄切りにする。貝割れ菜は根を切る。
2　大根はおろして水気を軽くきり、しょうがもおろして、Aと混ぜる。
3　鍋に湯をわかして酒と塩を加え、豚肉をほぐしながら入れる。色が変わったらアスパラガスを加えて1～2分ゆで、ざるに上げる。
4　温かいごはんを器に盛る。3を2であえてのせ、貝割れ菜を添える。（村田）

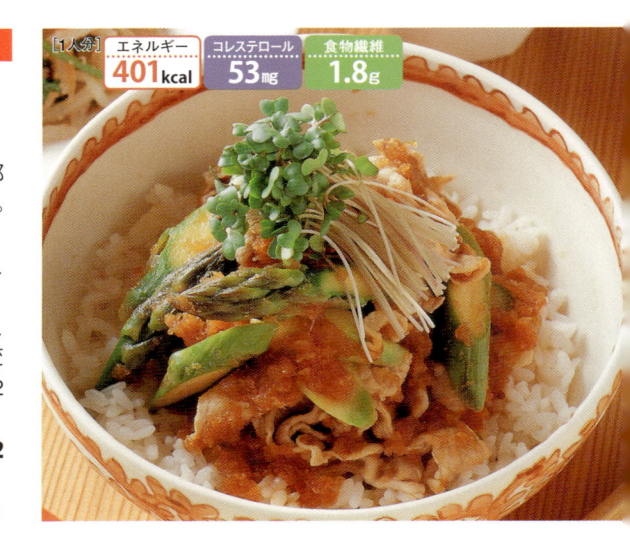

もやし、にんじん、にらでビタミン補給

炒めナムル丼

[1人分] エネルギー 456kcal / コレステロール 27mg / 食物繊維 4.0g

[材料] 4人分
大豆もやし……200g
塩……小さじ1/3
にんじん……1/2本
にら……1束
牛赤身ひき肉……200g
A ┌ ねぎのみじん切り1/2本分
　│ おろしにんにく1かけ分
　│ しょうゆ大さじ2 1/2　酒、
　│ すり白ごま、ごま油各大
　│ さじ1　砂糖大さじ1/2
　└ 一味とうがらし少々
ごはん……600g
岩のりのつくだ煮…5g

[作り方]
1　もやしはひげ根を取って耐熱容器に入れ、水1/2カップ、塩を加えてラップをかける。電子レンジに約4分かけ、水気をきる。
2　にんじんはせん切りにし、にらは4～5㎝長さに切る。
3　フライパンにひき肉、Aを入れてよく混ぜてから中火にかけ、ポロポロになるまでいりつける。
4　3に1、2を加え、汁気がほとんどなくなるまでいり煮にする。
5　茶碗にごはんをよそって4をのせ、その上に岩のりをのせる。（藤井）

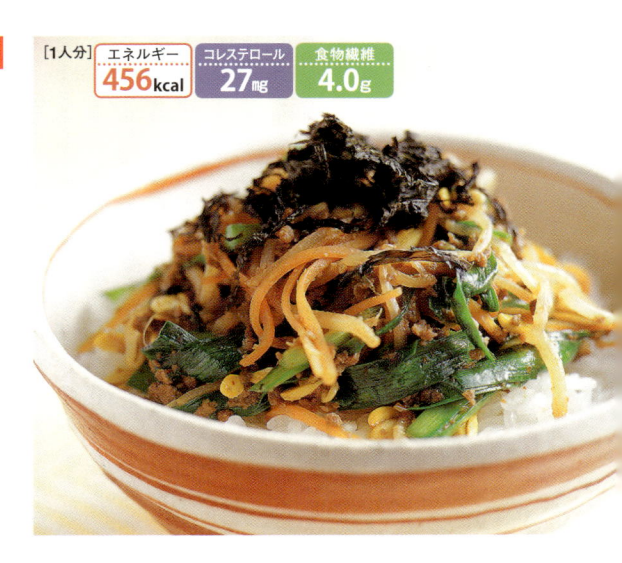

ごはん・めん・パスタ

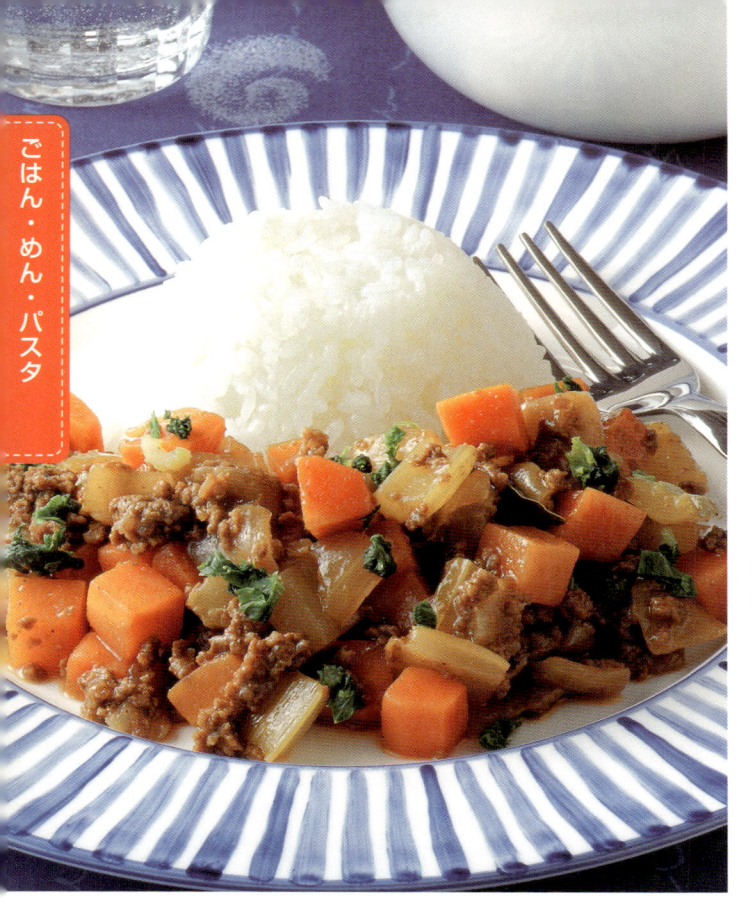

食物繊維たっぷりのドライカレー
にんじんとセロリのドライカレー

[1人分] エネルギー **445**kcal　コレステロール **34**mg　食物繊維 **4.1**g

[材料] 4人分
セロリ……3本（300g）
にんじん……1本（200g）
玉ねぎ……1個
にんにくのみじん切り……1かけ分
サラダ油……大さじ1
牛赤身ひき肉……200g
小麦粉……大さじ1

A ┌ カレー粉……大さじ1
　└ ナツメグ……少々

B ┌ ローリエ1枚　トマトケチャップ、
　│ ウスターソース、しょうゆ各大さじ
　└ 1　塩小さじ1/2　こしょう少々

ごはん……600g
セロリの葉（あれば）……適量

[作り方]
1　セロリは筋を取り、にんじん、玉ねぎとともに1cm角に切る。
2　鍋にサラダ油を熱し、にんにく、1を中火で4〜5分炒める。ひき肉を加えてほぐすように炒め、色が変わったらAを振り入れて炒める。
3　香りが立ったら、小麦粉を振り入れて炒め、Bを加えてよく混ぜ、1カップの湯を注ぐ。
4　3をよく混ぜ、煮立ったら弱火にしてアクを取り、ときどき混ぜながら7〜8分煮込む。汁気がほぼなくなったら温かいごはんと盛り合わせ、あればゆでて刻んだセロリの葉を散らす。（検見崎）

香りのある春菊が味のポイントに
糸こんとにんじんの混ぜごはん

[1人分] エネルギー **345**kcal　コレステロール **56**mg　食物繊維 **3.4**g

[材料] 4人分
米……2カップ（360mℓ）
糸こんにゃく、むきえび……各150g
にんじん……100g
生しいたけ……6枚
春菊……2/3束

A ┌ だし1カップ　しょうゆ大さじ1
　└ みりん大さじ2　塩大さじ1/2

[作り方]
1　米は炊く30分以上前にといでざるに上げ、水気をきっておく。
2　糸こんにゃくは熱湯でさっとゆで、食べやすい長さに切る。むきえびは背わたを取る。にんじんはみじん切りに、しいたけは薄切りにする。
3　春菊は茎のかたい部分を取り除き、熱湯でさっとゆで、水気をしぼり、1cm幅に切る。
4　鍋にAを入れて、煮立ったら2を加え、再び煮立ったら弱火で5分ほど煮て、具と汁を分ける。
5　炊飯器に米を入れ、4の煮汁に水を加えて、やや少なめの水加減で炊く。
6　炊き上がったら、4の具を加えて蒸らし、3を加えてよく混ぜる。（竹内）

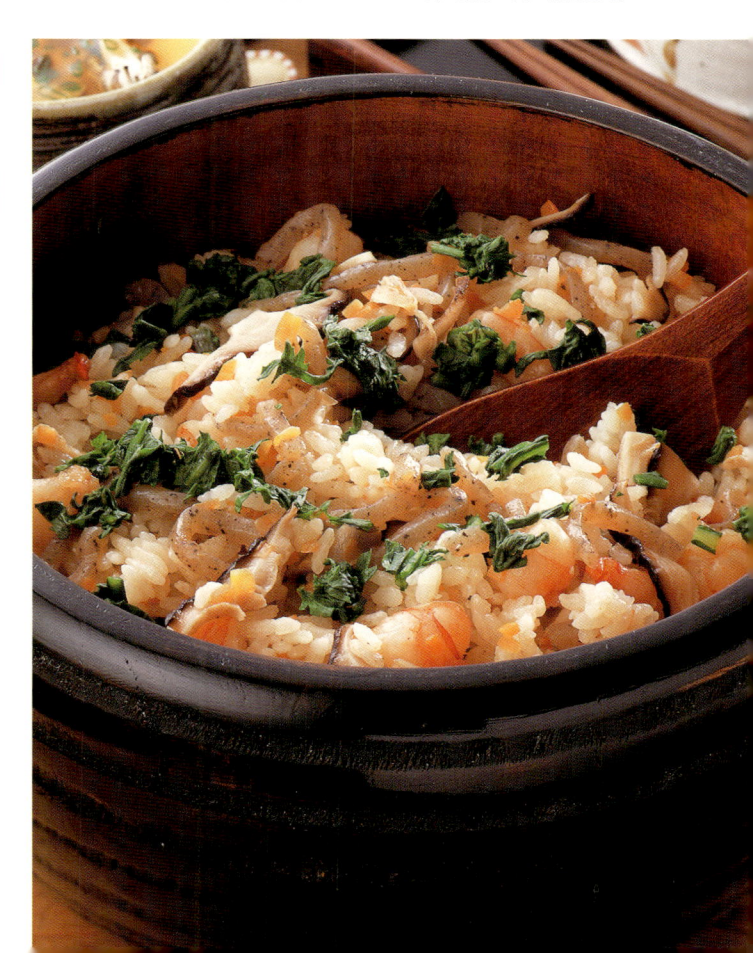

体の調子を整えたいときに
牛乳入りはと麦がゆ

[1人分] エネルギー 206kcal／コレステロール 70mg／食物繊維 0.8g

[材料] 4人分
- はと麦……2/3カップ
- 牛乳……2カップ
- 卵……1個
- 三つ葉（ざく切り）…20g
- いり白ごま……大さじ1/2
- 松の実……20g

[作り方]
1. はと麦は洗ってたっぷりの水に一晩つけ、ざるに上げて水をきる。
2. 鍋に1と水5カップを入れて、中火でやわらかくなるまで40分ほどことこと煮る。
3. 2に牛乳を加えて弱火にし、ふきこぼれないように気をつけて、ときどき混ぜながら5〜6分煮る。卵を割りほぐしてまわし入れ、半熟になったら火を止める。
4. 器に盛り、三つ葉をのせ、ごま、松の実を散らす。（池上）

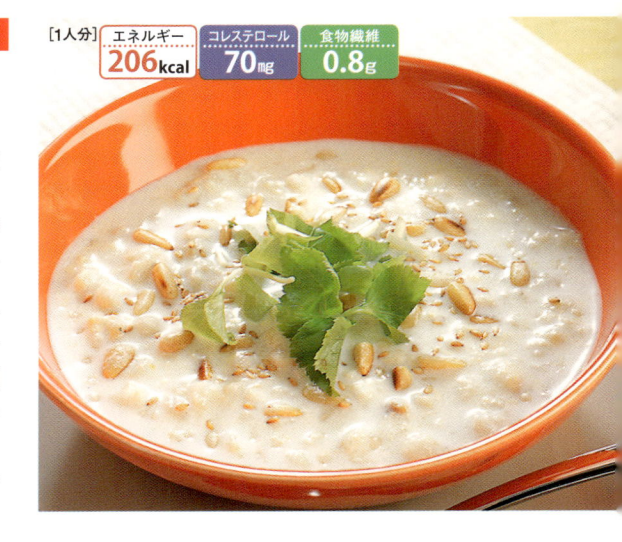

香ばしくいった黒豆を加えて炊くだけ
いり黒豆の炊き込みごはん

[1人分] エネルギー 234kcal／コレステロール 10mg／食物繊維 3.4g

[材料] 4人分
- 米……1 1/3カップ（240mℓ）
- A
  - ちりめんじゃこ……17g
  - 水またはだし……1 1/2カップ
  - 酒……小さじ4
  - 塩……小さじ1/3
- いり黒豆……1/2カップ
- いり白ごま……小さじ2

[作り方]
1. 米は炊く30分以上前にとぎ、ざるに上げて水気をきる。
2. 炊飯器に1、Aを入れて混ぜ、いり黒豆をのせて普通に炊く。
3. 炊き上がったら、ごまを振って混ぜる。（大庭）

＊乾燥の黒豆から作る場合は、フライパンでカリッとするまでよくからいりする。

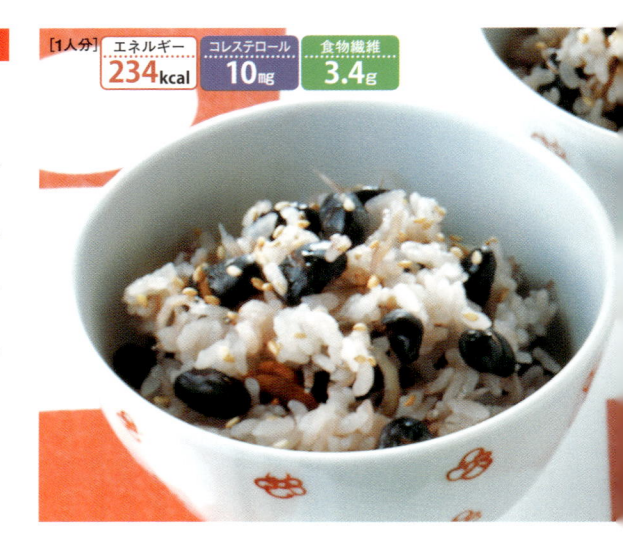

ミネラル豊富な具材でにぎやかに
高野豆腐とひじきの混ぜずし

[1人分] エネルギー 415kcal／コレステロール 161mg／食物繊維 3.0g

[材料] 4人分
- ごはん……600g
- A
  - 酢……大さじ3
  - 砂糖……大さじ2
  - 塩……小さじ1/2
- 高野豆腐……2枚
- 生ひじき……150g
- B
  - だし……2/3カップ
  - しょうゆ、みりん…各小さじ2
- むきえび……150g
- にんじん……40g
- きゅうり……1本
- 卵……2個
- 酒……少々
- 塩……適量

[作り方]
1. 炊きたてのごはんにAを合わせて酢めしを作る。
2. 高野豆腐はもどして水気をしぼり、短冊切りにし、生ひじきは洗って水気をきる。鍋にBを煮立てて入れ、再び煮立ったら弱火にして6〜7分煮、軽く汁気をきる。
3. えびはあらく切り、少量の湯に塩少々、酒を加えてゆでる。にんじん、きゅうりはせん切りにし、塩少々を振ってしんなりさせ、しぼる。
4. 卵は錦糸卵にする。
5. 1に2、3を加えてざっくりと混ぜ、器に盛って4を散らす。（竹内）

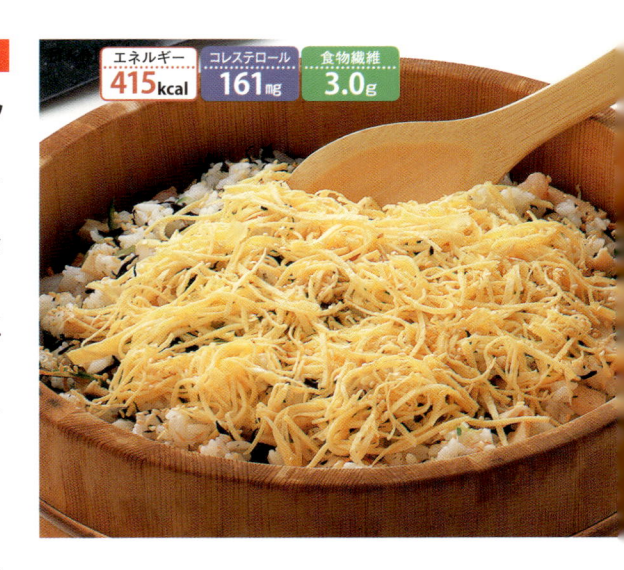

ごはん・めん・パスタ

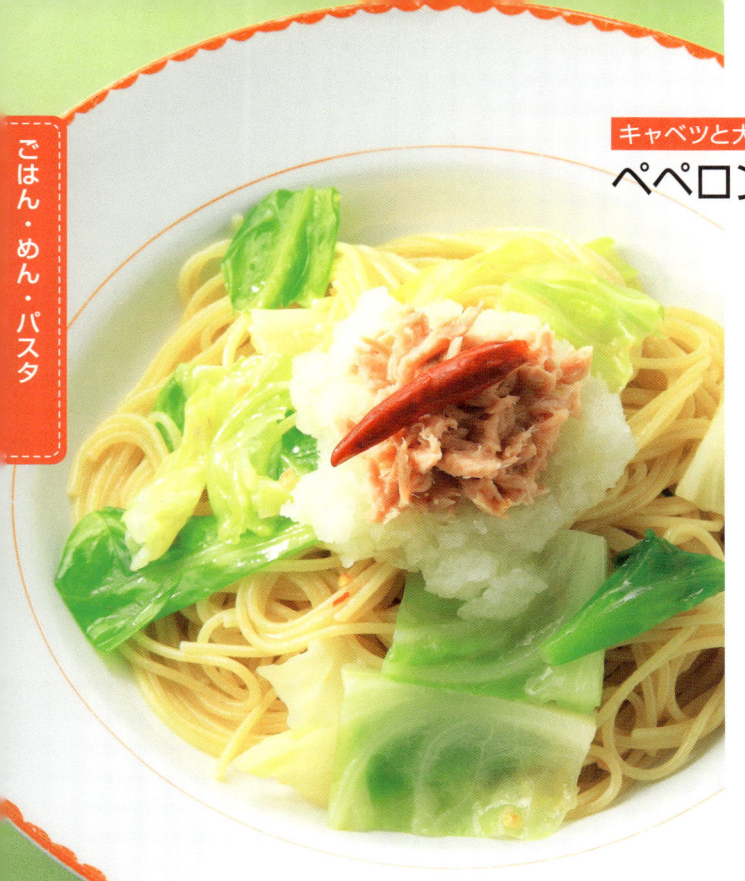

キャベツと大根おろしで胃をWガード

ペペロンチーノ風キャベツパスタ

[1人分] エネルギー **446**kcal | コレステロール **6**mg | 食物繊維 **3.9**g

[材料] 4人分

スパゲッティ ……320g
A［塩……………大さじ2
　 オリーブ油……少々
キャベツ……4枚（280g）
にんにく…………2かけ
アンチョビ………4枚
赤とうがらし…………2本
オリーブ油………大さじ2
塩………………………少々
大根おろし…1/2カップ強
ツナ缶（ノンオイル）
　　………………小1缶

[作り方]

1　キャベツは3～4cm角に切る。
2　にんにく、アンチョビはみじん切りにし、赤とうがらしは種を除く。ツナは缶汁をきる。
3　湯を2ℓほど沸かしてAを加え、スパゲッティをゆでる。ゆで上がりの2分前に1を加え、ゆで上がったら、ゆで湯をお玉1杯ほど（約1/2カップ）残して、湯をきる。
4　フライパンにオリーブ油とにんにくを入れて炒め、香りが立ったら赤とうがらし、アンチョビを加えて炒める。3のスパゲッティとキャベツ、ゆで湯を加えてからめ、塩で調味する。
5　器に盛り、大根おろしとツナをのせる。（舘野）

しょうゆ味で和テイストに

さんまとオリーブのスパゲッティ

[1人分] エネルギー **576**kcal | コレステロール **28**mg | 食物繊維 **5.7**g

[材料] 4人分

スパゲッティ ……300g
さんま ……………2尾
A［塩少々　あらびき黒こしょう少々　白ワイン大さじ2
小麦粉、サラダ油…各適量
にんにくの薄切り…1かけ分
赤とうがらし………2本
オリーブ油………大さじ1
エリンギ…………1パック
トマト……………1個
B［固形スープ1個　しょうゆ大さじ1　塩、こしょう各少々
ブロッコリー……1株
オリーブ…………8個

[作り方]

1　さんまは三枚におろして2～3cm幅に切る。Aで下味をつけ、全体に小麦粉をまぶし、サラダ油でカラリと揚げる。
2　エリンギは食べやすく裂く。トマトは湯むきをしてあらく切る。
3　にんにくと、種を取った赤とうがらしをフライパンに入れ、オリーブ油で炒める。にんにくが色づいたら、2を加え、Bで調味する。
4　スパゲッティをかためにゆでる。ブロッコリーは小房に分け、スパゲッティがゆで上がる4分前に鍋に入れて一緒にゆで、ざるに上げる。
5　4を3に合わせ、1とオリーブの実を加えて混ぜる。（池上）

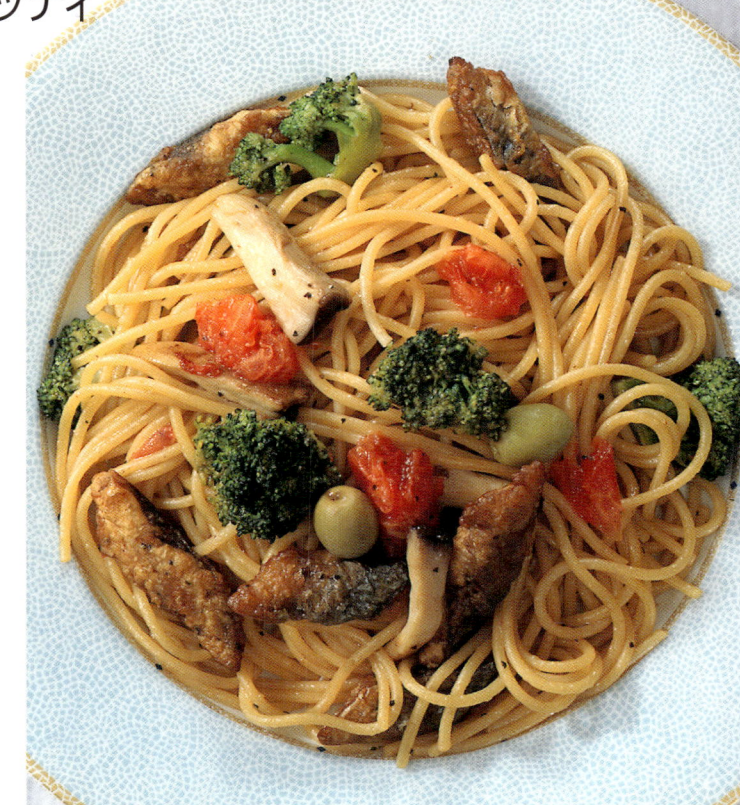

パスタをえのきで増量して低エネルギーに
チキン梅肉のパスタ

[1人分] エネルギー 143kcal / コレステロール 16mg / 食物繊維 6.2g

[材料] 4人分
- 細めのパスタ………80g
- えのきたけ………8パック
- 鶏ささ身…………2本
- 酒……………大さじ1
- 梅干しの果肉（種を除く）
  …………大さじ2
- A ┌ だしの素 …小さじ1
　　│ しょうゆ
　　└ ………大さじ1 1/3
- 青じそ……………10枚

[作り方]
1. 耐熱容器にささ身を入れて酒を振り、ラップをかけて電子レンジで1分半程度加熱し火を通す。細かく裂いて蒸し汁をからめる。
2. 梅干しを包丁でたたき、1とともにボウルに入れてAを混ぜる。
3. 青じそはせん切りにする。
4. えのきたけは根元を切り落としてほぐす。パスタをゆで、ゆで上がりにえのきたけを加え、湯をきって2に加えてあえる。器に盛って3をのせる。
（大沼）

サラダスパゲッティを和風にすると
サラダ風ひやむぎ

[1人分] エネルギー 491kcal / コレステロール 12mg / 食物繊維 3.4g

[材料] 4人分
- ひやむぎ（乾燥）…300g
- 玉ねぎ……………1/4個
- さけフレーク………80g
- A ┌ マヨネーズ
　　│ …………1/2カップ
　　│ レモン汁 …大さじ1
　　└ 塩、こしょう…各少々
- レタス……………4～6枚
- ピーマン（赤、緑）
  …………各適量
- ミニトマト………20個

[作り方]
1. 玉ねぎはみじん切りにして、水にさらし、水気をしぼる。
2. さけフレークに1、Aを加えて混ぜ、ソースを作る。
3. レタス3～4枚はせん切りに、ピーマンはあらいみじん切りにする。
4. ひやむぎはたっぷりの湯でゆで、水で洗ってざるに上げる。
5. 器にひやむぎを盛り、3のレタスをのせ、2のソースをかけて、ピーマンを散らす。ちぎったレタス1～2枚とミニトマトを飾る。（髙城）

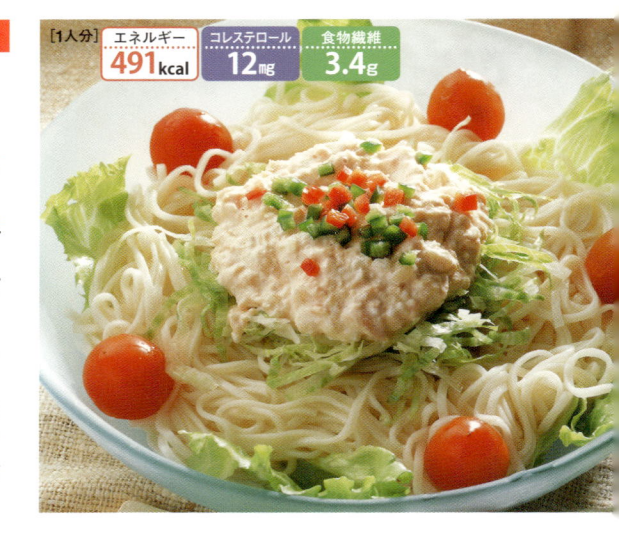

たっぷりのさばを具にヘルシーイタリアン
さばと緑黄色野菜のパスタ

[1人分] エネルギー 508kcal / コレステロール 58mg / 食物繊維 3.8g

[材料] 4人分
- ショートパスタ（マカロニやペンネ）………200g
- さば（三枚おろし）…小1尾分
- 塩、こしょう、小麦粉… 各適量
- A ┌ 玉ねぎのみじん切り1/2個分
　　└ にんにくのみじん切り1かけ分
- ピーマン（緑）………4個
- ピーマン（黄）………1個
- セロリ……………1本
- トマト……………2個
- オリーブ油……大さじ3
- パセリのみじん切り…大さじ2
- 白ワイン………1/3カップ

[作り方]
1. さばは一口大に切り、塩、こしょう各少々を振り、小麦粉をまぶす。
2. ピーマンは2～3cm角、セロリは1cm角、トマトは2cm角に切る。
3. フライパンにオリーブ油大さじ1を熱し、さばの表面を焼きつけて取り出す。残りのオリーブ油を足してAを炒め、ピーマン、セロリ、パセリ、さばの順に加えて炒める。
4. 3にワイン、トマトを加え、塩小さじ1 1/2、こしょう少々で調味する。火を弱め、ふたをして20分煮る。
5. パスタを表示どおりにゆでて湯をきり、4に加えてからめる。（大庭）

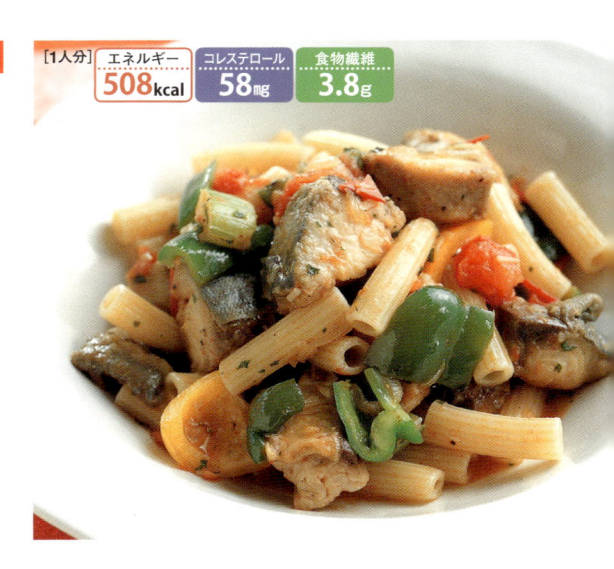

たっぷりの野菜でそばを控えめに
せん切り野菜入りそばの肉みそかけ

[1人分] エネルギー **422**kcal　コレステロール **35**mg　食物繊維 **6.4**g

[材料] 4人分

A ┌ 生しいたけ8枚　鶏ひき肉200g　みそ大さじ5　みりん大さじ4　しょうがのしぼり汁小さじ4　刻み白ごま小さじ2

そば（乾燥）……… 300g
大根 ……………… 200g
にんじん ………… 100g
貝割れ菜…1パック(60g)
いり白ごま ………… 少々

[作り方]

1 Aのしいたけはあらみじんに切る。
2 Aを小鍋に入れてよく混ぜ、中火にかける。菜箸を4本くらい使って混ぜながら、そぼろ状になるまで火を通す。
3 大根、にんじんは7cm長さのせん切りにする。
4 大きい鍋にたっぷりの湯をわかし、そばをゆでる。ふきこぼれるようなら途中さし水をする。ゆで上がる少し前に**3**を加え、ひと混ぜしてざるに上げ、冷水に取って手早く冷ます。
5 **4**の水気を十分にきり、貝割れ菜の根元を切って混ぜる。器に盛って**2**をかけ、ごまを振り、からめる。（小田）

米めんを使ったベトナムの代表的料理
しじみ入りフォー

[1人分] エネルギー **382**kcal　コレステロール **63**mg　食物繊維 **1.1**g

[材料] 4人分

フォー（乾燥）…… 300g
しじみ（殻つき）… 300g
鶏ささ身 …………… 6本
A ┌ ニョクマム… 大さじ2
　　レモン汁 … 大さじ2
　　鶏がらスープの素、しょうが汁、砂糖、塩…各少々
ねぎ ……………… 1/2本
香菜 ……………… 少々
すり白ごま …… 小さじ2

＊ニョクマムはベトナムの魚醤。ナンプラーでもよい。

[作り方]

1 しじみはよく洗う。鍋に水8カップとしじみを入れて沸騰させ、アクを取りながら貝のうま味を出したあと貝を取り出す。ねぎは細切りにして白髪ねぎにする。
2 鶏ささ身を細く切り、**1**の汁に加えて煮る。鶏に火が通ったらAで調味する。
3 フォーは袋の表示にしたがってゆで、水気をきって器に盛り、上から**2**をかける。
4 **3**にねぎ、香菜、ごま、殻から取り出したしじみの身をのせる。（池上）

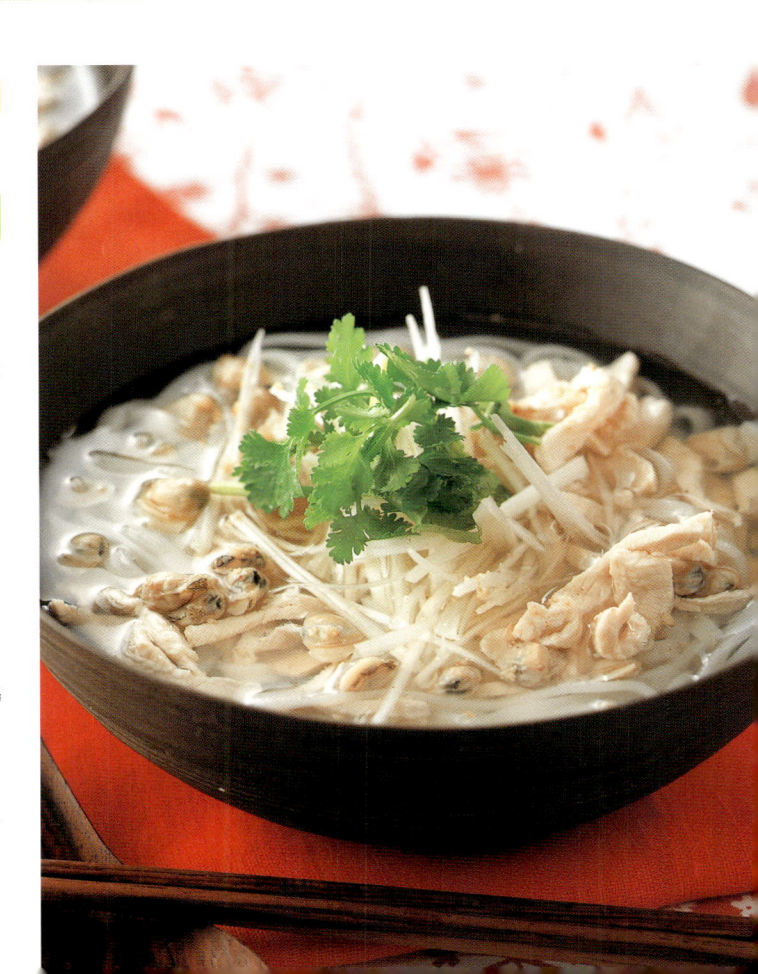

具だくさんの汁・スープ・鍋

野菜をたっぷり入れた汁や鍋は、エネルギーダウンやビタミン摂取に適した調理法。献立に汁を1品加えると食卓が豊かになります。

ガスパチョ
スペインの"飲む"サラダ

[1人分] エネルギー **50kcal** / コレステロール **0mg** / 食物繊維 **1.7g**

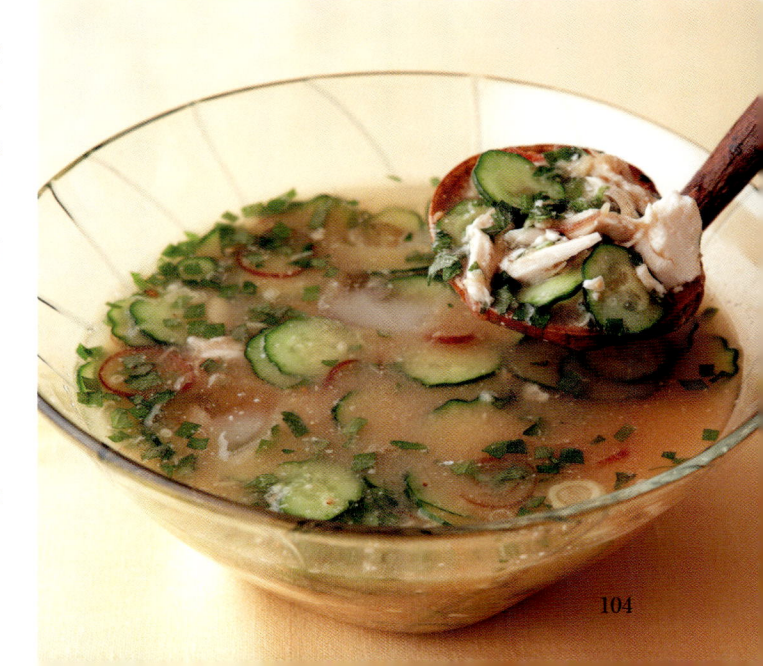

[材料] 4人分
- トマト……………大2個
- 玉ねぎ……………30g
- セロリ、パプリカ（赤）……………各40g
- きゅうり……………60g
- A
  - おろしにんにく……少々
  - 酢……大さじ2
  - オリーブ油…大さじ2
  - 塩、あらびき黒こしょう……各少々
- あらびき黒こしょう、ミント（あれば）……各少々

[作り方]
1. トマトは皮を湯むきし、横半分に切って種を除き、ざく切りにする。玉ねぎ、セロリ、パプリカ、皮をむいたきゅうりは2cm角くらいのざく切りにする。
2. 1と水3/4カップをミキサーに入れてなめらかに撹拌し、Aで調味してよく冷やす。
3. 器に盛り、好みであらびき黒こしょうを振り、ミントがあれば飾る。（検見﨑）

焼きあじの冷や汁
ごはんにかけても美味な具だくさんみそ汁

[1人分] エネルギー **116kcal** / コレステロール **12mg** / 食物繊維 **1.7g**

[材料] 4人分
- あじ……小2尾（140g）
- 絹ごし豆腐……1丁（300g）
- きゅうり……1本
- みょうが……2個
- 青じそ……8枚
- しょうが……大1かけ
- だし（濃いめ）…3カップ
- みそ……大さじ2 1/2
- すり白ごま……大さじ1

[作り方]
1. あじは内臓を取り除いて、魚焼きグリルで両面を焼き、頭と骨を除いてざっとほぐす。
2. 豆腐はペーパータオルに包み、皿などを重しにのせて、厚みが2/3くらいになるまで水きりをする。
3. きゅうりとみょうがは薄切りにし、青じそはあらみじんに切る。しょうがはすりおろす。
4. だしにみそを溶いて冷やし、一口大にちぎった2の豆腐、1と3、ごまを加えて混ぜ合わせ、好みで氷を浮かべる。（藤原）

汁・スープ・鍋

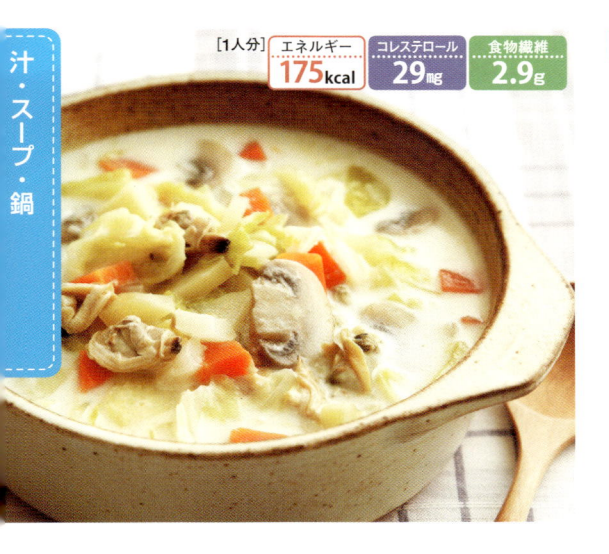

牛乳メインのサラサラ仕上げ
キャベツとあさりのさっぱりチャウダー

[1人分] エネルギー 175kcal　コレステロール 29mg　食物繊維 2.9g

[材料] 4人分
キャベツ……………4枚（約200g）
あさり（水煮缶）………大1缶（75g）
にんじん………………1/2本
じゃがいも……………2個
玉ねぎ…………………1/2個
マッシュルーム………1パック
オリーブ油……………小さじ2
A ┌ 顆粒スープ…小さじ2
　└ 水……………1カップ
牛乳……………………2カップ
塩、こしょう…………各適量

[作り方]
1　キャベツは一口大にちぎる。にんじんとじゃがいもは皮をむき、1cm角で3～4mm厚さに切る。玉ねぎも1cm角に切り、マッシュルームは薄切りにする。あさりは缶汁をきる。
2　鍋にオリーブ油を熱し、1を入れて炒める。野菜がしんなりしたらAを加えて軽く混ぜ、ふたをして5分ほど蒸し煮にする。
3　牛乳を加え、5分ほど煮て、塩、こしょうで味をととのえる。（藤原）

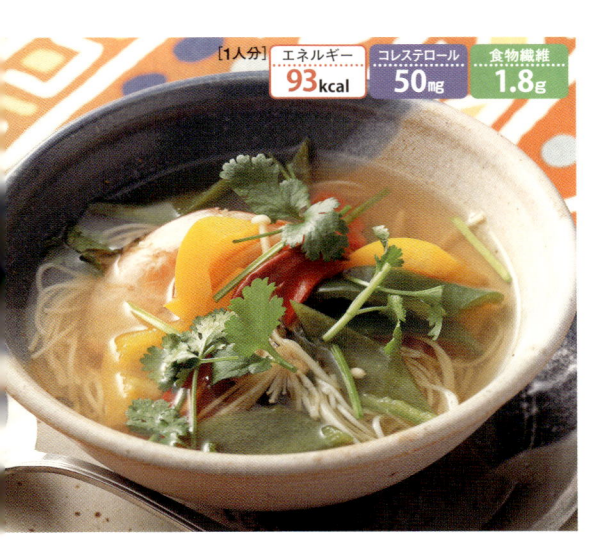

エスニック気分を満喫できる
ピーマンのタイ風スープ

[1人分] エネルギー 93kcal　コレステロール 50mg　食物繊維 1.8g

[材料] 4人分
ピーマン………………3個
赤ピーマン、パプリカ（黄）
　………………各大1/2個
えび……………………8尾
えのきたけ……………1パック
香菜……………………適量
赤とうがらし…………2本
そうめん………………小1束
固形スープ……………2個
レモン汁、ナンプラー
　………………各大さじ2
塩、こしょう…………各少々

[作り方]
1　ピーマン、パプリカは1辺2cmのひし形に切る。えびは背わたを除き、そうめんはゆでておく。
2　えのきたけは根元を落として4～5cm長さに切り、香菜は3cm長さに切る。赤とうがらしは種を除く。
3　固形スープを4カップの湯で溶き、赤とうがらしとえのきたけを入れて火にかけ、煮立ったら1を入れてひと煮立ちさせる。
4　レモン汁、ナンプラー、塩、こしょうで味をととのえ、香菜を散らす。（葛西）

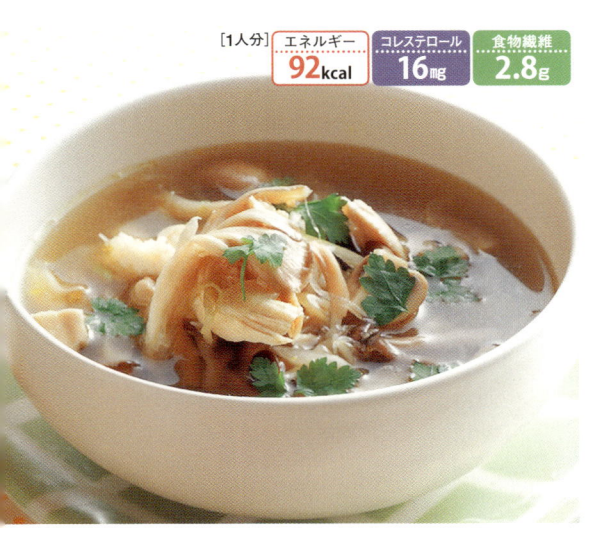

食物繊維豊富なきのこがたっぷり
きのこと鶏肉のスープ

[1人分] エネルギー 92kcal　コレステロール 16mg　食物繊維 2.8g

[材料] 4人分
鶏ささ身………………2本
白ワイン………………1/2カップ
マッシュルーム………6個
生しいたけ……………4枚
まいたけ、しめじ…各1パック
ねぎ……………………1本
オリーブ油……………大さじ1
A ┌ 固形スープ1個　ローリエ1枚　水4カップ
イタリアンパセリ（またはパセリ）………適量
塩、こしょう…………各適量

[作り方]
1　ささ身は塩、こしょう各少々を振る。耐熱容器に入れて白ワインをかけ、ラップをして電子レンジで5分ほど加熱し、細かく裂く。
2　マッシュルームとしいたけは4つ割りにし、まいたけとしめじは小房に分ける。ねぎは半分に割って斜め薄切りにする。
3　鍋にオリーブ油を熱し、2を炒める。1のささ身と蒸し汁、A、パセリの茎を加え、15分ほど煮て、塩、こしょう各少々で調味する。器に盛り、パセリの葉を散らす。（村田）

いわしと根菜、きのこでコレステロール対策
ピリ辛いわし鍋

[1人分] エネルギー **269**kcal | コレステロール **33**mg | 食物繊維 **7.4**g

[材料] 4人分
いわし……………4尾	生しいたけ…………100g
大根………………400g	春菊……………………1束
にんじん…………1/2本	A 鶏がらスープの素少々
ねぎ………………2本	コチュジャン、しょうゆ、
木綿豆腐……………1丁	みそ各大さじ1　みり
しめじ、まいたけ	ん大さじ2　塩少々
……………各1パック	

[作り方]
1　いわしは頭と内臓を除き、3等分にする。軽く塩（分量外）を振って、しばらくおき、熱湯をまわしかけて水気をきる。
2　大根、にんじんは5cm長さの短冊切り、ねぎは5cm長さのぶつ切り、豆腐は4cm角に切る。しめじは石づきを取ってほぐし、まいたけは食べやすく裂き、しいたけは石づきを取って半分に切る。春菊は食べやすく切る。
3　鍋に水6カップを入れて火にかけ、沸騰したらAで調味する。1と2を入れて、煮ながら食べる。
（池上）

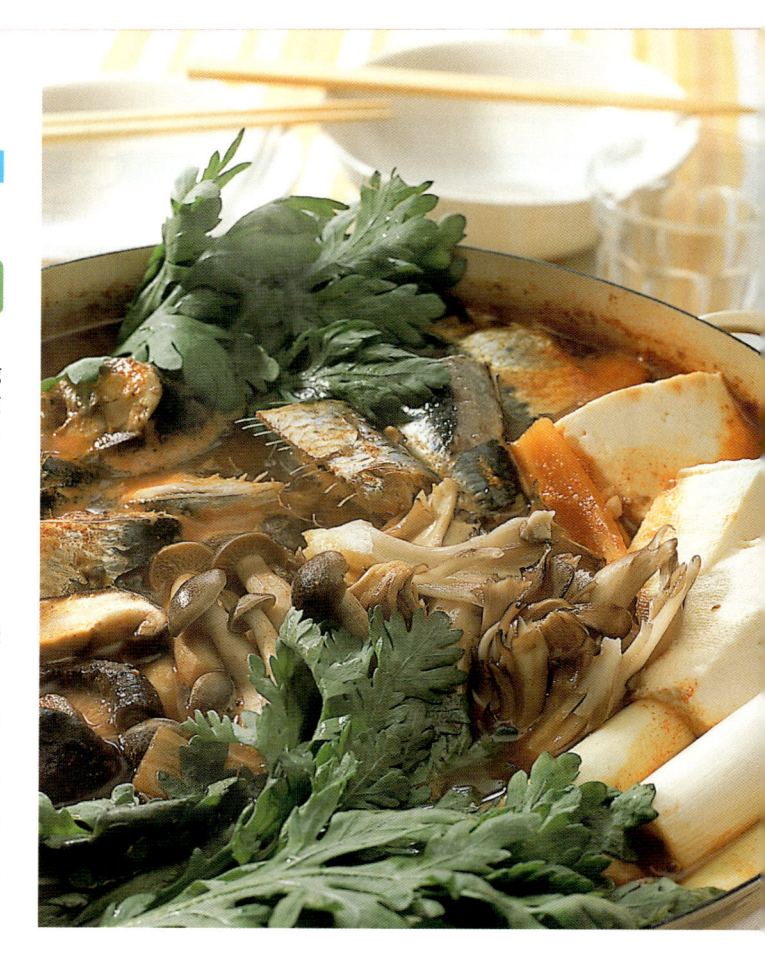

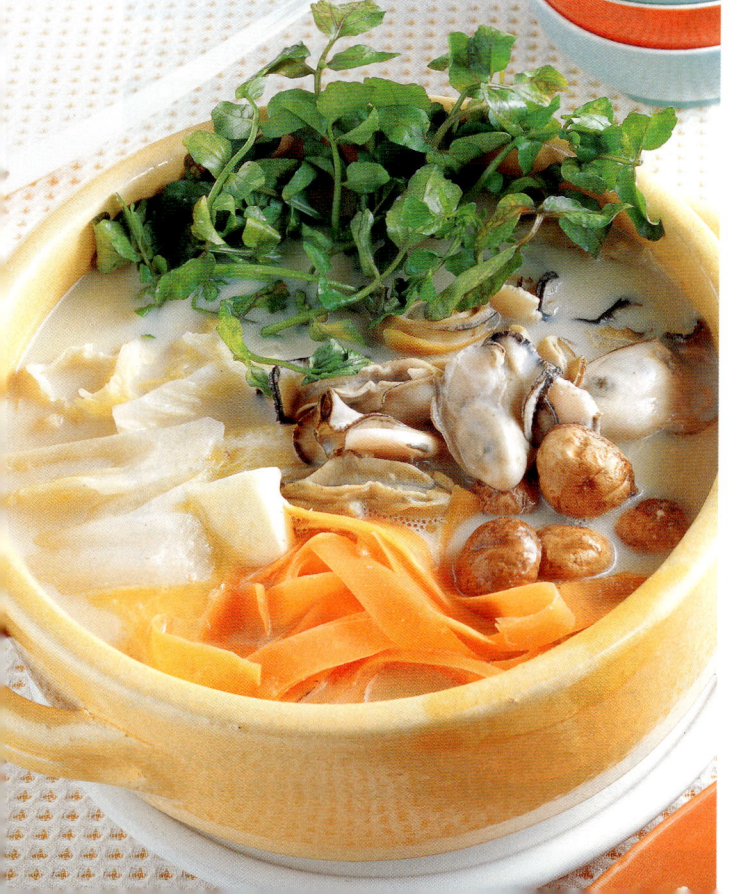

疲れたときの元気回復におすすめ
かきと白菜の豆乳バター鍋

[1人分] エネルギー **197**kcal | コレステロール **51**mg | 食物繊維 **3.8**g

[材料] 4人分
生がき（むき身）…300g	水……………6カップ
白菜………………300g	A 顆粒スープ
玉ねぎ………………1個	……………大さじ1 1/2
にんじん……………1本	豆乳……………2カップ
ブラウンマッシュルーム	塩………………………少々
……………1パック	バター……………大さじ2
クレソン……………1束	

[作り方]
1　かきは薄い塩水（分量外）の中で振り洗いして水気をきる。
2　白菜は軸はそぎ切りにし、葉はざく切りにする。玉ねぎは薄切り、にんじんはピーラーでリボン状にそぎ切りにする。マッシュルームは石づきを切り落とし、クレソンは根を切る。
3　卓上用の鍋にAを入れて温め、豆乳を加えて塩で味をととのえる。クレソン以外の具を入れて火が通ったら、仕上げにクレソンとバターを加え、さっと煮る。（牧野）

汁・スープ・鍋

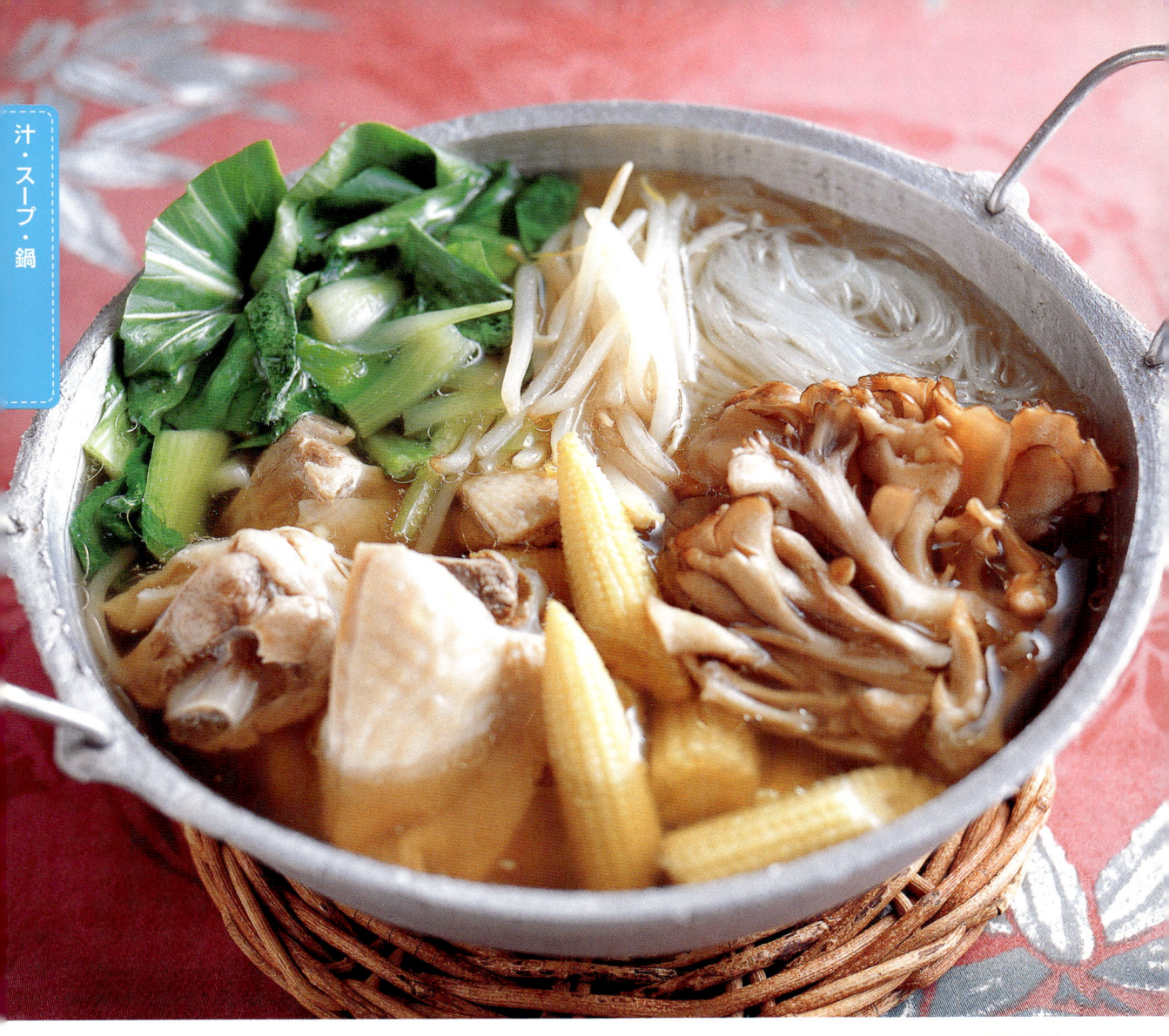

低エネルギーの食材を使ってボリュームたっぷりに

鶏肉ともやしの中華風鍋

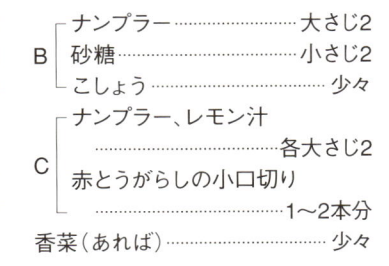

[1人分] エネルギー 246kcal　コレステロール 66mg　食物繊維 3.9g

[材料] 4人分
- 鶏ぶつ切り肉 …… 400g
- もやし …… 200g
- はるさめ …… 80g
- チンゲンサイ …… 2株
- まいたけ …… 1パック
- ヤングコーン（缶詰） …… 8本
- A
  - にんにく（つぶす）、しょうがの薄切り …… 各1かけ分
  - ねぎの青い部分 …… 1本分
  - 鶏がらスープの素 …… 小さじ2
  - 水 …… 6カップ
  - 酒 …… 1/4カップ
- B
  - ナンプラー …… 大さじ2
  - 砂糖 …… 小さじ2
  - こしょう …… 少々
- C
  - ナンプラー、レモン汁 …… 各大さじ2
  - 赤とうがらしの小口切り …… 1〜2本分
- 香菜（あれば） …… 少々

[作り方]

1 もやしはひげ根を取り、はるさめは熱湯でもどす。チンゲンサイの軸は棒状に切り、葉はざく切りにする。まいたけは食べやすく裂き、ヤングコーンは斜め半分に切る。

2 鍋に鶏肉、Aを入れて中火にかけ、20分ほど煮てスープをこす。

3 卓上用の鍋に2のスープ、Bを入れて火にかけ、煮立ったら1の具すべてと2の鶏肉を加えて煮る。

4 Cを混ぜ合わせてたれにし、あれば香菜を薬味に食べる。（牧野）

体にやさしいデザート

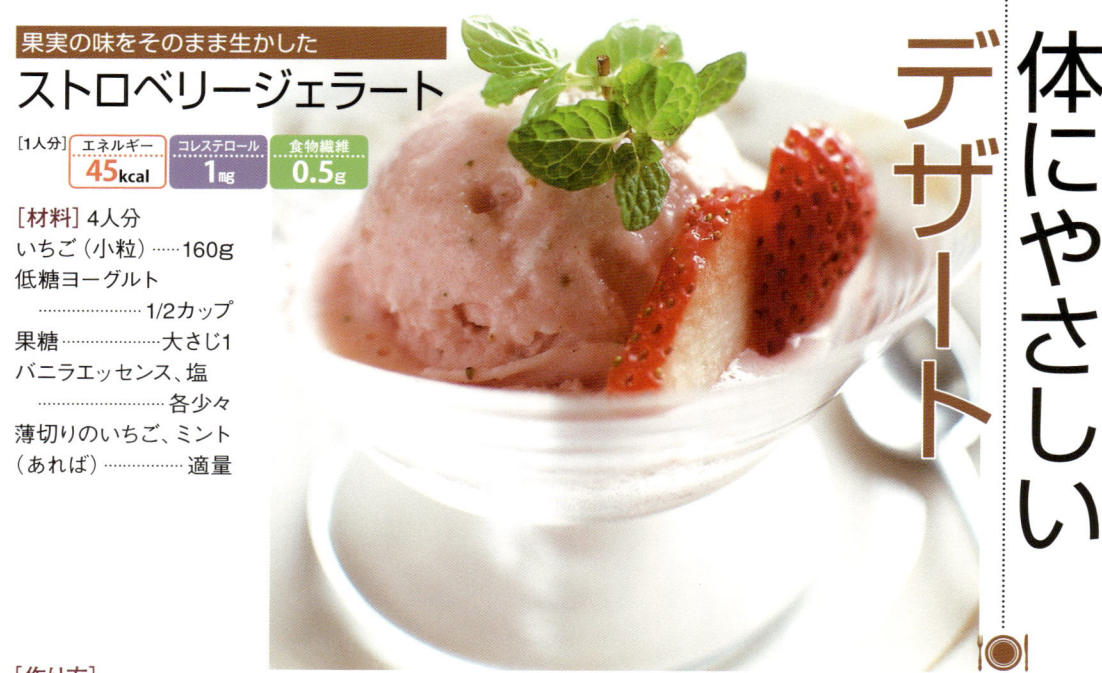

エネルギーは控えめにとはいえ、お菓子もときには食べたいもの。手作りなら、砂糖を控えたり、低糖ヨーグルトを用いたり、エネルギーダウンを工夫して、ヘルシーな甘味が楽しめます。

果実の味をそのまま生かした
ストロベリージェラート

[1人分] エネルギー **45kcal** / コレステロール **1mg** / 食物繊維 **0.5g**

[材料] 4人分
- いちご（小粒）……160g
- 低糖ヨーグルト……1/2カップ
- 果糖……大さじ1
- バニラエッセンス、塩……各少々
- 薄切りのいちご、ミント（あれば）……適量

[作り方]
1. いちごはへたをとって水気をふき、調理するまでカチカチに凍らせておく。
2. 凍ったいちごとヨーグルト、果糖、バニラエッセンス、塩をミキサーかフードプロセッサーにかけて攪拌（かくはん）する。
3. 器に盛り、あれば薄切りのいちごとミントを飾る。（大沼）

＊溶けやすいのですぐに食べる。

とろりと濃厚なおいしさ
アボカドとマンゴーのシェイク

[1人分] エネルギー **188kcal** / コレステロール **12mg** / 食物繊維 **2.3g**

[材料] 4人分
- マンゴー……1個（200g）
- アボカド……1個
- はちみつ……大さじ1〜2
- 牛乳……2カップ

[作り方]
1. マンゴーは種と皮を除き、保存袋に入れて平らにつぶし、冷凍する。
2. アボカドは縦にぐるりと切り目を入れてひねって割り、種を取って果肉を取り出しミキサーに入れる。
3. 1の凍ったままのマンゴーをざっくり割って2に加え、はちみつ、牛乳も加えてよく攪拌する。（藤原）

＊市販の冷凍マンゴーなら150gを使う。

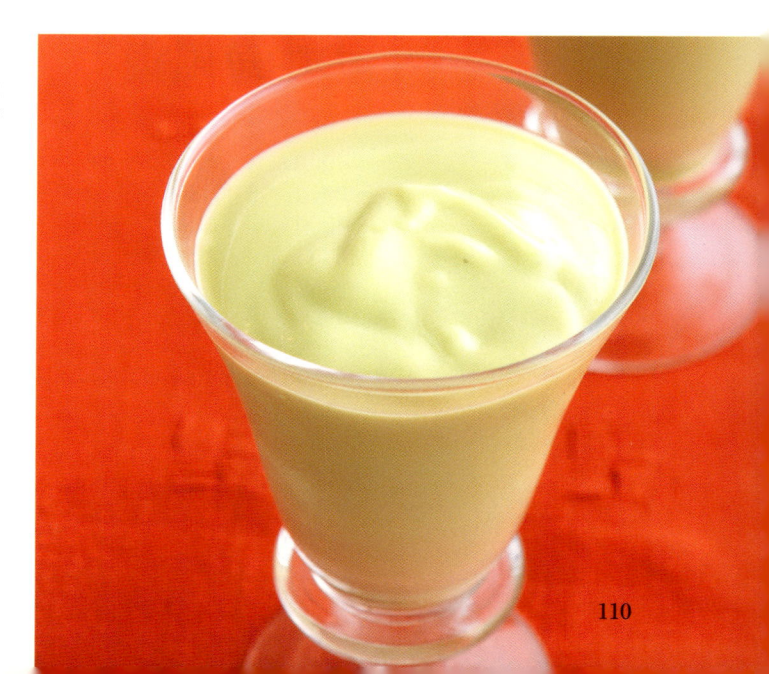

デザート

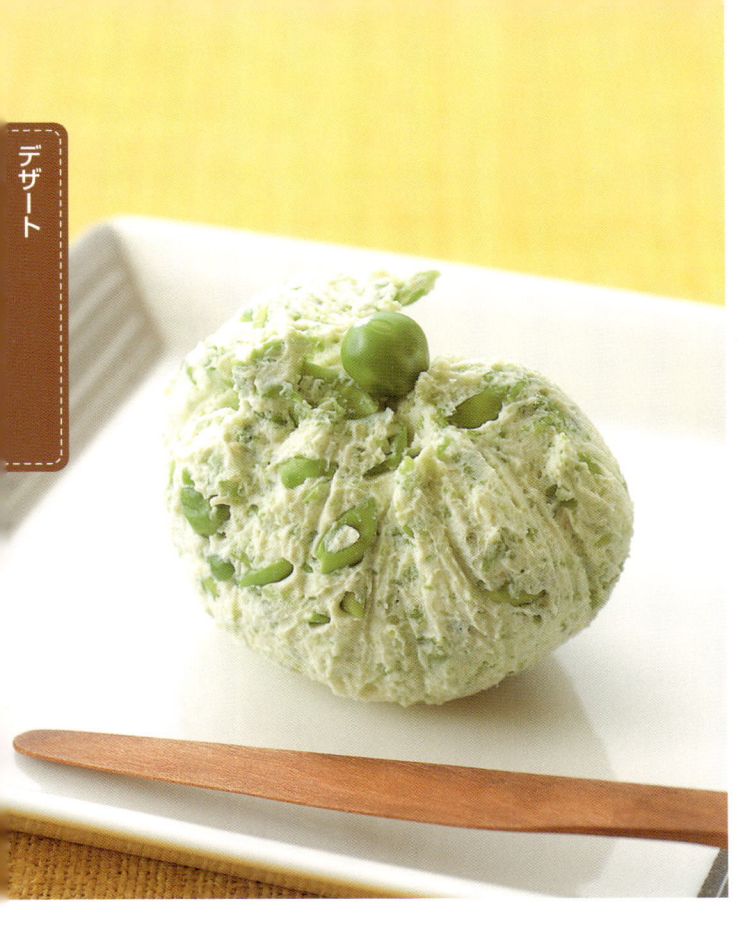

豆の栄養分たっぷりのヘルシーおやつ
グリンピース茶巾

[1人分] エネルギー **86kcal** ／ コレステロール **16mg** ／ 食物繊維 **1.1g**

[材料] 4人分
- グリンピース（豆のみ） 50g
- 塩 少々
- ヨーグルト 500ml
- 木綿豆腐 1/2丁（150g）
- 砂糖 大さじ2

[作り方]
1. ヨーグルトはペーパータオルを敷いたざるに入れ、1時間ほど水きりをする。
2. グリンピースは塩を加えた熱湯でかためにゆで、飾り用の4粒を残してあらく刻む。
3. 豆腐はふきんなどで包み、約2/3の重さになるまで水気をよくしぼり、ボウルに入れる。
4. 3に1、刻んだグリンピース、砂糖を混ぜて4等分し、ラップで茶巾形にしぼって粒のグリンピースをのせる。（浜内）

手軽に作れるドイツ風焼き菓子
アップルナッツケーキ

[1個分] エネルギー **64kcal** ／ コレステロール **28mg** ／ 食物繊維 **0.5g**

[材料]（20×15×3cmの紙型1台分）
- A
  - 薄力粉 50g
  - 黒砂糖 40g
  - ベーキングパウダー 小さじ1
- りんご 1個
- くるみ 10g
- B
  - 卵（L） 1個
  - 塩、バニラオイル 各少々

[作り方]
1. Aの材料を合わせてふるう。
2. りんごは皮をむいて1cm角に切り、くるみはみじん切りにする。
3. Bの材料をボウルに入れてよく混ぜ、1を加えてゴムベラで切るようにさっくりと合わせ、2を加えて混ぜる。
4. 20×15cm、深さ3cmの型をクッキングシートで作ってオーブントースターの受け皿に置き、3を流して表面を平らにならす。
5. 温めておいたオーブントースターで15分ほど焼き、中まで火を通す。
6. 室温に冷まし、9等分する。（大沼）

＊表面が焦げそうならアルミホイルをのせる。

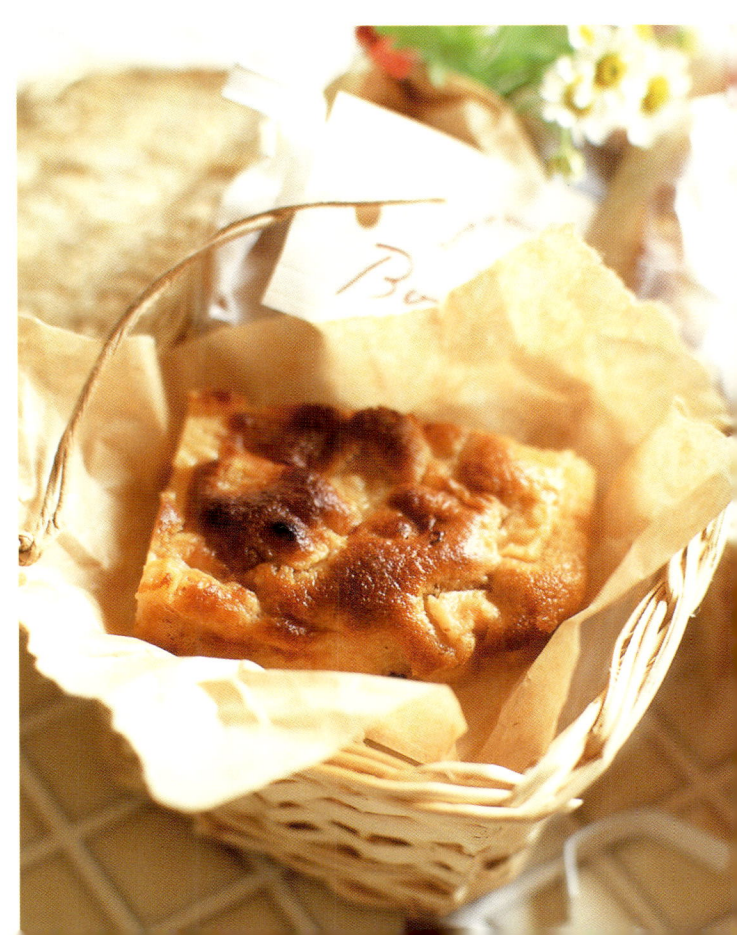

もてなし上手のパーティーメニュー

トマトフォンデュとサフランおにぎりの欧風パーティー

熱々のソースをからめる、お楽しみ鍋
トマトフォンデュ

[1人分] エネルギー 323kcal　コレステロール 32mg　食物繊維 5.6g

[材料] 4人分
トマトの水煮缶2缶（800g）　にんにく1かけ　じゃがいも1個　ブロッコリー1株　マッシュルーム1パック　パプリカ（黄）1個　牛赤身肉（サイコロステーキ用）200g　白ワイン1/4カップ　塩、オリーブ油各適量　こしょう、サラダ油各少々

[作り方]
1　トマトとにんにくはそれぞれつぶす。
2　じゃがいもは皮つきのまま電子レンジ（600W）に約4分かけ（途中で上下を返す）、皮をむいて一口大に切る。ブロッコリーは小房に分け、熱湯でさっとゆでる。マッシュルームは石づきを取り、パプリカはへたと種を除いて一口大に切る。
3　鍋ににんにく、オリーブ油大さじ2を入れて弱火にかける。香りが立ったらトマトと缶汁、白ワイン、塩小さじ1/2を加え、10〜15分煮てトマトソースを作る。
4　牛肉は塩、こしょう各少々を振り、サラダ油を熱してさっと表面を焼く。
5　卓上で3のソースを温める。フォークや長めの串に2、4の具を刺し、ソースにつけてさっと煮、好みで塩とオリーブ油各少々をかける。
＊バジルがあれば、数枚を3で加えると風味がよくなる。

フォンデュのソースをかけて食べても美味
サフランおにぎり

[1人分] エネルギー 281kcal　コレステロール 6mg　食物繊維 0.5g

[材料] 4人分
米2カップ（360ml）　A［サフラン少々　ローリエ1枚　塩小さじ1/3　バター大さじ1］　オリーブ油適量

[作り方]
1　米はといで水気をきる。炊飯器に入れて目盛りまで水を注ぎ、Aを加えて30分以上おき、普通に炊く。
2　ローリエを除いて、三角形のおにぎりを作り、フライパンにオリーブ油を熱して軽く焼く。

オリーブの風味が生きた一品
長いもの黒オリーブ炒め

[1人分] エネルギー 72kcal　コレステロール 0mg　食物繊維 0.8g

[材料] 4人分
長いも300g　オリーブ（黒）5粒　塩、あらびき黒こしょう各少々　オリーブ油小さじ2

[作り方]
1　長いもは皮をむき、5〜6cm長さの棒状に切る。オリーブは種を除き、細かく刻んで包丁でたたく。
2　フライパンにオリーブ油を熱して長いもを炒め、透明感が出たらオリーブを加えてからめ、塩、こしょうで調味する。

（牧野）

友人とのホームパーティーや、家族の行事はエネルギーオーバーになりがちで心配！ヘルシー素材、健康調理を工夫した安心メニューで楽しみましょう。

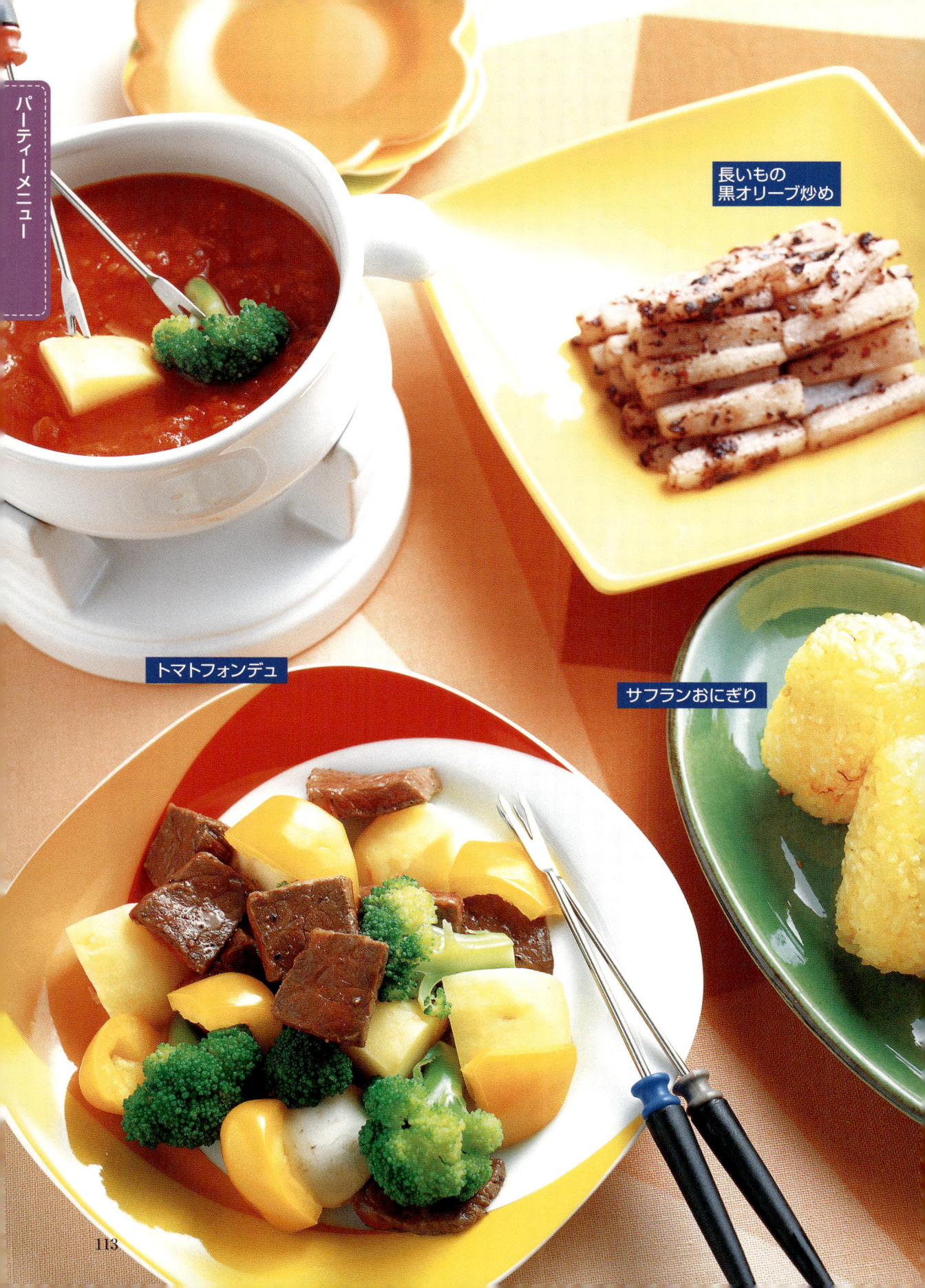

パーティーメニュー

長いもの
黒オリーブ炒め

トマトフォンデュ

サフランおにぎり

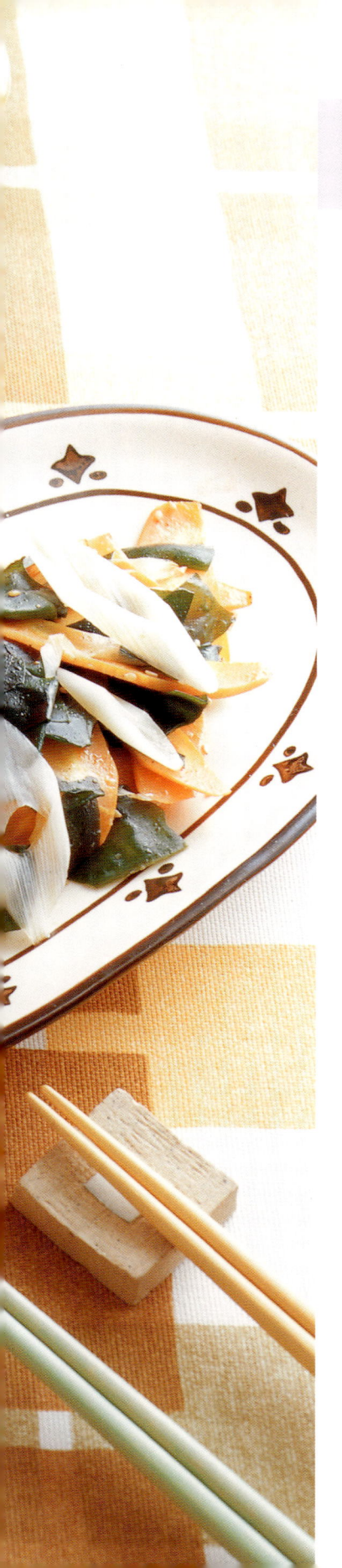

肉だんご鍋とおこわの中華風パーティー

おからをプラスしたヘルシーだんごで
肉だんごときのこのチャイナ鍋

[1人分] エネルギー 251kcal　コレステロール 115mg　食物繊維 6.1g

[材料] 4人分
A[豚ひき肉300g　おから1/3カップ　ねぎのみじん切り1/4本分　溶き卵1個分　しょうゆ大さじ1　酒小さじ2　塩、こしょう各少々　片栗粉大さじ2〜3]　まいたけ2パック　しめじ1パック　水菜1束　B[鶏がらスープの素大さじ1　オイスターソース大さじ2　水4カップ]

[作り方]
1　Aをボウルに入れて、よく練り合わせる。
2　まいたけ、しめじは石づきを取って小房にほぐし、水菜は4〜5cm長さに切る。
3　鍋にBを入れて煮立て、1をだんご状に丸めて落とす。表面が固まってきたら2のきのこを加え、火が通ったら水菜を加える。
4　煮汁ごと食べる。
＊好みでコチュジャンを溶いてピリ辛味にしてもよい。

電子レンジでもち米を炊く
中華風おこわ

[1人分] エネルギー 212kcal　コレステロール 10mg　食物繊維 1.3g

[材料] 4人分
もち米1 1/2カップ（270㎖）　干ししいたけ2枚　干しえび大さじ1　ゆでたけのこ50g　A[鶏がらスープの素小さじ1/2　しょうゆ大さじ1　酒小さじ2　みりん大さじ1/2　塩ふたつまみ]

[作り方]
1　もち米はとぎ、ざるに上げる。
2　干ししいたけ、干しえびはそれぞれぬるま湯につけてもどし、あらく刻む。もどし汁は各大さじ1をとっておく。たけのこもあらく刻む。
3　大きめの耐熱容器に熱湯240㎖、A、2のもどし汁を入れて混ぜる。1を加えて平らにならし、2の具を散らし、ラップをふんわりとかける。
4　電子レンジ強（600W）に約9分かけ、沸騰したら弱（200W）に切り替えて約18分かけ、そのまま5分ほど蒸して混ぜる。

緑黄色野菜と海藻でバランスよく
にんじんとわかめのごま炒め

[1人分] エネルギー 57kcal　コレステロール 0mg　食物繊維 2.4g

[材料] 4人分
にんじん1本　塩小さじ1/4　カットわかめ（乾燥）4g　ねぎ1本　ごま油小さじ2　A[塩、しょうゆ、こしょう各少々]　いり白ごま大さじ1

[作り方]
1　にんじんは皮をむき、縦半分に切ってから斜め薄切りにする。塩を振って混ぜ、しんなりしたら水気をしぼる。
2　ねぎは斜め切りにし、わかめは水でもどす。
3　フライパンにごま油を熱し、ねぎ、にんじんを炒める。全体に油がまわったら、水気をきったわかめを加えて炒め、Aで味をととのえる。
4　火を止め、白ごまを指でひねりつぶしてかけ、さっと混ぜる。

（牧野）

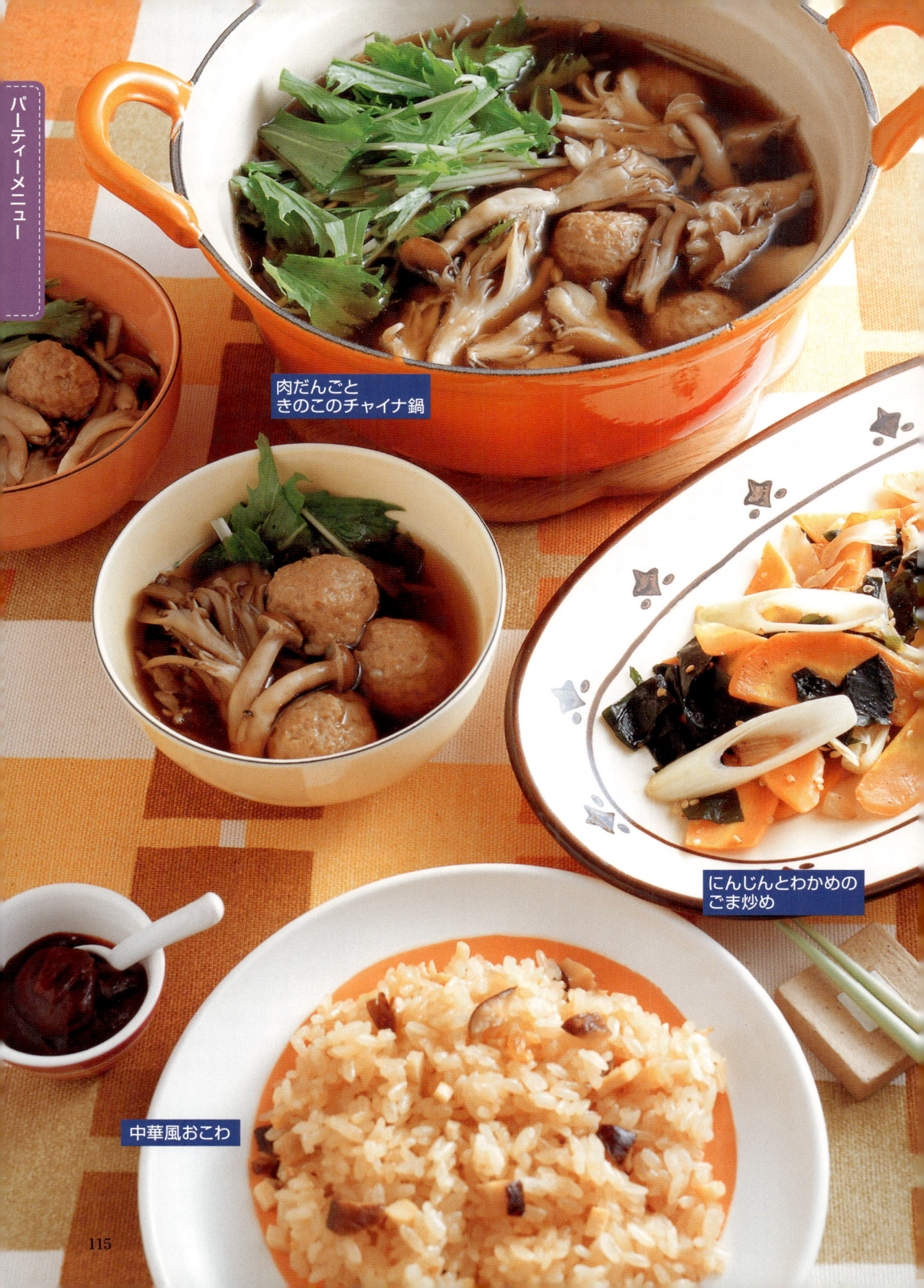

パーティーメニュー

肉だんごと
きのこのチャイナ鍋

にんじんとわかめの
ごま炒め

中華風おこわ

115

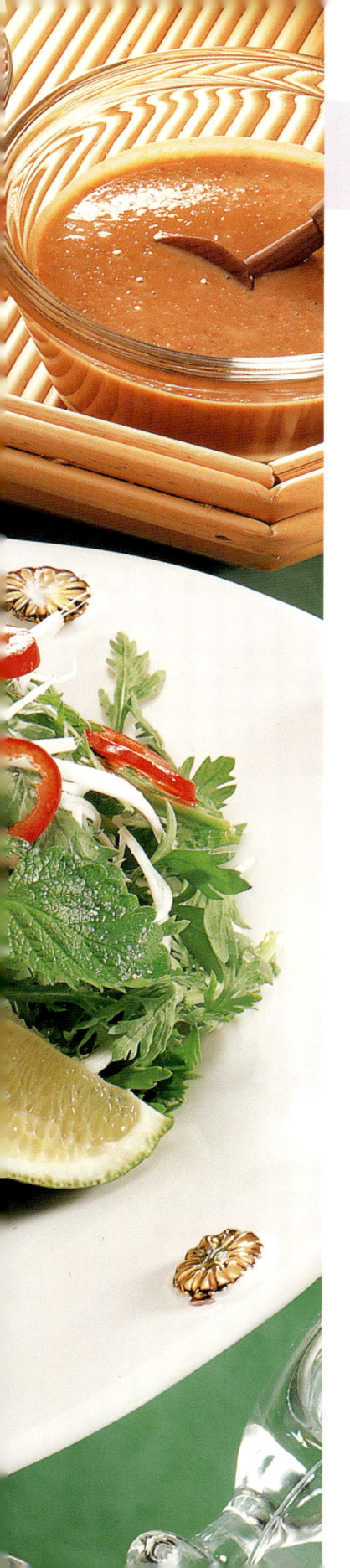

シシカバブ風つくねとスープの
アジアンパーティー

和風素材のつくねをエスニック味で
あじと豆腐のシシカバブ風

[1人分] エネルギー 314kcal　コレステロール 93mg　食物繊維 1.7g

[材料] 4人分
あじ400g　豆腐2/3丁
A［卵1個　片栗粉、香菜のみじん切り各大さじ2　クミン、ナツメグ、こしょう、一味とうがらし各少々　しょうゆ、ナンプラー各小さじ1　酒小さじ4］
にんにく1かけ　玉ねぎ1/2個　にら、サラダ油各適量
B［ピーナッツバター大さじ6　にんにくのみじん切り、豆板醤各小さじ4　酢、しょうゆ、オイスターソース各大さじ1］
C［チリソース（市販のもの）大さじ6　トマトケチャップ大さじ2　砂糖小さじ2　しょうゆ小さじ4］
春菊の葉、ミントの葉、赤ピーマンの輪切り、ねぎの細切り、ライムのくし形切り各適量

[作り方]
1　にんにく、玉ねぎはみじん切りにする。フライパンにサラダ油を熱し、にんにくと玉ねぎを入れ、しんなりするまで中火で炒め、冷ましておく。
2　豆腐は水きりをして、ちぎる。あじは三枚におろし、フードプロセッサーにかけてすりつぶす（なければすりこ木で）。豆腐とともにボウルに入れ、Aをすべて加え、粘りが出るまで手で混ぜる。
3　B、Cはそれぞれ混ぜ合わせて、ピーナッツだれと、甘辛チリソースだれを作る。
4　2を12等分にする。半分に切った割りばしを芯にしてつけ、しっかりとまとめて、周りににらを巻く。
5　フライパンにサラダ油を熱して4を入れ、菜箸でころがしながら、全面をこんがりときつね色に焼く。途中、弱火にしてふたをし、2～3分蒸し焼きにして中まで火を通す。
6　5とつけ合わせの春菊、ミント、赤ピーマン、ねぎ、ライムを器に盛り、3の2種類のたれを添えて、好みのたれをつけて食べる。

あっさり味だから何にでも合う
トマトときゅうりの卵スープ

[1人分] エネルギー 87kcal　コレステロール 116mg　食物繊維 4.9g

[材料] 4人分
卵2個　きゅうり1本　トマト1個　きくらげ30g　固形スープ2個　塩、こしょう各少々　しょうゆ、ごま油各小さじ2

[作り方]
1　きゅうりは縦半分に切って斜め切りにする。トマトはくし形に切る。きくらげは水でもどし、食べやすく切る。
2　鍋に固形スープと水4カップを入れ、1を入れてひと煮立ちさせる。
3　塩、こしょう、しょうゆ、ごま油を入れて味をととのえ、卵を割りほぐして少しずつ加え、火を止める。（信太）

パーティーメニュー

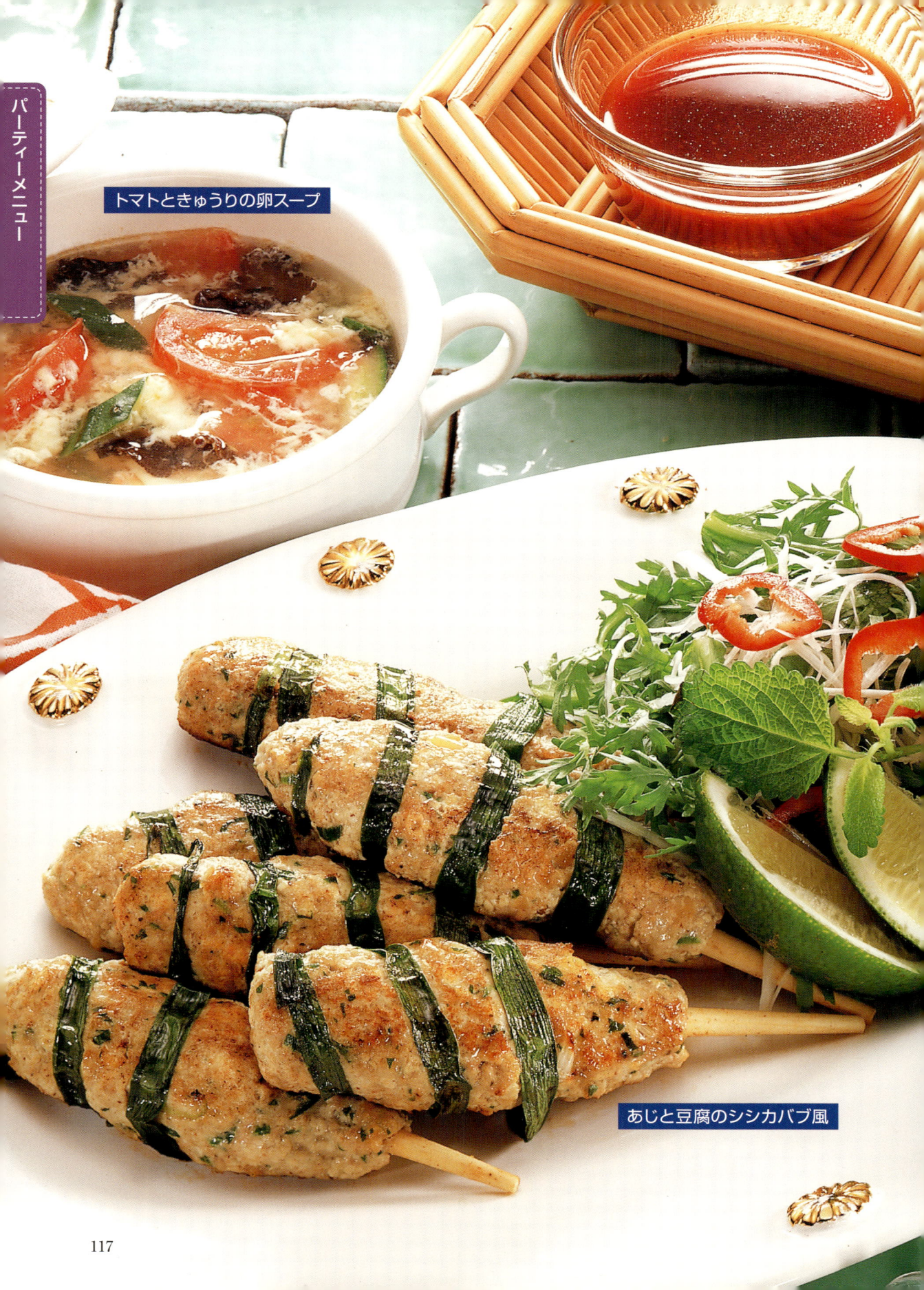

トマトときゅうりの卵スープ

あじと豆腐のシシカバブ風

ワンプレートレシピ

いろいろなおかずを少しずつ食べられる一皿献立。食べすぎ防止にも役立ちます。少人数のときの手軽なランチやブランチに。

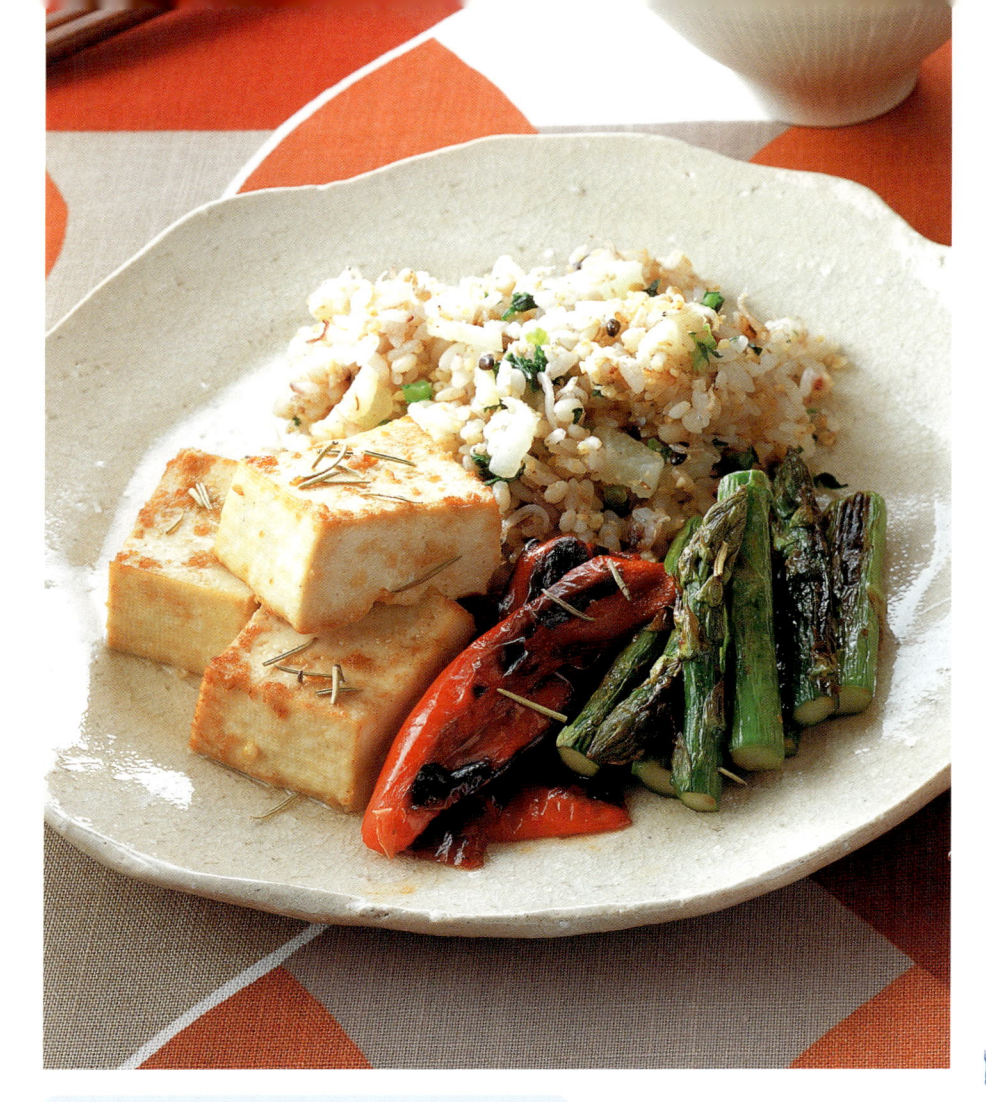

大根めしのハーブプレート

[1人分] エネルギー **584kcal** / コレステロール **24mg** / 食物繊維 **4.1g**

■大根めし
[材料] 2人分
きび1/2カップ（90mℓ）　米1カップ（180mℓ）　大根100g　ちりめんじゃこ20g　大根の葉、いり白ごま、塩各少々

[作り方]
1. きびは目の細かいざるに入れて何度もよく洗い、2〜3時間水につけてアク抜きをする（アク抜きずみの市販品を利用してもよい）。
2. 大根は5mm角に切り、ちりめんじゃこはさっと湯をかけてくさみを抜く。
3. 炊飯器の釜に、洗った米、1、水1 1/5カップ、2を入れて炊く。
4. 大根の葉はゆでて小口切りにし、塩を振って水気をしぼる。ごまとともに、炊き上がった3に混ぜる。

■豆腐と野菜のハーブ焼き
[材料] 2人分
木綿豆腐1丁　赤ピーマン2個　グリーンアスパラガス4本　A［オリーブ油大さじ1/2　おろしにんにく1/2かけ分　しょうゆ大さじ1］　ローズマリー、塩、こしょう各少々

[作り方]
1. 豆腐は6等分に切る。ピーマンはへたと種を除き、半分または4等分に切る。アスパラガスは根元のかたい部分の皮を除き、半分または3等分にして、塩、こしょうを振る。
2. Aをよく混ぜて1の豆腐と野菜にからめ、天板に並べてローズマリーを振り、オーブンで焼き目がつくまで焼く。

（池上）

ワンプレートレシピ

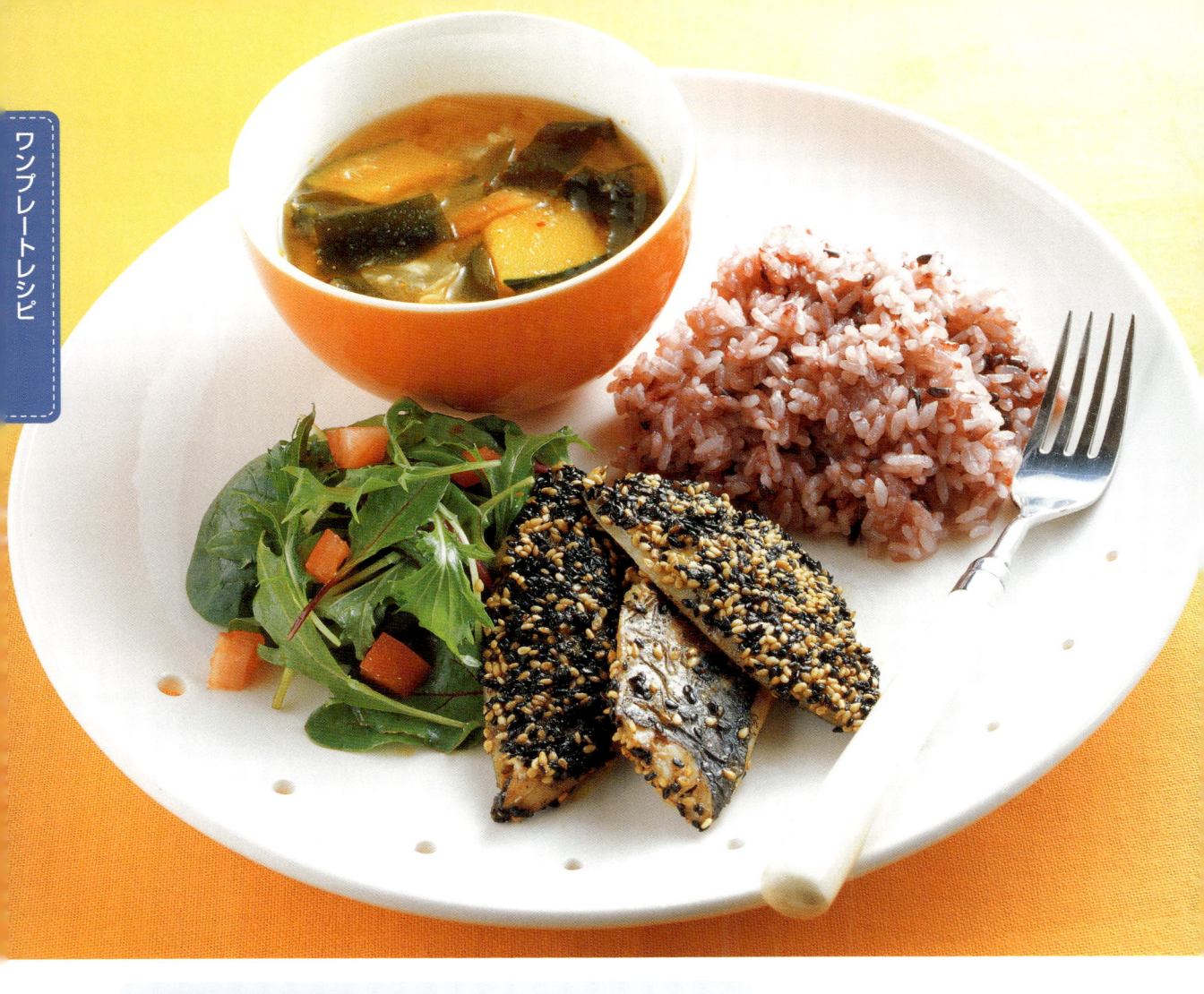

黒米ごはんの
セサミプレート

[1人分] エネルギー 573kcal　コレステロール 78mg　食物繊維 4.3g

■あじのセサミソテー
[材料] 2人分
あじ（三枚におろしたもの）3尾分　A［塩、こしょう各少々］　練りわさび大さじ3/4　いり黒、白ごま各大さじ1 1/2　オリーブ油大さじ3/4　ベビーリーフ1パック　トマトの角切り1/4個分　B［しょうがのしぼり汁小さじ1/4　ポン酢じょうゆ大さじ1/2　オリーブ油小さじ1/4］
[作り方]
1 あじにAで下味をつけ、水気をふいて身側にわさびを塗り、混ぜたごまをまぶしつける（わさびがのり代わりになる）。
2 フライパンにオリーブ油を熱し、**1**の身側を下にして並べ入れ、2～3分焼いたら裏返して焼く。
3 Bを混ぜ合わせてドレッシングを作り、ボウルにベビーリーフとトマトを入れてあえる。
4 器に**2**のあじを盛り、**3**のサラダを添える。

■黒米ごはん
[材料] 2人分強（作りやすい分量）
米1カップ（180ml）　黒米大さじ1/2
[作り方]
米は洗って黒米を加え、定量の水で炊き上げる。

■キムチ味のわかめみそ汁
[材料] 2人分
かぼちゃ50g　白菜キムチ60g　わかめ（塩蔵）8g　だし1 1/2カップ　みそ大さじ1弱（15g）
[作り方]
1 かぼちゃは種とわたを除き、5mm厚さのいちょう切りにする。
2 キムチはざく切りにする。わかめは塩を洗い流して水でもどし、一口大に切る。
3 鍋にだしとかぼちゃを入れて火にかけ、やわらかくなるまで5～6分煮る。**2**を加えてさっと煮、みそを溶き入れる。

（牧野）

おもな主食のエネルギー量・塩分量の目安

	分量	エネルギー（kcal）	塩分（g）
ごはん（精白米）	茶わん1杯・130g	218	0
ごはん（玄米）	茶わん1杯・130g	215	0
うどん（ゆで）	1玉・250g	263	0.8
うどん（乾）	1人1食分・80g	278	ゆでて1.2
そば（乾）	1人1食分・80g	275	ゆでて0.2
中華めん（生）	1玉・130g	365	ゆでて0.5
スパゲッティ（乾）	1人1食分・80g	302	ゆでて0.8
食パン	6枚切り1枚・60g	158	0.8
ロールパン	1個・30g	95	0.4

よく用いる加工食品のエネルギー量・塩分量の目安

	分量	エネルギー（kcal）	塩分（g）
ロースハム	1枚・20g	39	0.5
ウインナソーセージ	1本・15g	48	0.3
ベーコン	1枚・20g	81	0.4
コンビーフ缶	小1缶・100g	203	1.8
粉ゼラチン	大さじ1（15mℓ）・9g	31	微量
ツナ缶（水煮）	小1缶・80g	57	0.4
さけ缶（水煮）	1缶・90g	153	0.5
さば缶（水煮）	1缶・180g	342	1.6
かまぼこ	1cm厚さ2切れ・40g	38	1.0
かに風味かまぼこ	1本・12g	11	0.3
さつま揚げ	1枚・40g	56	0.8
たらこ	1/2腹・45g	63	2.1
イクラ	大さじ1・20g	54	0.5
牛乳	1カップ（200mℓ）・210g	141	0.2
生クリーム（高脂肪）	1カップ（200mℓ）・200g	866	0.2
ヨーグルト（無糖）	1カップ（200mℓ）・210g	130	0.2
スライスチーズ	1枚・20g	68	0.6
粉チーズ	大さじ1（15mℓ）・6g	29	0.2
絹ごし豆腐	1丁・300g	168	0
木綿豆腐	1丁・300g	216	0
油揚げ	1枚・30g	116	0
豆乳（無調整）	1カップ（200mℓ）・200g	92	0
納豆	1パック・50g	100	0
野沢菜漬け	1人1食分・1茎40g	7	0.6
たくあん	1人1食分3切れ・25g	7	0.6
白菜キムチ	1人1食分・40g	18	0.9
ザーサイ	1人1食分・10g	2	1.4
昆布のつくだ煮	1人1食分・6g	5	0.4
のりのつくだ煮	1人1食分・10g	8	0.6
トマトジュース	1缶・190g	32	1.1

＊塩分微量は数値が0.1以下のもの
＊含まれるエネルギー量、塩分量は製品によって異なります。

「五訂食品成分表」（女子栄養大学出版部）をもとに作成

バランスよく食べて高コレステロール対策

高コレステロールを改善する食生活のポイント

コレステロールが気になる人は、脂質の多い食品を控え、適正エネルギー量を守ることが大切です。コレステロールの基本情報と、対策に有効な栄養素や調理の工夫を解説します。

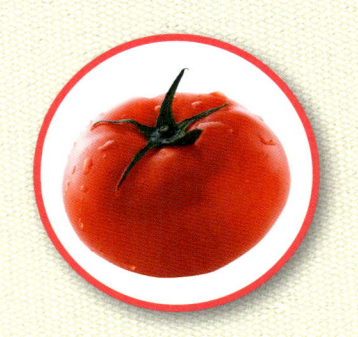

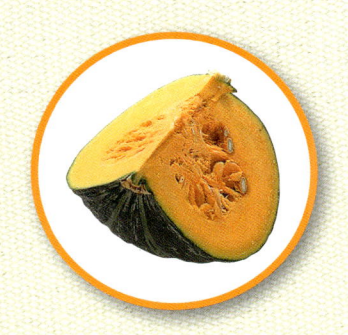

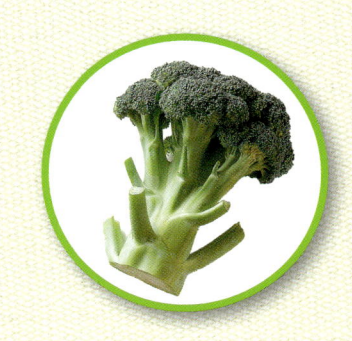

コレステロール高めは動脈硬化を招く

「コレステロールが高め」とは、主にLDLコレステロールが高めの状態。この状態が続くと、動脈硬化が促進され、心筋梗塞や脳卒中の危険性が高まります。生活習慣を見直し、早めに改善しましょう。

高 一定量のコレステロールは健康のために必要

「高め」に注意といわれると、不要なもののように思われがちですが、コレステロールは人間の体になくてはならない脂質の一種です。

私たちの体は約60兆個の細胞からなり、その一つひとつの細胞を覆う細胞膜は、コレステロールからつくられています。また、副腎皮質ホルモン、男性ホルモン、女性ホルモン、脂肪の消化・吸収を助ける胆汁酸なども、コレステロールを材料としてつくられており、コレステロールは私たちの健康を保つうえで重要な働きをしています。

コレステロールは、主に肝臓で合成されますが、一部は食品から摂取しています。肝臓には、食品から摂取するコレステロールの量が増えると、つくる量を減らしたり、分解を促して体外へ排出したりして、コレステロールの量を一定に保つ働きが備わっています。

しかし、この調節機能が働かなくなると、コレステロールの量をコントロールできなくなってしまいます。

コ 供給役のLDL、回収役のHDL 2つのバランスが大切

コレステロールには、LDLコレステロールとHDLコレステロールの2種類があります。「コレステロール高め」で問題になるのはLDLです。HDLは、むしろ低めが心配されます。

LDLとHDLは、それぞれ異なる働きをしています。LDLは肝臓でつくられたコレステロールを全身の必要な細胞に届ける役割をもっています。ただし、細胞が必要とするコレステロールの量には限りがあるので、供給が多すぎると、使い道のない不要なコレステロールが血液中にあふれます。HDLは、この血液中にあふれた余分なコレステロールを回収して肝臓に戻す役割を担っています。

これら2つのコレステロールのバランスが崩れて、血液中のLDLの量が増え、HDLの量が減ってしまうと、余分なコレステロールの回収が間に合わなくなって、血液中にコレステロールがあふれている状態が続くことになります。この状態が、動脈硬化を招くのです。

LDLが血管の壁に入り込み、動脈硬化を促進

動 脈硬化がどのようにして進むのか、そのメカニズムを簡単にみてみましょう。

血液中のコレステロール量のバランスがLDL多めに傾くと、回収役のHDLの仕事が追いつかず、血液中にあふれたままのLDLコレステロールは、次第に動脈の壁にくっついてたまっていきます。

行き場を失ったLDLコレステロールは、傷ついた動脈の内側から血管壁のなかに入り込み、酸化などにより変性してしまいます。すると、変性したLDLが異物とみなされ、マクロファージという細胞が集まってきてLDLをとり込み、徐々に動脈の内側が厚く硬くなっていきます。こうして動脈硬化が進んでいくと血管の通路が狭くなったり、内側の壁が破れたりして、血管が詰まる危険が高くなっていきます。

このような動脈硬化は、全身の動脈でおこるので、脳卒中や狭心症、心筋梗塞というような、命にかかわる病気の引き金となってしまうのです。

生活習慣、とくに食生活を見直して早めの対策を

L DLとHDLのバランスが崩れてしまう「コレステロール高め」という状態を引きおこす要因としては、遺伝も知られていますが、生活習慣が深くかかわっていると指摘されています。なかでも、食生活の影響が大きいことがわかっています。

そのほか、運動不足や肥満、喫煙も危険因子となります。

また、血液中の中性脂肪の量が増えると、HDLコレステロールの量が減るという関係があるので、中性脂肪の量を抑えることも大切です。これも食事量や脂質のとり方などの食生活の改善や、継続的な運動による対策が必要です。

食生活の注意点は、いわゆるメタボリックシンドロームを改善するポイントとほぼ重なるものであり、血糖値や血圧などほかの気になる症状にも効果的です。早めの対策で、動脈硬化を予防しましょう。

高コレステロールが引きおこす病気

HDLコレステロールが少ない
LDLコレステロールを回収できない
▼
コレステロールが動脈壁内にたまる
▼ 放置
動脈硬化
▼ 放置
血管が詰まる
▼
心筋梗塞・脳梗塞

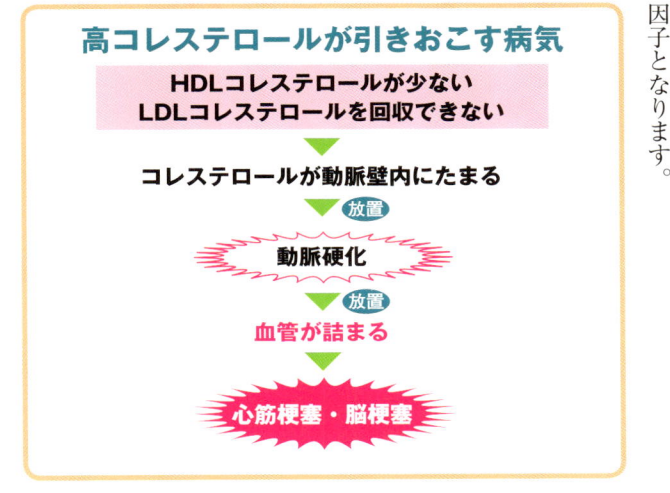

高コレステロールの危険因子

①家族に脂質異常症や動脈硬化症の人がいる
②肥満
③喫煙
④運動をしない
⑤甘い洋菓子やくだもののとりすぎ

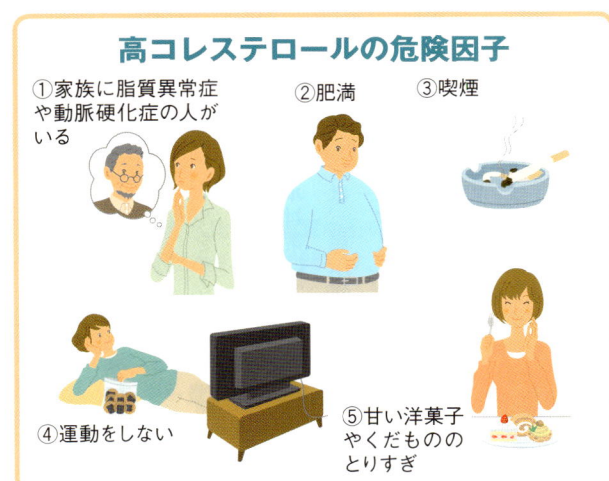

適正エネルギー摂取量を知っておこう

肥 満の予防と解消は、LDLコレステロール値や中性脂肪値を下げる重要な要素です。食べすぎでエネルギーをとりすぎないように、1日に食べてよい量を把握しておくことが大切です。

その人の1日の適正エネルギー摂取量は、健康的な体重の目安とされる「標準体重」と、日常の活動量である「身体活動量」から求めることができます。左にある計算式で、自分の適正エネルギー摂取量を計算してみましょう。

適正エネルギー摂取量の求め方

標準体重(kg)＝身長(m)² × 22

1日当たりの適正エネルギー摂取量＝

標準体重(kg) × 標準体重1kg当たりの所要エネルギー量※

例：身長170cmで仕事はデスクワーク中心の人の場合

1.7(m)×1.7(m)×22×28(kcal)
　　　　　　　　　　　＝約1780kcal

あなたの1日の適正エネルギー摂取量を計算してみましょう

☐(m) × ☐(m) ×22× ☐(kcal) ＝ ☐(kcal)

※生活活動強度区分による1日の所要エネルギー量

身体活動の程度	標準体重1kg当たりの所要エネルギー量
軽労働（デスクワークが主な人、主婦など）	25〜30kcal
中労働（立ち仕事の多い人）	30〜35kcal
重労働（力仕事の多い人）	35kcal〜

参考：「糖尿病治療ガイド」（日本糖尿病学会編）

ウォーキングがHDLコレステロール値を上げる

L DLコレステロール値や中性脂肪値を下げるもうひとつのポイントが運動です。酸素を体内に取り込みながら行う有酸素運動は、時間の経過とともに中性脂肪がエネルギー源として消費されるため、肥満の解消に有効です。食生活の改善だけでは増えにくいHDLコレステロール値を上げる効果も認められていて、よく歩く人ほど中性脂肪値が低く、HDLコレステロール値が高いという調査結果がみられます。

有酸素運動にはウォーキングやジョギング、サイクリング、スイミングなどがありますが、体に負担のかからない軽めの運動でかまいません。10分程度の運動を1日に何回か行えば効果が出ることもわかってきました。まずは軽めのウォーキングから始め、毎日続ける努力をしましょう。

有酸素運動で消費されるエネルギー量
（男性40歳・体重70kg、女性40歳・体重60kgが30分続けた場合）

ウオーキング（急歩）
男性114kcal
女性95kcal

ジョギング（120m/分）
男性195kcal
女性163kcal

スイミング（クロール）
男性651kcal、女性543kcal

サイクリング（10km/時）
男性111kcal
女性92kcal

高コレステロール対策に
食物繊維やDHAなどが有効

LDLコレステロール値を下げるのに役立つ栄養成分があります。魚や野菜、きのこ、海藻など、和食に多く使われてきた食材には、そんな成分が豊富に含まれています。何をどのように食べたら効果的か知っておきましょう。

野菜や海藻、きのこ類から食物繊維やビタミンをとる

野

菜や海藻は、食物繊維やビタミン、ミネラル類を豊富に含むだけでなく、低エネルギーで、コレステロール値を上げる心配のない優良な食材です。

しかも、野菜に多く含まれるβ-カロテンや、ビタミンC・Eには強力な抗酸化作用があるため、血液中のLDLコレステロールの酸化を防ぎ、動脈硬化を予防します。

肝臓でつくられる胆汁は脂質の消化吸収にかかわる消化液ですが、胆汁に含まれる胆汁酸の原料はコレステロールです。ビタミンCには胆汁酸の合成を促す働きがあり、結果として血中のコレステロール量を減らすのに役立ちます。

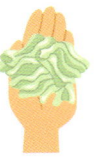

健康を維持するために1日に摂取したい野菜の量は350g以上で、そのうち緑黄色野菜から120g以上、その他の野菜から230g以上とることがすすめられています。生野菜でこの量をとるのは大変ですが、ゆでたり、蒸したり、炒めたりしてかさを減らせばとりやすくなります。

海藻やきのこ類は、血液中のLDLコレステロールを減らす働きがあります。海藻類に多く含まれる水溶性食物繊維には、食べ物から摂取したコレステロールが腸管から吸収されるのを防ぎます。また、食物繊維は腸で脂質の消化吸収に使われる胆汁酸を吸着して、体外に排出します。すると、体内で胆汁酸が不足するため、肝臓で新しく合成されますが、その原料としてコレステロールが消費され、コレステロール値が下がります。

生活習慣病予防に効果の高い食物繊維ですが、日本人の食物繊維摂取量は減少傾向にあります。1日20～25gを目標に、摂取量を増やすよう心がけてください。緑黄色野菜や根菜類、無精製の穀物類なども食物繊維が豊富な食材です。

野菜100gの目安
（キャベツの例）

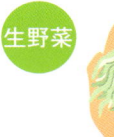

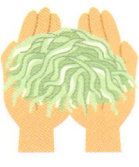

生野菜 … せん切りにして両手に山盛りいっぱい

ゆで野菜 … 片手にいっぱい

青背の魚に豊富な DHAやEPAをとる

食

品中に含まれる脂質の主な成分は脂肪酸とよばれ、いくつかの系列に分けられています。飽和脂肪酸は、主に肉や乳製品に含まれ、とりすぎるとLDLコレステロールや中性脂肪を増やします。

一方、不飽和脂肪酸は、主に魚や植物油に含まれ、さらに一価不飽和脂肪酸と多価不飽和脂肪酸に分けられます。青背の魚の脂質に多く含まれるDHA（ドコサヘキサエン酸）や、EPA（エイコサペンタエン酸）は、多価不飽和脂肪酸のうちのオメガ3系という系列に属し、血中のLDLコレステロールや中性脂肪を減らして、HDLコレステロールを増やす働きがあります。また、血栓ができるのを抑えて、動脈硬化を予防する効果も認められます。

DHAやEPAが豊富に含まれている青背の魚の、あじやいわし、さんまやさばなどを積極的にとるようにしましょう。魚の1日の摂取量は80〜100gほどを目安にしてください。ただし、不飽和脂肪酸は非常に酸化しやすいので、新鮮なものを選ぶというように注意が必要です。

調理に用いる油にも配慮しましょう。動物性の脂肪で飽和脂肪酸に分類されるバターやラードは、LDLコレステロールや中性脂肪を増やし、一価不飽和脂肪酸に分類されるオレイン酸のオリーブ油や菜種油は、LDLコレステロールを減らします。

コレステロール吸収を防ぐ 大豆や大豆製品を

大

豆や、豆腐、納豆、おからなどの大豆製品は、重要なたんぱく源であるとともに、コレステロールの吸収を妨げるさまざまな栄養成分を含んでいます。大豆の苦みや渋み成分のサポニンは血液中の脂質の酸化を抑え、レシチンには血管にコレステロールがたまるのを防ぐ作用があり、シトステロールという物質には腸管からのコレステロールの吸収を防ぐ働きがあります。また、納豆に含まれるナットウキナーゼには、血栓を溶かして血行を改善する作用もあります。毎日の食事に大豆製品を上手に取り入れましょう。

食物繊維を多く含む食品
（1食に含まれる食物繊維の量）

- 春菊（1/2束・100g） **3.2g**
- ブロッコリー（生・80g） **3.5g**
- 西洋かぼちゃ（80g） **2.8g**
- ごぼう（50g） **2.9g**
- カットわかめ（乾燥・5g） **1.6g**
- ひじき（乾燥・10g） **4.3g**
- しめじ（1/2袋・50g） **1.9g**
- 干ししいたけ（2枚・10g） **4.1g**
- おから（40g） **3.9g**

1日の目標量は 20〜25g

参考：「五訂増補日本食品標準成分表」（文部科学省）

EPA/DHAを多く含む魚

種類（1食分の目安量）	EPA(mg)	DHA(mg)
さんま（1尾130g）	810	1547
くろまぐろ（とろ・刺身5切れ50g）	700	1600
うなぎかば焼き（1串80g）	600	1040
はまち（養殖・刺身5切れ50g）	490	850
さば（1切れ100g）	300	420
さけ（1切れ100g）	210	400

参考：「五訂増補日本食品標準成分表」（文部科学省）

食べ方を工夫してコレステロール値上昇を防ぐ

コレステロールを多く含む食品、コレステロールを増やす食品を一切食べてはいけないということはありません。コレステロールが高めの場合は避けたほうがよいもの、コレステロール値を上げない食べ方の工夫を、献立作りに生かしてください。

体 コレステロール値が高めなら控えたほうがよい食品

体が必要とするコレステロールの量はほぼ一定で、食べ物からのコレステロールが多すぎるときは、肝臓が合成量を減らして全体量をコントロールする仕組みになっています。ところが、食べすぎや飲みすぎによるエネルギー過剰や、バランスの悪い食生活が続くと、肝臓の調節機能がうまく働かなくなり、LDLコレステロール値や中性脂肪値が常に高い状態になってしまいます。

健康な状態であれば、食べ物からとった余分なコレステロールは排泄されますが、コレステロール値に問題があるときは、食べ物から過剰なコレステロールを摂取すれば、ますますLDLコレステロール値を上げることになります。とくにコレステロールを多く含む食品には、注意が必要です。

コレステロールを多く含む食品には、魚卵、うなぎ、しらす干しや干物、いか、貝類、鶏卵やうずら卵、豚牛鶏などの内臓、乳製品などがあります。

また、飽和脂肪酸を多く含む肉の脂身やベーコン、ハムなどの肉加工品、バターなどの動物性油脂、糖質の多いケーキやプリンなどの甘味食品、くだものなども、体内のコレステロールや中性脂肪を増やすので、とりすぎには注意してください。

アルコールは、ビール大びん1本（633ml）、日本酒1合（180ml）程度であればHDLコレステロールを増やすといわれていますが、飲みすぎると中性脂肪が増える原因となります。

また、喫煙はLDLコレステロールを増やして、HDLコレステロールを減らし、LDLコレステロールを酸化させる原因にもなるので、1日も早く禁煙するようにしましょう。

コレステロールの多い食品

種類（1食分の目安量）	コレステロール
卵黄（中1個20g）	280mg
いか（1/2杯80g）	216mg
からふとししゃも（3尾60g）	174mg
うなぎかば焼き（1串80g）	184mg
鶏レバー（40g）	148mg
いくら（30g）	144mg
たらこ（1/2腹40g）	140mg
牛レバー（50mg）	120mg
かずのこ（塩蔵水戻し・1個50g）	115mg
くるまえび（1尾30g）	51mg

参考：「五訂増補日本食品標準成分表」（文部科学省）

卵や牛乳・乳製品のとり方

卵

卵は多くの栄養素をバランスよく含み、ぜひとりたい食品です。ただし、コレステロールを多量に含むので、コレステロール値が高めの人は週3個程度を目安にとるようにしましょう。卵のコレステロールのほとんどは卵黄にあるので、卵白のみを食べるようにするのもおすすめです。

牛乳はカルシウム不足の日本人にとって大切な食品です。コレステロールが気になるときは、低脂肪乳や無脂肪乳を選びましょう。

肉

肉類の動物性脂肪をとりすぎると血中のコレステロールや中性脂肪の量を増やし、肥満の原因にもなります。

ただし、肉類は重要なたんぱく源です。一切食べないというのではなく、量を控えめにし、脂質の少ない部位を選び、調理に工夫をすれば、肥満を気にすることなく食べることができます。

牛肉はももやヒレ、豚肉はヒレなど赤身の部分、鶏肉ならささ身を食べるようにします。また、脂質を減らし、エネルギー量を下げるために、網で焼いたり、ゆでたり蒸したり、フッ素樹脂加工のフライパンを利用するなど、肉の脂を抜き、調理油を使わない調理法を工夫してください。

コレステロール値が高めの人は、レバーなどの内臓類や、ハムやベーコンなどの肉加工品は、避けたほうがよいでしょう。

肉は部位と調理法に工夫

コレステロールが高めのときの食事のとり方のポイント

コレステロールが多いものを控える

○魚卵や小魚類
たらこ、イクラ、しらす干しなど

○内臓類や肉加工品
レバー、ベーコン、ハムなど

工夫して食べる

○牛乳
低脂肪乳、無脂肪乳に

○卵
卵白だけをとる、卵白のかき玉汁、ゆでた卵白のサラダなど

○肉
調理法を工夫する（蒸す、網で焼く、フッ素樹脂加工のフライパンを使う）
脂質の少ない部位を（牛肉はもも、ヒレ、豚肉はヒレ、鶏はささ身）

参考：「五訂増補日本食品標準成分表」（文部科学省）

Column コラム

いか、えび、貝類は食べても大丈夫

いか、えびや貝類は、コレステロールを多く含むため、食べたいのにがまんしている人が多い食品です。しかし、甲殻類や貝類にはタウリンなど、コレステロールの増加を抑える成分も多いため、毎日、常食するようなことがなければ、気にすることはありません。食卓を豊かにする食材ですから、野菜と組み合わせるなど工夫して、献立にバラエティをつけてください。

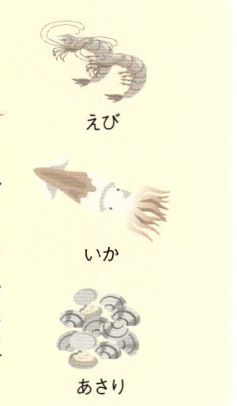

えび
いか
あさり

鶏胸肉の青じそソテー …………………… 53
夏野菜のグリル・ローズマリー風味 ………… 68
水菜のおろしサラダ ……………………… 71
加工品
いりおからのトマト風味 …………………… 92
えび・いも・豆の中華風かき揚げ ………… 43
かつおとキムチの炒め物 …………………… 29
こんにゃくとにんにくの芽の中華炒め ……… 85
ささ身とこんにゃくのピリ辛あえ …………… 89
ししとうと大豆の炒め物 …………………… 67
大豆の梅ポン酢漬け ……………………… 84
トマトフォンデュ ………………………… 112
ハッシュドビーフ ………………………… 47
ポーク＆ビーンズ ………………………… 55
メキシカンサラダ ………………………… 90
海藻
あじのわかめ蒸し ………………………… 25
たっぷり海藻のごまソース ………………… 86
ところてんときゅうりの酢の物 ……………… 86
豆腐と海藻サラダの梅ドレッシング ………… 91
菜の花の昆布漬け ………………………… 94
菜の花のとろろ昆布巻き …………………… 80
にんじんとわかめのごま炒め ……………… 114
ひじきとひき肉の炒め煮 …………………… 85
ひじき肉だんご …………………………… 62

ごはん・めん・パスタ

ごはん
いかとたっぷり野菜の中華丼 ……………… 97
炒めナムル丼 ……………………………… 98
糸こんとにんじんの混ぜごはん …………… 99
いり黒豆の炊き込みごはん ……………… 100
おろしゆで豚丼 …………………………… 98
牛乳入りはと麦がゆ …………………… 100
高野豆腐とひじきの混ぜずし …………… 100
黒米ごはん ……………………………… 119
さけとブロッコリーのピラフ ………………… 96
里いもとたこの混ぜごはん ………………… 98
さば缶と梅干しのチャーハン ……………… 96
サフランおにぎり ………………………… 112
大根めし ………………………………… 118
中華風おこわ …………………………… 114
にんじんとセロリのドライカレー …………… 99
ねばねば丼 ……………………………… 97

めん・パスタ
さばと緑黄色野菜のパスタ ……………… 102
サラダ風ひやむぎ ……………………… 102
さんまとオリーブのスパゲッティ ………… 101
しじみ入りフォー ………………………… 103
せん切り野菜入りそばの肉みそかけ ……… 103
チキン梅肉のパスタ …………………… 102
ペペロンチーノ風キャベツパスタ ………… 101

汁・スープ・鍋

汁・スープ
赤いんげん豆のガンボ風 ………………… 106
ガスパチョ ……………………………… 104
きのこと鶏肉のスープ …………………… 105
キムチ味のわかめみそ汁 ………………… 119
キムチのサンラータン …………………… 107
キャベツとあさりのさっぱりチャウダー …… 105
具だくさんミネストローネ ………………… 106
ぜんまいとわかめのスープ ……………… 107
トマトときゅうりの卵スープ ……………… 116
ピーマンのタイ風スープ ………………… 105
ぶりのあら汁 …………………………… 107
ブロッコリーと豆乳のスープ ……………… 106
ミルクみそソープ ………………………… 107
焼きあじの冷や汁 ……………………… 104
鍋
かきと白菜の豆乳バター鍋 ……………… 108
鶏肉ともやしの中華風鍋 ………………… 109
肉だんごときのこのチャイナ鍋 …………… 114
ピリ辛いわし鍋 ………………………… 108

デザート

アップルナッツケーキ …………………… 111
アボカドとマンゴーのシェイク …………… 110
グリンピース茶巾 ………………………… 111
ストロベリージェラート ………………… 110

にんじんとわかめのごま炒め …………… 114
ほっとき野菜の肉あんかけ ……………… 75
レンジピクルス …………………………… 75

れんこん
揚げ根菜とささ身の甘辛がらめ ………… 75
おからとれんこんのハンバーグ ………… 65
根菜入りラタトゥイユ …………………… 76
白い筑前煮 ………………………………… 51
れんこんの梅風味サラダ ………………… 74

グリーンアスパラガス
アスパラガスとゆばの炒め物 …………… 78
豆腐と野菜のハーブ焼き ………………… 118
レンジピクルス …………………………… 75

たけのこ
酢豚 ………………………………………… 56
たけのこの白あえ ………………………… 77
八宝菜 ……………………………………… 44
ぶりの中華風煮つけ ……………………… 39

菜の花
菜の花とぶりのごまあえ ………………… 80
菜の花の昆布漬け ………………………… 94
菜の花のとろろ昆布巻き ………………… 80

ねぎ
豆腐ときのこの煮やっこ ………………… 91
フレンチ風ねぎサラダ …………………… 78

ブロッコリー・カリフラワー
かきとブロッコリーのみそグラタン …… 44
カリフラワーのポテサラ風 ……………… 80
きんめだいとかぶのクリームシチュー … 31
ブロッコリーとカリフラワーの酒かすあえ … 79
ブロッコリーと牛肉の炒め物 …………… 79
ブロッコリーとまいたけのからし酢みそ … 95

もやし
鶏肉ともやしの中華風鍋 ………………… 109
豚肉ともやしの梅肉辛蒸し ……………… 55
もやしとくらげのあえ物 ………………… 94
もやしと鶏肉の炒め物 …………………… 77

豆類
いんげんのバジルソースあえ …………… 93
枝豆チリコンカーン ……………………… 81
牛ひき肉とグリンピースのカレー煮 …… 58
そら豆のアボカド白あえ ………………… 81
ビーンズマッシュの豆腐ソースグラタン … 91
野菜レンジ炒め …………………………… 72
レンジ・チキンロール …………………… 52

いも類
いわし入りポテトサラダ ………………… 87
えび・いも・豆の中華風かき揚げ ……… 43
さけの奉書焼き …………………………… 31
さつまいものきんぴら …………………… 82
さつまいものヨーグルトサラダ ………… 82
里いも入りチキンシチュー ……………… 50
里いもと塩ざけのサラダ ………………… 83
里いものピーラー煮 ……………………… 83
じゃがいも、キウイの酢の物 …………… 83
スタッフドポテト ………………………… 82
チキンとポテトのハーブ焼き …………… 89
鶏手羽肉と長いもの酢煮 ………………… 53
長いもの黒オリーブ炒め ………………… 112
肉じゃがカレー風 ………………………… 46
ピーマンポテトの豚肉巻き ……………… 57
ビーンズマッシュの豆腐ソースグラタン … 91
焼きしいたけのとろろ仕立て …………… 95
野菜たっぷりハンバーグ ………………… 59
ラムとじゃがいもの炒め物 ……………… 58

きのこ
あじのわかめ蒸し ………………………… 25
イタリア風しいたけの肉詰め焼き ……… 84
いりおからのトマト風味 ………………… 92
きのこのレモンおろしあえ ……………… 84
さけの奉書焼き …………………………… 31
里いも入りチキンシチュー ……………… 50
豆腐きのこバーグ ………………………… 65
豆腐ときのこの煮やっこ ………………… 91
肉だんごときのこのチャイナ鍋 ………… 114
ハッシュドビーフ ………………………… 47
ブロッコリーとまいたけのからし酢みそ … 95
ポークソテーのきのこあんかけ ………… 54
焼きしいたけのとろろ仕立て …………… 95
野菜レンジ炒め …………………………… 72

その他の野菜
いかのオクラあえ ………………………… 89
いわし入りそばサラダ …………………… 27
かつおのたたきサラダ …………………… 30
ゴーヤと豚肉のマヨ炒め ………………… 67
こんにゃくとにんにくの芽の中華炒め … 85
ししとうと大豆の炒め物 ………………… 67
スプラウトとオレンジのサラダ ………… 79
豆腐ステーキ トマトの薬味だれ ……… 63
トマトとあじ干物とあしたばのあえ物 … 67

かぼちゃとにんじんのラザニア風 …………… 61
かぼちゃの塩煮 …………………………………… 69
夏野菜のグリル・ローズマリー風味 …………… 68
きゅうり
いろいろ野菜の水キムチ ………………………… 76
きゅうりの炒め漬け ……………………………… 93
大豆の梅ポン酢漬け ……………………………… 84
ところてんときゅうりの酢の物 ………………… 86
棒棒鶏（バンバンジー） ………………………… 49
トマト
イタリア風しいたけの肉詰め焼き ……………… 84
枝豆チリコンカーン ……………………………… 81
かじきのムニエル トマトソース添え ………… 28
豆腐ステーキ トマトの薬味だれ ……………… 63
トマトカップの雑穀えびサラダ ………………… 66
トマトとあじ干物とあしたばのあえ物 ………… 67
にら、トマト、豆腐のピリ辛炒め …………… 71
和風トマト漬けサラダ …………………………… 66
なす
秋ざけとなすのプロヴァンス風 ………………… 33
揚げいわしのホットサラダ ……………………… 27
根菜入りラタトゥイユ …………………………… 76
なすと桜えびの田舎煮 …………………………… 68
夏野菜のグリル・ローズマリー風味 …………… 68
ゆでなすのサラダ ………………………………… 68
ピーマン・パプリカ
揚げいわしのホットサラダ ……………………… 27
黄パプリカとツナのナッツ炒め ………………… 94
豆腐と野菜のハーブ焼き ………………………… 118
ピーマンと豚こまのみそ炒め …………………… 70
ピーマンポテトの豚肉巻き ……………………… 57
ひじきとひき肉の炒め煮 ………………………… 85
キャベツ
あさりとキャベツの炒め蒸し …………………… 88
海の幸のロールキャベツ ………………………… 42
キャベツディップ ………………………………… 73
鶏だんごとキャベツのポトフ …………………… 61
ビーフキャベツキャセロール …………………… 73
紫キャベツのマスタードドレッシング ………… 94
野菜レンジ炒め …………………………………… 72
にら
かぼちゃとにらのジョン ………………………… 69
にら、トマト、豆腐のピリ辛炒め …………… 71
白菜
かきと白菜の豆乳バター鍋 ……………………… 108

白菜の水なし煮 …………………………………… 74
ほうれんそう・小松菜・春菊
小松菜のあさりあんかけ ………………………… 72
小松菜のキムチ風 ………………………………… 72
さんまの磯辺焼きサラダ ………………………… 88
ほうれんそうとぶどうのサラダ ………………… 71
レタス
ステーキとレタスのオイスターソースがけ …… 48
メキシカンサラダ ………………………………… 90
レタスとゆばのシーザーサラダ ………………… 70
レタスのミルフィーユ …………………………… 60
かぶ
かぶのミモザ風 …………………………………… 93
きんめだいとかぶのクリームシチュー ………… 31
高野豆腐とかぶの葉の辛み炒め ………………… 92
さけとかぶのくず煮 ……………………………… 33
さわらのかぶら蒸し桜あんかけ ………………… 35
ごぼう
揚げ根菜とささ身の甘辛がらめ ………………… 75
根菜入りラタトゥイユ …………………………… 76
さんまとごぼうの煮つけ ………………………… 36
白い筑前煮 ………………………………………… 51
にんじんと新ごぼうのきんぴら ………………… 95
大根
いろいろ野菜の水キムチ ………………………… 76
きのこのレモンおろしあえ ……………………… 84
サーモンとりんごの紅白なます ………………… 93
里いものピーラー煮 ……………………………… 83
ほっとき野菜の肉あんかけ ……………………… 75
水菜のおろしサラダ ……………………………… 71
玉ねぎ
かつおのたたきサラダ …………………………… 30
玉ねぎの丸ごとロースト ………………………… 74
ツナと玉ねぎのしゅうまい ……………………… 45
ハッシュドビーフ ………………………………… 47
にんじん
いろいろ野菜の水キムチ ………………………… 76
かぼちゃとにんじんのラザニア風 ……………… 61
牛肉とにんじんのクイックスパイス煮 ………… 48
白身魚のおろしにんじん煮 ……………………… 37
白い筑前煮 ………………………………………… 51
酢豚 ………………………………………………… 56
タイ風にんじんサラダ …………………………… 95
にんじんと新ごぼうのきんぴら ………………… 95
にんじんと豆乳の洋風茶碗蒸し ………………… 77

鶏肉
- 揚げ根菜とささ身の甘辛がらめ …………… 75
- 高野豆腐とかぶの葉の辛み炒め …………… 92
- ささ身とこんにゃくのピリ辛あえ …………… 89
- 里いも入りチキンシチュー …………………… 50
- 白い筑前煮 ………………………………………… 51
- たっぷり海藻のごまソース …………………… 86
- チキンとポテトのハーブ焼き ………………… 89
- 鶏手羽肉と長いもの酢煮 ……………………… 53
- 鶏肉ともやしの中華風鍋 ……………………… 109
- 鶏のレンジから揚げ …………………………… 51
- 鶏胸肉の青じそソテー ………………………… 53
- 棒棒鶏（バンバンジー）……………………… 49
- もやしと鶏肉の炒め物 ………………………… 77
- レンジ・チキンロール ………………………… 52

豚肉
- アスパラガスとゆばの炒め物 ………………… 78
- あっさりとんかつ ……………………………… 57
- ゴーヤと豚肉のマヨ炒め ……………………… 67
- 酢豚 ……………………………………………… 56
- 白菜の水なし煮 ………………………………… 74
- ピーマンポテトの豚肉巻き …………………… 57
- ピーマンと豚こまのみそ炒め ………………… 70
- 豚肉ともやしの梅肉辛蒸し …………………… 55
- ポークソテーのきのこあんかけ ……………… 54
- ポーク＆ビーンズ ……………………………… 55

ラム肉
- ラムとじゃがいもの炒め物 …………………… 58

ひき肉
- イタリア風しいたけの肉詰め焼き …………… 84
- 枝豆チリコンカーン …………………………… 81
- かぼちゃとにんじんのラザニア風 …………… 61
- 牛ひき肉とグリンピースのカレー煮 ………… 58
- 豆腐きのこバーグ ……………………………… 65
- 鶏だんごとキャベツのポトフ ………………… 61
- 肉だんごときのこのチャイナ鍋 ……………… 114
- ビーフキャベツキャセロール ………………… 73
- ひじきとひき肉の炒め煮 ……………………… 85
- ひじき肉だんご ………………………………… 62
- ほっとき野菜の肉あんかけ …………………… 75
- マーボー豆腐 …………………………………… 62
- メキシカンサラダ ……………………………… 90
- 野菜たっぷりハンバーグ ……………………… 59
- レタスのミルフィーユ ………………………… 60

加工品
- スタッフドポテト ……………………………… 82
- フレンチ風ねぎサラダ ………………………… 78

卵・豆腐・大豆加工品

卵
- かぶのミモザ風 ………………………………… 93
- レンジピクルス ………………………………… 75

豆腐
- 揚げ豆腐の薬味ソースがけ …………………… 90
- あじと豆腐のシシカバブ風 …………………… 116
- 海の幸のロールキャベツ ……………………… 42
- そら豆のアボカド白あえ ……………………… 81
- たけのこの白あえ ……………………………… 77
- ツナと玉ねぎのしゅうまい …………………… 45
- 豆腐きのこバーグ ……………………………… 65
- 豆腐ステーキ　トマトの薬味だれ …………… 63
- 豆腐と海藻サラダの梅ドレッシング ………… 91
- 豆腐ときのこの煮やっこ ……………………… 91
- 豆腐と野菜のハーブ焼き ……………………… 118
- にら、トマト、豆腐のピリ辛炒め …………… 71
- ビーンズマッシュの豆腐ソースグラタン …… 91
- マーボー豆腐 …………………………………… 62
- 和風ツナバーグ ………………………………… 45

大豆加工品
- あじとアボカドと納豆の粒マスタードあえ …… 86
- アスパラガスとゆばの炒め物 ………………… 78
- いりおからのトマト風味 ……………………… 92
- おからとれんこんのハンバーグ ……………… 65
- 高野豆腐とかぶの葉の辛み炒め ……………… 92
- ツナの豆乳グラタン …………………………… 64
- 生ゆばのあんかけ ……………………………… 92
- にんじんと豆乳の洋風茶碗蒸し ……………… 77
- まぐろの納豆ドレッシング …………………… 88
- レタスとゆばのシーザースサラダ …………… 70

野菜・海藻

アボカド
- あじとアボカドと納豆の粒マスタードあえ …… 86
- そら豆のアボカド白あえ ……………………… 81

かぼちゃ
- 揚げかぼちゃとさんまの和風ドレッシング …… 69
- かぼちゃとにらのジョン ……………………… 69

食材別インデックス

魚介

あじ
- あじとアボカドと納豆の粒マスタードあえ ……… 86
- あじと豆腐のシシカバブ風 ……………………… 116
- あじの磯辺巻き …………………………………… 24
- あじのセサミソテー ……………………………… 119
- あじの南蛮漬け …………………………………… 25
- あじのわかめ蒸し ………………………………… 25

いわし
- 揚げいわしのホットサラダ ……………………… 27
- いわし入りそばサラダ …………………………… 27
- いわし入りポテトサラダ ………………………… 87
- いわしの和風レモン煮 …………………………… 26
- ピリ辛いわし鍋 ………………………………… 108

かじき
- かじきのごま風味串焼き ………………………… 28
- かじきのムニエル トマトソース添え ………… 28

かつお
- かつおとキムチの炒め物 ………………………… 29
- かつおの梅ごまあえ ……………………………… 87
- かつおの木の芽卵焼き …………………………… 29
- かつおのたたきサラダ …………………………… 30

さけ
- 秋ざけとなすのプロヴァンス風 ………………… 33
- 魚介のブロシェット ……………………………… 32
- さけとかぶのくず煮 ……………………………… 33
- さけの奉書焼き …………………………………… 31
- 里いもと塩ざけのサラダ ………………………… 83

さば
- 揚げさばと野菜のみそだれかけ ………………… 34
- さばの豆豉みそ蒸し ……………………………… 34

さんま
- 揚げかぼちゃとさんまの和風ドレッシング …… 69
- さんまとごぼうの煮つけ ………………………… 36
- さんまの磯辺焼きサラダ ………………………… 88
- さんまの韓国風刺身 ……………………………… 36
- さんまの香草焼き ………………………………… 35

白身魚
- きんめだいとかぶのクリームシチュー ………… 31
- 白身魚のおろしにんじん煮 ……………………… 37
- たらのスパイスシチュー ………………………… 38
- たらの蒸し煮 ……………………………………… 38

ぶり
- 菜の花とぶりのごまあえ ………………………… 80
- ぶりのオリエンタルソテー ……………………… 40
- ぶりの中華風煮つけ ……………………………… 39
- ぶりのレモン蒸し ………………………………… 41

その他の魚
- さわらのかぶら蒸し桜あんかけ ………………… 35
- はまちの照り焼き ………………………………… 39
- まぐろの納豆ドレッシング ……………………… 88

いか・えび・かに
- いかのオクラあえ ………………………………… 89
- 海の幸のロールキャベツ ………………………… 42
- えび・いも・豆の中華風かき揚げ ……………… 43
- えびのチリソース ………………………………… 41
- かにのエスニック蒸し …………………………… 43
- 魚介のブロシェット ……………………………… 32
- トマトカップの雑穀えびサラダ ………………… 66

貝
- あさりとキャベツの炒め蒸し …………………… 88
- 海の幸のロールキャベツ ………………………… 42
- かきと白菜の豆乳バター鍋 …………………… 108
- かきとブロッコリーのみそグラタン …………… 44
- かぼちゃとにらのジョン ………………………… 69
- 小松菜のあさりあんかけ ………………………… 72

加工品
- 黄パプリカとツナのナッツ炒め ………………… 94
- キャベツディップ ………………………………… 73
- サーモンとりんごの紅白なます ………………… 93
- ツナと玉ねぎのしゅうまい ……………………… 45
- ツナの豆乳グラタン ……………………………… 64
- トマトとあじ干物とあしたばのあえ物 ………… 67
- なすと桜えびの田舎煮 …………………………… 68
- 八宝菜 ……………………………………………… 44
- もやしとくらげのあえ物 ………………………… 94
- 和風ツナバーグ …………………………………… 45

肉

牛肉
- 牛しゃぶサラダ …………………………………… 47
- 牛肉とにんじんのクイックスパイス煮 ………… 48
- ステーキとレタスのオイスターソースがけ …… 48
- トマトフォンデュ ……………………………… 112
- 肉じゃがカレー風 ………………………………… 46
- ハッシュドビーフ ………………………………… 47
- ブロッコリーと牛肉の炒め物 …………………… 79

●料理（料理研究家20名）

池上保子	検見﨑聡美	田沼敦子
井上八重子	小林まさみ	浜内千波
今別府靖子	信太康代	藤井恵
大沼奈保子	関口絢子	藤原美佐
大庭英子	髙城順子	牧野直子
小田真規子	竹内冨貴子	村田裕子
葛西麗子	舘野真知子	（50音順）

●撮影

赤坂光雄／今別府紘行／榎本修／川浦堅至／志津野裕計
末棟義彦／鈴木雅也／竹内章雄／原ヒデトシ／松島均
山本明義　　　　　　　　　　　　　　　　　　（50音順）

●医学監修

山田信博（筑波大学学長）

毎日食べたいおいしいレシピシリーズ

高コレステロールに効く おいしいレシピ200

平成23年 8月28日　第1刷発行
平成24年10月 5日　第3刷発行

発　行　者　東島俊一
発　行　所　株式会社 法　研
　　　　　〒104-8104　東京都中央区銀座1-10-1
　　　　　電話03（3562）7671（販売）
　　　　　http://www.sociohealth.co.jp

編集・制作　株式会社 研友企画出版
　　　　　〒104-0061　東京都中央区銀座1-9-19
　　　　　法研銀座ビル
　　　　　電話03（5159）3722（出版企画部）

印刷・製本　研友社印刷株式会社

SOCIO HEALTH　小社は㈱法研を核に「SOCIO HEALTH GROUP」を構成し、相互のネットワークにより、"社会保障及び健康に関する情報の社会的価値創造"を事業領域としています。その一環としての小社の出版事業にご注目ください。

©2011 printed in Japan
ISBN 978-4-87954-818-4　定価はカバーに表示してあります。
乱丁本・落丁本は小社出版事業課あてにお送りください。
送料小社負担にてお取り替えいたします。

＊コピー、スキャン、デジタル化等による本書の転載および電子的利用等の無断行為は、一切認められておりません。